总主编　陈达灿
副总主编　黄　燕　吴　薇　蒋四川

岭南特色中医临证教程

内科与杂病

主　编　张忠德　刘旭生
副主编　邹　旭　黄穗平　陈　延　华　荣
　　　　王进忠　管桦桦　金连顺　揭西娜
编　委（按姓氏笔画排序）
　　　　王进忠　王媛媛　叶振昊　丘宇慧
　　　　华　荣　刘文琛　刘旭生　许　苑
　　　　孙海娇　苏国彬　李　芳　李际强
　　　　杨荣源　吴一帆　邹　川　邹　旭
　　　　张　伟　张　腊　张　溪　张　蕾
　　　　张　瞳　张忠德　张晓轩　陈　延
　　　　陈欣燕　武曼丽　尚宝令　罗云坚
　　　　金连顺　钟世杰　祝鸿发　姚耿圳
　　　　秦新东　原嘉民　徐福平　唐丽娟
　　　　黄　鹂　黄宏强　黄俊敏　黄智斌
　　　　黄穗平　揭西娜　蔡书宾　管桦桦
　　　　戴洁琛

科　学　出　版　社
北　京

内 容 简 介

本书汇集了八大岭南中医学术流派临证经验，主要包含了各流派的历史沿革、核心学术思想、岭南地区常见病、多发病及诸多内科疑难杂症等内容。书中八大岭南中医学术流派围绕着各自流派特色病种，从概述到病因病机、辨治要点、验方、辨证论治等方面进行详细论述，充分展示了岭南中医学术流派临证思辨、经验心得及遣方用药特色、养生调摄等，尤其是对地域特色流派经验传承有着较深的意义。

本书内容丰富，既有理论，又有临床典型案例，以案说医，引导学生在传承流派经验的同时重温基础理论、基础知识，重塑和强化自身的知识结构，适合中医院校学生、中医理论研究者、临床医生及广大中医爱好者研读。

图书在版编目（CIP）数据

内科与杂病 / 张忠德，刘旭生主编.—北京：科学出版社，2021.11
（岭南特色中医临证教程 / 陈达灿总主编）
ISBN 978-7-03-070635-5

Ⅰ.①内…　Ⅱ.①张…　②刘…　Ⅲ.①中医内科学–临床医学–经验–中国–现代　Ⅳ.①R25

中国版本图书馆 CIP 数据核字（2021）第 227561 号

责任编辑：郭海燕　王立红 / 责任校对：申晓焕
责任印制：赵　博 / 封面设计：北京图阅盛世文化传媒有限公司

科学出版社 出版
北京东黄城根北街 16 号
邮政编码：100717
http://www.sciencep.com

北京富资园科技发展有限公司印刷
科学出版社发行　各地新华书店经销
*

2021 年 11 月第　一　版　　开本：787×1092　1/16
2024 年 7 月第三次印刷　　印张：12 1/4
字数：321 000

定价：79.80 元
（如有印装质量问题，我社负责调换）

总　　序

　　岭南医学流派发端于岭南地区，奠基于晋代，发展于隋唐、宋、元时期，成熟于明、清，并派生出诸多专科。它在收集单方、验方和地方草药的基础上，还担负阐明地方人群体质特点，预防南方湿热气候致病，防治地方常见病、多发病等任务，是一个有代表性的南方中医药学术流派。它既有传统医药学的共性，又有其地方医疗保健药物方式的特性，具有学术的传承性、区域性、务实性、兼容性、创新性五大特点。开展与加强对岭南中医学术流派的研究，培养岭南学术思想与临床技能并重的中医药人才，继承与发展岭南医学，是位于岭南大地的中医院校的使命与任务。

　　在国家大力推进医药卫生体制改革，发展中医药事业和高等中医药教育教学改革的新形势下，在我国高等教育更加注重内涵建设、提高人才培养质量的背景下，为了更好地贯彻落实《中医药发展战略规划纲要（2016—2030 年）》和《医药卫生中长期人才发展规划（2011—2020 年）》，促进广东省中医药事业健康发展，全面推进卫生强省和中医药强省建设，广州中医药大学第二临床医学院为适应中医学本科人才培养，以面向行业、面向基层、服务地方社会经济发展为宗旨，着力于具有地方特色的高素质应用型中医药人才培养模式的研究、改革与实践，从 2017 年开始设立岭南班，立足中医地方特色人才培养，按照"院校-师承-地域医学"教育相结合的人才培养模式，打造具有岭南特色中医应用型人才。为进一步配合实施"岭南班"教学改革工程，支撑专业特色教育，广州中医药大学第二临床医学院与科学出版社合作，组织编写"岭南特色中医临证教程"系列丛书。该丛书共 7 个分册，包括《岭南地产药材鉴别与应用》《中医经典岭南临证解析》《内科与杂病》《妇科》《儿科》《皮肤病学》《骨科》。该丛书除可供培养高层次人才教学之用外，还可作为广大中医学者从事临床与科研的参考。

　　该丛书的编写遵循高等中医药院校教材建设的原则，注意教学内容的思想性、科学性、先进性、启发性和适应性。同时，根据教学大纲的要求，在学生已掌握"三基"（基本知识、基本理论、基本技能）的基础上，系统梳理岭南医学各个专科的学术思想和临床诊疗经验，遵循贴近实际、贴近临床、贴近疗效的"三贴近"原则，注重现代临床实用性，将理论与临床密切结合，结合具体临证病例加以分析，并进行总结性述评，提出对各流派的评价、发展前景、需要深入探讨的重大课题与未来研究方向等；同时，结合岭南班专业教学实际，整体优化、处理好与中医各专科现行教材的交叉重复，做好衔接，突出精品意识，打造精品教材；注重立足专业教学要求和临床工作的实际需要，强调学生临床思维、实践能力与创新精神的培养。

　　教材建设是一项长期而艰巨的系统工程，该丛书还需要接受教学实践的检验，恳请有关专家与同行给予指正。该丛书亦将会定期修订，以不断适应岭南医学的发展和岭南特色中医应用型人才培养的需求。

禤国维

2019 年 3 月

前　言

中医学术流派是中医学在长期历史发展过程中形成的具有独特学术思想或学术主张及独到的临床诊疗技艺，有清晰的学术传承脉络和一定历史影响与公认度的学术派别。岭南中医学术流派界定为在岭南地域具有历史影响的代表性人物、鲜明学术主张、稳定传承体系的中医学术群体的医疗活动或医学现象，为中医学术流派重要分支，对岭南独特的气候、丰富的草药资源及人群的体质特征、地域性特色病种等有较深的认识，是具有浓郁地域特色的医学流派。

岭南地区南濒海洋，北靠五岭（大庾岭、骑田岭、都庞岭、萌渚岭、越城岭），主要包括今广东、广西、海南、香港和澳门等地。岭南地区地处于北回归线，属热带、亚热带气候，四季不分明，地兼山海，气候炎热潮湿，山林险阻，植物繁茂，瘴疬蛇虫袭人，药用动植物资源丰富等。岭南医学就是在这样一种特殊的地理气候环境下，把中医药学的普遍原则与岭南地区医疗实践相结合，经过漫长的岁月逐渐形成的地域性中医学术流派，学术渊源有师承授受的关系，有某种特定的诊疗技能、治法、方药的传承，更有鲜明的学术思想或医学主张，着眼于南方多发、特有疾病的防治，勇于吸取民间经验、民间药材的应用和医学新知，并在实践中证实能够使病患受益，获得患者青睐，得到社会认可。

岭南医学源远流长，有着深厚的文化根基，到了明清以后，岭南名医辈出，如何梦瑶、陈复正、杨鹤龄、陈任枚等，以及近代的刘赤选、罗元恺、梁乃津、黄耀燊、何竹林、岑鹤龄、林夏泉等，从岭南地区实际出发，对本地区常见病和多发病的病因、病机、治则、方药、预防、调摄等都从不同方面提出个人见解，不断地在实践中丰富和发展岭南医学。岭南医学既有传统医药学的共性，又有其地方药物、应用方式的特性。正是岭南医学的不断发展形成了岭南中医学术流派，岭南中医学术流派之间的争鸣与渗透又促进了岭南医学的发展。

中医学术流派是在长期的学术传承过程中逐渐形成的，是理论与实践相结合的结晶。为进一步梳理、继承岭南名中医的学术经验，建设疗效显著、特色鲜明、优势突出的岭南中医学术流派传承工作室，培育一批特色优势明显、临床疗效显著、传人梯队完备、学术影响深远的地域性特色中医学术流派，2013 年广州中医药大学第二附属医院（广东省中医院）共成立了 17 个岭南中医学术流派传承工作室，其中内科、杂病中医学术流派共 8 个，通过近几年的全面梳理，丰富了中医药学的理论体系，推动了地域性流派的发展，抓好继承创新，切实推进岭南中医学术可持续发展，培养造就新一代名中医，给当代中医临床、中医理论工作者带来更多的启迪，通过新理论、新思维、新方法，使岭南中医学术流派在发展中不断完善，不断提高临床实践技能。

本书重点围绕 8 个具有鲜明地域特色的岭南中医内科、杂病流派的临证辨治特色进行编写，以介绍岭南中医内科学术流派对各病种结合岭南地域特点的特定认识，并深度解析每个流派的核心思想、理论体系、证治特色要点，不仅丰富和发展了岭南中医学术流派理论体系，且充分展示了岭南中医内科学术流派的特点及临床疗效，为中医学术流派发展带来了新的活力。

编　者

2021 年 1 月

目　　录

第一章　岭南甄氏杂病流派

第一节　岭南甄氏杂病流派总论

一、简　介

岭南甄氏杂病流派创始于 19 世纪末，至今传承至第五代，具有百年传承史，始终秉承行医就是行善的原则，因医道超群、医德高尚为人所倾慕，擅长治疗呼吸系统疾病、岭南温热时病及诸多内科疑难杂症而闻名于世。

二、历史渊源

甄家人世世代代出生并生长于岭南地区，对岭南独特的气候、丰富的草药资源及人群的体质特征、地域性特色病种等有较深的认识。甄梦初是岭南甄氏杂病流派主要代表性人物，是中华人民共和国成立以来广东省授予的第一批名老中医之一，师从其母亲李瑞琴及近代岭南著名温病学家陈任枚。

1909 年甄梦初出生于中国著名的侨乡开平，自幼跟从母亲李瑞琴学习中医正骨。1929 年就读于广东中医药专门学校，接受正规医学教育，还没毕业时，就得到陈任枚的赏识，在广东中医院（现广东省中医院）担任主诊医生。1934 年毕业后，在广州、香港、澳门一带开设医馆，1935 年在广州惠爱西路（现中山六路）赞寿堂药店开设分所，内、外、妇、儿均设，尤以内科杂病见长。1940 年 11 月，与江济时、江汉荣、李家任、吴粤昌等当时的名医一起发起并组办了"广东医药旬刊"，成为当时颇有影响力的医学刊物之一。1978 年晋升为广东省中医院第一任内科主任，并荣获"广东省名老中医"的称号。

甄驾夷为甄梦初之长子，少年时期随其父辗转各地，得其言传身教，自幼受家学熏陶，刻苦攻读，及至年长即在广东中医药专门学校接受正规医学教育。1964 年甄驾夷开始在广东省中医院天河门诊部出诊，由于医德高尚、医术高超，疗效卓著，活人无数，甚受病家及民众欢迎，颇有其父之风。

张忠德为甄梦初孙女婿，1988 年大学毕业后，到广东省中医院工作，同年拜于甄梦初老先生门下，一心从医，尽得师传，通过反复实践，在辨证候、立治法、选方药等方面耳濡目染，逐渐领悟了甄老学术理论的精义和经验技术的诀窍。师友砥砺，教学相长，在甄老逝世后，张忠德保留了甄老的一批亲笔遗作，将甄氏医学很好地延续和发展了下来。

三、岭南甄氏杂病流派传承脉络

第一代传承人：李瑞琴（生卒不详），擅长手法整复医治骨伤类疾病。陈任枚（1870—1945），为近代岭南温病学家，撰写《温病学讲义》，被公认为 20 世纪 20～30 年代全国中医学校教材讲义编纂质量最佳者之一。

第二代传承人：甄梦初（1909—1990），为第一批广东省名老中医，擅长治疗各种温热时病及疑难杂症，尤其对于痨证、痹证、小儿疳积、妇科疾病、外感高热等有着自己独特的见解，并创立了"穿海汤""鱼白甘汤""玉泉饮"等一系列方剂。

第三代传承人：甄驾夷（1934—2008），秉承家学，幼承祖训，好学不懈，随父亲学医数年，尽得其术。他在外感高热，风湿痹证、瘿瘤等内科杂症，妊娠呕吐，产后虚弱及小儿疳积等方面均有较深的体会，很好地延续和发展了甄梦初先生的医学理论和经验。

第四代传承人：张忠德（1964—），为广东省名中医，岭南甄氏杂病流派传承工作室负责人。擅长治疗各种急慢性呼吸系统常见病及疑难病，其他内、妇、儿等科诸多疑难杂症，尤其在久咳、顽咳、久喘的中医辨治方面有独特的见解，善用药膳，针对不同疾病、不同人群、不同体质，采用个体化药膳进行治疗、预防、康复。

第五代传承人：杨荣源、李际强、宋苹、王大伟、李芳、黄宏强、蔡书宾、戴洁琛、张溪、张伟、金连顺、唐丽娟、祝鸿发、张曈、王媛媛等，在临床中形成了完善的学术团队，为发展岭南甄氏杂病流派，造福广大患者不懈努力着。

四、流派学术思想

岭南甄氏杂病流派十分重视整体恒动观，病证索源，审证务求其本，尤重舌脉，用药灵活施治，既有继承，又有创新，在数十年的临床实践中，逐渐形成了其诊疗疾病的独特风格。

1. 难治肺疾，平调五脏

关于久咳久喘等难治性肺系病辨治，甄氏提出"重在培元固本、平调五脏"的精辟见解，灵活运用分期阶梯疗法，临证多采用"培土生金""平肝调脾""固肾健脾"等法，通过调整阴阳、平调五脏达到治病求本之目的。

2. 祛邪泻实，攻补同方

甄氏认为，岭南温热时病，其温病之特点，多是热气熏蒸，积而暴发，一起即见气分高热，甚至气营两燔、血分证候，其势纷乱而迅速。甄氏主张治疗岭南温热时病以透邪祛实法为主，注意固护阴液，益气扶正，强调不能逢热病必清热利湿，而忌畏温热之药，临证需识清病机。

3. 疑难诸疾，首重肝脾

甄氏提出"独重肝脾"乃治疗疑难杂症之根源的主张，认为疑难之疾病，具有病情日久易反复、迁延难愈的特点，常与肝木升发太过或不及，导致脾土运化失常有关。具体调节方面，肝体阴而用阳，治肝以重滋养、柔肝血为要，脾为后天之本，调脾需醒脾、补脾、健脾。

4. 岭南诸疾，辨湿为要

岭南号称"炎方"，天气炎热，年平均气温较高，高温时间长，四季不明显。春夏多雨，天热地湿，人处湿热之气交织中，病症多具有以"湿"为患的特点；认为治湿，应分表里，如表湿用宣散法；里湿采用化湿、燥湿和渗湿法；如湿困中焦，宜用化湿和中；如水湿溢于肌肤致肌肤肿胀者，用利水渗湿法，等等。

5. 诸痹痨证，必兼瘀证

甄氏在长期的临床实践中，推崇"络病学派"的理论，在叶天士"久病入络""久痛入络"等传统理法的基础上，结合自身对"痹""痨"诸证之体会而立"痹痨必瘀，瘀去证消"的观点，同时注重攻中有补，攻不伤正，在祛瘀通络的基础上加以调气和血，临证可收到事半功倍的效果。

6. 岭南本草，贵在活用

岭南地区中草药资源丰富，种类繁多，形成独特的"南药"系统，甄氏遣方灵活，用药配伍严谨，药味少，剂量轻，用药不求名贵，常以寻常之药救治疑难沉疴，主张用药简便廉验，以减轻患者负担。

（张忠德　杨荣源）

第二节　咳　　嗽

咳嗽是指肺气宣肃功能失常，肺气上逆而成的病症，它既可以是一种独立的疾病，亦可以是不同疾病的一个临床表现。甄氏认为，咳嗽虽然是肺系疾病中最常见的病症，然咳嗽并非全由肺导致，凡可导致肺之宣肃功能失常者均可引发咳嗽。《素问·咳论》云："皮毛先受邪气，邪气以从其合也。"又云："五脏六腑皆令人咳，非独肺也。"

岭南地区长期受海洋暖湿气流影响，四季多风，同时由于长年天气炎热导致地表蒸发水汽，内外两湿相合，加上岭南地区气候炎热，当地人腠理疏松，卫表不固，正如《景岳全书》中记载："岭南既号炎方，而又濒海，地卑而土薄。炎方土薄，故阳燠之气常泄……"咳嗽常以"湿邪""风邪"为先，多与热、暑、寒合邪为患[1]。

一、病因病机

咳嗽分外感咳嗽与内伤咳嗽。外感咳嗽病因为外感六淫；内伤咳嗽既可由饮食、情志等原因所致，亦可因外感失治、误治而迁延不愈，致脏腑功能失调所致。

1. 外感风邪，因地因时夹邪

《素问·风论》曰："风者，百病之长也，至其变化，乃生他病也。"《素问·骨空论》亦曰："风者，百病之始也。"风邪是外感六淫之首，虽为春季的主气，但因四时气候变化均有风，故风邪外袭不仅限于春季，亦可以见于其他季节。风邪为外邪致病的先导，其他外邪多随风邪侵袭，故临床上外感咳嗽常以风为首，或夹寒、夹湿、夹热。

甄氏认为，岭南地区因常年地火旺炽，空气湿热，容易暑气郁结。故暑与湿合，肺失宣降，咳嗽不断；岭南人嗜食清热祛湿类凉茶，此类多为寒凉之品，若不能对证饮用，则对于脾胃有所损伤，耗伤气阴，因而气阴两虚之咳嗽亦不少见。

2. 饮食不节，痰湿内盛

饮食不节或嗜食肥甘厚味，或生冷之品，致脾失健运，胃失和降，水谷精微无以运化，聚湿成痰，上贮于肺，致肺气壅塞，宣降失司，上逆而咳。另现代人重视养生，嗜食粗粮等难以消化之品，致使脾胃负担过重，难以运化，饮食积滞于内而化热上犯于肺。

3. 情志不畅，肝气上逆

肝主疏泄，有疏通全身气机，令其畅达周身之效。若情志不畅，肝失条达，则气机内郁。"气有余便是火"，故肝气不畅，可郁而化火，循经上逆犯肺，灼伤肺津，炼津为痰，发为咳嗽。

4. 失治误治，肺脾肾失调

外感咳嗽失治、误治，致咳嗽缠绵不愈，肺、脾、肾失调。肺脾作为水精输布的重要脏腑，功能失司，可导致气不化津，则痰浊更易滋生，此即"脾为生痰之源，肺为贮痰之器"之理。另肾为气之根，肾虚则纳气无力，久咳及肾，致肺、脾、肾三脏虚损。

二、辨 证 要 点

1. 辨外感内伤

外感咳嗽，多为新病，起病急，病程短，常伴肺卫表证。内伤咳嗽，多为久病，常反复发作，病程长，可伴见他脏兼证。

2. 辨虚实

外感咳嗽病性多属实，以风湿、风寒、风热、风燥多见，而内伤咳嗽病性属于虚实夹杂，为邪实与正虚并见，以痰湿、痰热、肝火、胃气上逆多见。脉有力者属实，脉无力者属虚。

3. 辨咳声轻重与痰

咳声响亮或阵发多实，咳声低怯者多虚；咳痰质稠色黄多实热，咳痰质稀色白或白色泡沫样多为虚寒。

三、治 疗 原 则

1. 外感咳嗽宜祛邪利肺

外感咳嗽为外感之邪袭肺，致肺失宣降所致，以实证为主，故应以祛邪利肺为治疗原则，根据外感邪气的不同，或解表散寒，或疏散风热，或祛风润燥。外感咳嗽急性期一般忌敛涩留邪，当因势利导，肺气宣畅则咳嗽自止。

2. 内伤咳嗽宜祛邪扶正

内伤咳嗽多为"痰""火"侵犯肺脏，肺气上逆所致，多属于邪实正虚，故治疗应以祛邪扶正为治疗原则。但正所谓"痰有寒热之分，火有虚实之辨"，因此临证时需要仔细辨别其寒热虚实，用药上应有所侧重。

另外，外感咳嗽日久，迁延不愈可以由邪实导致正虚，而转化为内伤咳嗽。而内伤咳嗽日久，则会损伤气阴，肺卫不足，难以御邪，导致气候转换时更容易感受外邪。同时，外感咳嗽和内伤咳嗽的转化非一时一刻而成，故临床上多见虚实夹杂之候。此时需要辨明寒热虚实之多少，施以攻补兼施之法，既防宣散伤正，又不因补敛而闭门留寇。

四、辨 证 论 治

1. 外伤咳嗽

（1）风邪犯肺

证候：咳嗽，少痰，咽痒，或呛咳阵作，气急，遇季节变化或闻及油烟等刺激性异味等因素突发或加重，呈反复性发作，舌苔薄白，脉浮。

治法：疏风宣肺，解痉止咳。

常用方药：苏黄止咳汤加减（牛蒡子、蜜枇杷叶、地龙、前胡、五味子、蝉蜕、紫苏叶、蜜麻黄等）。

加减：若素体阴虚，口燥咽干，痰黏难咯，低热等，加麦冬、乌梅以养阴生津敛肺。若夹痰热，咳声洪亮，咯痰不断，痰黄质稠等，加黄芩、鱼腥草以清热化痰。

（2）风寒束表

证候：咳嗽声重，气急咽痒，咳痰稀薄色白，鼻塞，流清涕，头痛，颈部酸胀或肌肉酸痛，畏风恶寒，无汗，舌苔薄白，脉浮或浮紧。

治法：疏风散寒，宣肺止咳。

常用方药：三拗汤合止嗽散（蜜麻黄、甘草、杏仁、桔梗、荆芥、紫菀、百部、白前、陈皮等）。

加减：夹湿，痰黏难咳，头重胸闷，苔腻者，加法半夏、陈皮以燥湿化痰；素有寒饮伏肺，外邪引动而见咳嗽上气，痰清稀，胸闷气急者，加射干、紫苏子以降气化痰。

（3）风热袭肺

证候：咳嗽频剧，气粗或声音嘶哑，咽干咽痛，咯痰不爽，痰黏或黄稠，流黄涕，口渴，恶风，身热，舌质红，舌苔薄黄，脉浮数或浮滑。

治法：疏风清热，宣肺止咳。

常用方药：桑菊饮加减（桑叶、菊花、杏仁、连翘、薄荷、桔梗、甘草、芦根等）。

加减：热重，喜冷饮，大便不通等，加黄芩、桑白皮、瓜蒌仁、大黄以清肺通腑泻热；咽痛，咯脓痰，加金荞麦、浙贝母以清肺化痰。

（4）风燥伤肺

证候：干咳少痰或无痰，咽干鼻燥，咳甚胸痛，或痰黏不易咯出，初起可有恶寒，身热头痛，舌尖红，苔薄黄，脉浮。

治法：疏风清肺，润燥止咳。

常用方药：桑杏汤加减（桑叶、浙贝母、淡豆豉、栀皮、梨皮、杏仁、沙参等）。

加减：伤津较甚，咯痰不多，口干咽干，舌干红少津，加天冬、麦冬以养阴生津；痰中带血或伴有低热，眠差，加藕节、知母等以养肺阴、退虚火。

2. 内伤咳嗽

（1）痰湿蕴肺

证候：咳嗽痰多，咳声重浊，痰白黏腻，质稠厚或稀薄，晨起或进食后咳嗽加重，痰多，因痰而嗽，痰出则咳缓，胸闷，脘腹胀满，纳差，舌苔白腻，脉濡滑。

治法：燥湿化痰，理气止咳。

常用方药：二陈汤合三子养亲汤加减（法半夏、陈皮、茯苓、甘草、紫苏子、白芥子、莱菔子等）。

加减：痰多胸闷，气急，加射干以化痰下气；疲倦乏力，气短，大便烂，加党参、炒白术以健脾化痰补气。

（2）痰热郁肺

证候：咳嗽气息粗促，或喉中有痰声，痰多，痰质黏厚或稠黄，咯吐不爽，或有热腥味，或吐血痰，胸胁胀满，咳时引痛，或有身热，口干欲饮，舌质红，苔薄黄腻，脉滑数。

治法：清热化痰，肃肺止咳。

常用方药：清金化痰汤加减（黄芩、山栀子、知母、桑白皮、瓜蒌仁、浙贝母、麦冬、橘红、茯苓、桔梗、甘草等）。

加减：若咯痰黏稠，不易咯出，可加竹茹、苇茎、金荞麦以清肺化痰；若痰热壅盛，气粗，大便不通，加大黄、瓜蒌仁。

（3）肝火犯肺

证候：上气咳逆阵作，咳时面红目赤，咳引胸痛，随情绪波动增减，烦热咽干，痰滞咽喉，咯之难出，量少质黏，或痰如絮条，口干口苦，胸胁胀痛，舌质红，苔薄黄少津，脉弦数。

治法：疏肝泻热，化痰止咳。

常用方药：柴胡疏肝散合泻白散加减（陈皮、柴胡、川芎、香附、枳壳、芍药、甘草、桑白皮、地骨皮等）。

加减：若胸痛者，可加郁金、丝瓜络以理气和络，宽胸止痛；若咳嗽日久，火郁伤津，口干咽燥，加沙参、麦冬以养阴生津。

（4）胃气上逆

证候：阵发性呛咳、气急，咳甚时呕吐酸苦水，平卧或饱食后症状加重，平素上腹部不适，常伴嗳腐吞酸、嘈杂或灼痛，舌红，苔白腻，脉弦或滑。

治法：降浊化痰，和胃止咳。

常用方药：旋覆代赭汤合二陈汤加减[旋覆花、甘草、人参、代赭石、生姜、大枣、半夏、橘红（陈皮）、茯苓等]。

加减：若呃逆、反酸较重者，加煅瓦楞子、海螵蛸以制酸止逆；若咳嗽日久，痰多或有痰质黏不易咯出者，加浙贝母、紫菀以化痰止咳。

（5）气阴两虚

证候：咳嗽日久，咳声低微，无痰或痰少黏白，不易咯出，口渴咽干，喉痒声嘶，午后潮热或手足心热，疲倦乏力，自汗或夜寐盗汗，纳差，日渐消瘦，舌质红，少苔，脉细弱或细数无力。

治法：益气养阴，润肺止咳。

常用方药：沙参麦冬汤合四君子汤加减（沙参、玉竹、甘草、桑叶、麦冬、扁豆、天花粉、人参、白术、茯苓等）。

加减：若痰中带血者，加牡丹皮、仙鹤草、藕节以清热止血；若盗汗，眠差等，加浮小麦、龙骨、牡蛎以收敛止汗安神；手足心热，双目干涩，夜梦频多，可加女贞子、墨旱莲、黄精以滋阴养肝。

五、养生调摄

1. 药膳

（1）佛手陈皮饮

材料：佛手（干品）10g，陈皮5～10g，冰糖适量。

功效：疏肝健脾。

烹制方法：将佛手、陈皮洗净，稍浸泡，放入锅中。加清水1000ml（约4碗水量），武火煮沸后改文火30分钟，加适量冰糖，煎煮片刻，趁热代茶饮。此为1人量。

（2）太子参核桃粥

材料：大米 150g，核桃仁 50g，太子参 15g，精盐适量。

功效：补肺健脾。

烹制方法：将核桃仁洗净，大米淘洗干净后稍浸泡。太子参洗净放入锅中，加适量清水煎煮 30 分钟，取汁备用。各材料一起放入锅中，加适量清水，武火煮沸后改文火，煮成稀粥，放入适量精盐调味即可食用，此为 1～2 人量。

2. 中医外治法

（1）穴位按摩

选穴：太冲穴、足临泣穴。

功效：疏肝理气止咳。

操作方法：①用拇指或示指指腹，置于穴位处按揉，力度要适中。②每个穴位按揉 150～200 次，每日 1 次。

（2）艾灸疗法

选穴：胃俞穴、肝俞穴、太渊穴。

功效：健脾散寒，疏肝理气。

操作方法：①将点燃的艾条置于距离皮肤 2～3cm 处，进行熏灸。②每个穴位灸 10～15 分钟，1 周灸 2～3 次。

六、名家医案节选

案　何某，女，34 岁，2000 年 8 月 30 日初诊[2]。

1 周前运动大汗出后，当风感冒，出现打喷嚏，流清涕，自服感冒药后打喷嚏、流涕好转，但开始咽痒、咳嗽，服用止嗽糖浆未见改善，遂来诊。症见：咳嗽，咽痒而咳，少痰，偶有打喷嚏，纳、眠一般，二便调，舌淡，苔薄白，脉浮。

西医诊断：咳嗽。

中医诊断：咳嗽。

辨证：风寒袭肺，肺失宣肃。

治法：疏风散寒，温肺止咳。

处方：蜜麻黄 5g，橘红 10g，细辛 3g，法半夏 10g，乌梅 20g，前胡 15g，紫菀 15g，紫苏叶 15g，防风 15g，麦冬 15g。

共 5 剂。

2000 年 9 月 6 日二诊：咳嗽好转，无咽痒咽干咽痛，无打喷嚏，纳差，眠可，小便调，大便稍烂、臭秽，舌淡红，苔黄腻，脉弦滑。上方去蜜麻黄、橘红、细辛、乌梅、紫苏叶、防风、麦冬等；加布渣叶 15g、薏苡仁 20g、麦芽 20g、六神曲 20g、鸡内金 10g，以健脾消食、化痰祛湿，北杏仁、桔梗各 10g 以宣降肺气。共 4 剂。

随访诉服用 4 剂药后，胃口明显好转，大便亦成形，咳嗽基本消除。

按：本案患者为临床常见的外邪致肺之宣肃失司而引发的咳嗽，因病程短，治疗时常可短期见效。其感受外邪为风寒邪气，故治疗时当以疏风散寒解表为主，佐以止咳。《本草正义》谓：“麻黄轻清上浮，专疏肺郁，宣泄气机，是为治感第一要药，虽曰解表，实为开肺，虽曰散寒，实为泄邪，风寒固得之而外散，即温热亦无不赖之以宣通。”外感风寒时麻黄为必不可少之药。

故初诊选用蜜麻黄合紫苏叶、防风以疏散风寒；橘红、细辛温肺散寒；乌梅收敛肺气，防诸药辛散过度，耗损肺气；前胡、紫菀止咳化痰；法半夏燥湿化痰；麦冬防诸药温燥伤津。二诊患者咳嗽虽基本治愈，但胃口转差，大便烂、臭秽，细细询问得知，其为加速病愈，进食过于补益的肉类，致食滞胃脘，故以大队健胃消食之品，防止咳嗽复发。在外感病中，最忌饮食无度，《伤寒论》开篇首方便记载服药期间"禁生冷、粘滑、肉面、五辛、酒酪、臭恶等物"，因"以病新差，人强与谷，脾胃气尚弱，不能消谷，故令微烦，损谷则愈"。

七、流派研究前沿

岭南甄氏杂病流派工作室成立以来，挖掘了甄氏辨治咳嗽验方一首，2016 年已申请处方专利《一种具有治疗老年人感染后咳嗽的药物组合物及其制备方法》，受理编号：201610322374.4。

参 考 文 献

[1] 宋苹，张溪，张忠德. 从中医体质学说浅谈岭南地区咳嗽变异性哮喘患者的防治[J]. 世界中西医结合杂志，2018，13（10）：1463-1465，1475.

[2] 张忠德. 岭南甄氏杂病流派呼吸系统疾病验案集[M]. 北京：人民卫生出版社，2019：14-15.

（李际强　祝鸿发）

第三节　哮　证

哮证是一种发作性的痰鸣气喘疾病，是由于宿痰伏肺，遇诱因或感邪引触，以致痰阻气道，肺失肃降，痰气搏击所引起，发作时喉中有哮鸣音，呼吸气促困难，甚至喘息不得平卧。《黄帝内经》中"喘鸣""喘呼"之类与哮证的发作特点相似。

甄氏认为，哮病并非一朝一夕而致，哮者必有夙根，或内伤，或外感，或素体虚弱，内有壅塞之气，膈有胶固之痰，闭拒气道，搏击有声，肺气上逆，而发为哮。正如《金匮要略·痰饮咳嗽病脉证并治》云："膈上病痰，满喘咳吐，发则寒热，背痛腰疼，目泣自出，其人振振身瞤剧，必有伏饮。"以上既描述了哮证发作的典型症状，也道出了哮证内有宿痰或伏饮的病理特点。

一、病　因　病　机

甄氏遵循历代先贤对哮证特点的认识，认为宿痰伏肺乃致病基础，其发病与外感、饮食、劳倦、情志、遗传、体质、环境等因素相关。正如《症因脉治·哮病》曰："哮病之因，结成窠臼，潜伏于内，偶有七情之犯，饮食之伤，或外有时令之风寒，束其肌表，则哮喘之症作矣。"

1. 外邪侵袭

肺为娇脏，其气通于天，外合皮毛，不耐寒热，易受外邪入侵，以风为先，兼夹寒或夹热，失于表散，邪蕴于肺，壅阻肺气，气不布津，聚液生痰，正如《时方妙用·哮证》云："哮喘之病，寒邪伏于肺俞，痰窠结于肺膜，内外相应，一遇风寒暑湿燥火六气之伤即发……"六淫之邪是能导致机体平衡发生相应改变的致病因素，对于哮喘的发生，甄氏强调了风邪、寒邪、热邪对于肺脏的影响，尤其是风邪为百病之长，能兼五邪，所以风邪常为外邪致病的先导，在哮证初期尤应重视风邪为患。亦有闻及异物（如花粉、烟尘等）呼吸不利，肺失宣降，凝津成痰。近年来雾霾天数增加，使哮喘发作频繁。甄氏认为，外源吸入致病因子、雾霾，气候变化等，可归属外感邪气致病的范畴。

2. 内伤诸因

饮食不当，嗜食生冷，寒饮内停，或好用肥甘，积痰蓄热，或进食海膻发物，致脾失健运，饮食不归正化，痰浊内生，随气上行，上阻于肺，肺失宣肃而发哮证，自古有"食哮""鱼腥哮""卤哮""糖哮""醋哮"等名。

情志方面，肝主疏泄，畅气机，肺主气，司呼吸，主宣发肃降，两者共同调节全身气机升降，维持气血运行通畅。情志不遂（如焦虑、抑郁、暴怒等）使肝气郁结，气郁痰凝，痰气交阻，影响肺气肃降而发哮喘。

劳倦过度，精气内夺，伤及脾肾，水液失布，聚液成痰；更有素体不强，禀赋不足或幼时久病，以致肺气耗损，气不化津，津液内停，炼津成痰；或体质阴虚火盛，热蒸痰聚，痰热胶固。最终都导致痰随气逆、上阻气道而发为哮证。

甄氏认为，无论外感、内伤均可相互影响，在哮喘疾病过程中形成内外合邪，内有宿根，外邪引发。在诸多病因中，只有根据疾病的发生发展，辨明导致哮喘的直接病因，才能达到"先其所因"的目的。

二、辨证要点

1. 辨分期

甄氏认为，哮证主要分为急性发作期和慢性缓解期。急性发作期，以邪实为主，包括风、寒、热、湿、痰等多种外邪及病理因素；慢性缓解期，以正虚为本，主要病因以肺虚、脾虚、肾虚为要，但久哮急性发作时多表现为虚实错杂。

2. 辨虚实

甄氏认为，哮证辨证还当分虚实论治，哮证属于邪实正虚，发作时以邪实为主，缓解时以正虚为主，本虚与标实互为因果，相互影响。在哮证发作时痰阻气闭，乃邪实；缓解期以肺、脾、肾等脏器虚弱之候为主，表现为短气、疲乏，乃本虚；而虚实错杂之人，其外感不时，肺肾两虚而痰浊又复壅盛，此病难治矣，甚者命门之火不能上济于心，则心阳亦同时受累，甚至发生"喘脱"危候。

3. 辨寒热

甄氏认为，哮证在分辨虚实的基础上，还应进一步区分寒热，哮因寒诱发，素体阳虚，痰从寒化，属寒痰为患，则发为寒哮；若因热邪诱发，素体阳盛，痰从热化，属痰热为患，则发为热哮。或由痰热内郁，风寒外束，则为寒包火证，寒痰内郁化热，寒哮亦可转化为热哮。

4. 辨兼夹

虽丹溪云"哮病专主于痰"，但痰与饮在本质上仍有一定的区别。甄氏认为，临床上除关注痰外，还应注意是否兼夹饮邪，以及其他病理因素，如湿邪、瘀血等。兼夹证是导致哮喘反复难愈的重要因素。

夹饮：气促，心下满闷，肢体浮肿，呕吐清水痰涎。

夹湿：咳嗽，气喘，痰白质稀或质黏，进食后加重，大便黏腻。

夹瘀：哮病日久或病情较重，气短，胸胁胀满或隐痛，面色晦暗，舌胖大，舌质有瘀点，舌下瘀络显著。

三、治 疗 原 则

甄氏结合多年临床经验，认为哮病当以张仲景之"未发时以扶正为主，既发时以攻邪为主"为治则。

1. 发作期以祛邪为要，邪去正可安

甄氏认为，哮证发作时以痰阻气道为主，故治以祛邪、豁痰利气，或散其风，或温其寒，或清其火。

2. 缓解期以补虚为主，本固邪难侵

哮证缓解期以本虚为主，故治以扶正固本，阴虚者补其阴，阳虚者补其阳，肺虚者补肺，脾虚者健脾，肾虚者益肾。哮证在某些情况下可以呈现邪实与本虚错综并见，当攻补兼施；寒热错杂者，当温清并用。甄氏强调，哮证治疗时，攻补当适宜，过犹不及，阴阳须辨明，勿误诊治。

四、辨 证 论 治

1. 急性发期

（1）风痰阻肺

证候：咳嗽频繁，或呛咳阵作，遇风感寒或刺激性气味突发或加重，咳嗽以夜间及晨起发作甚，多呈反复发作，少痰或有痰质黏，不易咯出，咽痒或咽喉异物感，咳甚可伴胸闷或气急，舌淡，苔白，脉浮滑或弦滑。

治法：疏风宣肺，化痰平喘。

常用方药：射干麻黄汤加减（射干、麻黄、生姜、细辛、紫菀、款冬花、五味子、大枣、法半夏等）。

加减：若咳嗽咯痰明显，加前胡、蜜枇杷叶以降气祛痰；若仍有表寒，恶寒，肢体酸痛，加紫苏叶、防风以散寒疏风。

（2）外寒内饮

证候：呼吸急促，喉中哮鸣有声，胸膈满闷如塞，甚则不能平卧，咳嗽，痰白清稀，面色青晦，形寒怕冷，可有发热，口不渴，或渴喜热饮，天冷或受寒易发，舌淡，苔白滑，脉浮紧或弦紧。

治法：温肺散寒，蠲饮平喘。

常用方药：小青龙汤加减（麻黄、芍药、细辛、炙甘草、干姜、桂枝、五味子、半夏等）。

加减：若风寒较盛，恶寒头痛，肢体酸痛，加羌活、防风以解外束之风寒；如白色泡沫痰，遇寒加重，气逆明显者，可加橘红、射干、葶苈子以祛痰定喘。

（3）痰热壅肺

证候：呼吸迫促，声高息涌，喉中痰鸣如吼，胸高胁胀，呛咳阵作，咳嗽痰稠而黄或黄白，不恶寒，面赤，汗出，口渴，舌红，苔黄腻，脉滑数或弦滑。

治法：清肺泻热，除痰定喘。

常用方药：麻杏石甘汤合葶苈大枣泻肺汤加减（麻黄、杏仁、甘草、石膏、葶苈子、大枣等）。

加减：若高热烦渴，面赤，痰多色黄黏稠难出者，加青天葵、青蒿、桑白皮以清肺泻热；若腹部胀满、大便不通、舌苔黄厚而干者，加大黄、枳壳以清里热、通腑气。

附：危证-阳气暴脱

证候：喘逆剧甚，张口抬肩，鼻煽气急，端坐不能平卧，喉间喘鸣，虚烦躁扰，面唇青紫，汗出肢冷，脉浮大或浮数。

治法：扶阳固脱。

常用方药：通脉四逆汤加减（附子、干姜、炙甘草等）。

加减：若元气大伤，极度疲倦加高丽参炖服；若面色苍白，汗出多，加糯稻根、五味子、麻黄根以敛汗固脱。

2. 缓解期

（1）肺脾两虚

证候：平素气短乏力，怕风，自汗，面色少华、手足不温，食少脘痞，大便不实，每因气候变化或饮食不当而诱发，发时可伴有鼻塞流清涕，咳嗽痰白质稀，气短不足以息等，舌淡苔白，脉虚弱或细软。

治法：补肺固卫，健脾化痰。

常用方药：玉屏风散合陈夏六君汤加减（防风、黄芪、陈皮、法半夏、党参、白术、茯苓、炙甘草等）。

加减：咳嗽气逆，加川朴、北杏、桔梗以宣降肺气；表虚汗多，重用黄芪，酌加五味子、牡蛎以固表；纳少，便溏加山药、砂仁等以健脾化湿。

（2）肺肾阳虚

证候：平素短气息促，动则为甚，吸气不利，面色苍白，畏寒肢冷，腰膝酸软，劳累易发，发时咳嗽气急，呼多吸少，痰色白量多而清稀，甚或小便不利，肢体浮肿，舌淡胖，苔白滑，脉沉弱。

治法：益肺补肾，温阳纳气。

常用方药：金匮肾气丸合真武汤加减（地黄、山药、山茱萸、茯苓、牡丹皮、泽泻、桂枝、附子、牛膝、车前子、芍药、生姜、白术等）。

加减：喘促甚，可加蛤蚧粉（冲服）、巴戟天以固肾纳气；形寒肢冷，腰膝酸软无力，加肉桂、淫羊藿以温肾培元。

五、养 生 调 摄

1. 药膳

（1）橘红白果饮

材料：橘红5g，白果10g。

功效：温肺散寒，止咳平喘。

烹制方法：将各物洗净，放入锅中加入适量清水，煎煮40分钟，代茶饮。此为一人量。

（2）葶苈红枣饮

材料：葶苈子10g，大枣（去核）3～5枚，浙贝母20g。

功效：止咳化痰，泻肺平喘。

烹制方法：葶苈子炒黄研末备用；大枣、浙贝母一起放入锅中；加适量清水煮约 40 分钟即可，代茶饮。此为一人量。

（3）蛤蚧西洋参煲猪脊骨

材料：猪脊骨 450g，蛤蚧 1 对，西洋参 10g，陈皮 5g，生姜 3～4 片，精盐适量。

功效：补益肺肾，纳气定喘。

烹制方法：将诸物洗净，稍浸泡，蛤蚧去头去尾，猪脊骨用刀背敲裂放入沸水中焯水；上述食材放入锅中，加清水 2000ml（约 8 碗水量），武火煲沸后，改为文火煲约 2 小时，调入适量的食盐便可。此为 3～4 人量。

2. 中医外治法

（1）中药贴敷

材料：麻黄 10g，细辛 6g，炒白芥子 9g，姜汁、醋各适量。

功效：疏风散寒，化痰平喘。

操作方法：将上药研细末装瓶备用，每次 3～5g，用姜汁、醋调成膏状。用医用贴，贴于天突穴、大椎穴、肺俞穴，每天 1 次，贴 1 小时左右，5 天为 1 个疗程。

（2）穴位按摩

取穴：肺俞穴、风门穴、膻中穴。

功效：宣肺化痰平喘。

操作方法：用拇指或示指指腹，置于穴位处按揉，力度要适中；每个穴位按揉 150～200 次，每日 1 次。

（3）隔姜灸疗法

取穴：定喘穴、脾俞穴、肾俞穴、足三里穴、丰隆穴。

功效：补肾益肺，化痰平喘。

操作方法：将生姜切成直径 3～5cm、厚度 2～3mm，针刺姜片，后把姜片置于穴位，艾绒捏成柱状，放在姜片上，点燃艾绒，待艾绒烧尽即可。每周 2 次。

（4）中药沐足

材料：艾叶 20g，紫苏叶 15g，花椒 5～10g。

功效：温肺散寒通络。

操作方法：将上述药材放入锅中，加入适量清水煎煮 30～40 分钟。取药汁倒入泡脚盆中，待温时（水温 45℃左右为宜）开始泡脚，每天 10～15 分钟，每周 4～5 次。

六、名家医案节选

案 王某，女，16 岁，2013 年 8 月 11 日初诊[1]。

患者自幼体弱易病，天气转凉或闻及刺激性的气味便会鼻塞、流涕、喷嚏不止。起初家人以为是衣物增减不及时而频现感冒，后在某儿童医院诊断为过敏性鼻炎。未予以系统治疗，病情经常反复。5 年前患者一次不慎受凉后再次出现鼻塞、流涕，同时伴有咳嗽，夜间、晨起及活动后尤为明显，咳甚时还伴有气喘，遂至某医院就诊，行胸片检查提示正常，肺功能、支气管激发试验提示支气管哮喘，给予沙美特罗替卡松规范治疗，间断服用万托林、氨茶碱等药物解痉平喘，病情得以控制。2 周前患者不慎在空调房受凉后哮喘再次发作，自行使用沙美特罗替卡松等药物后稍有缓解，但仍有频繁咳嗽、气紧等不适，遂至门诊治疗。症见：咳嗽，咳痰色白，量不多，夜间咳嗽明显，伴有活动性气喘，鼻塞鼻痒、流清涕，喷嚏频发，时有胸闷，纳眠尚可，小便调，大便偏烂，舌淡红，苔白，脉弦细。

西医诊断：支气管哮喘。

中医诊断：哮证。

辨证：风痰阻肺。

治法：疏风散寒，化痰平喘。

处方：橘红10g，细辛3g，五味子10g，紫苏子15g，射干10g，蜜麻黄10g，炒白术10g，紫菀15g，蜜枇杷叶15g，桑椹15g，苦杏仁10g，苍耳子15g，防风10g。

共7剂。

2013年8月20日二诊：咳嗽逐渐减轻，无明显气喘，但仍有鼻塞、鼻痒、打喷嚏、腰酸等不适，胃纳一般，小便调，大便烂，舌淡红，苔薄白，脉弦细。上方加鸡血藤20g以疏风通络活血，同时加大祛风力度。共5剂。

2013年8月26日三诊：患者诸症改善，偶有咳嗽，夜间时有气喘，无鼻塞流涕、打喷嚏等不适，纳眠尚可，二便调，舌淡红，苔薄白，脉沉细。逐渐进入缓解期，可添加补肺健脾益肾之品，于二诊方中去蜜麻黄、射干、紫苏子、苍耳子等，加黄芪30g以补肺固表，淫羊藿20g、菟丝子20g以温补肾阳，炒麦芽20g以健脾益气。共7剂。

随访病情稳定，未再复发。

按：据文献报道，有80%～90%的哮喘伴有鼻炎，而有40%～50%的过敏性鼻炎伴发哮喘，二者虽然病变部位、症状轻重不同，但常同时伴发而存在，前者也是后者的潜在危险因素。伴有鼻炎的哮喘病机独特，临床除见喘息胸闷、呼吸困难以外，多可见到鼻痒、鼻塞、打喷嚏、流涕等，均为素体气虚，肺气不足，风寒之邪反复乘虚袭击，鼻为肺之窍，首当其冲，鼻窍不利，鼻塞气阻，极易引起肺气宣降失职。鼻下连于肺，肺上通于鼻。肺气贯通于整个肺系，上达鼻窍，肺气充沛，使精气、卫气上注清窍，鼻窍得以濡养，护卫而通利，嗅觉敏锐。此患者不慎感受风寒之邪，从口鼻而入，鼻鼽发作，则鼻窍抗邪能力下降，下走气道，外邪直袭于肺，肺气不利，升降失司，风邪引动伏痰搏击气道，气道挛急则哮病发作。因此，治疗上应肺鼻同治，急性期当疏风通窍、止咳平喘。予以射干、蜜麻黄以宣肺平喘，橘红、细辛以温肺化痰，五味子以敛降肺气，防风祛风力强，为"治风之通用药"，苍耳子发散风寒、通鼻窍，炒白术健脾，桑椹补肾；二诊中考虑患者风邪之征明显，"治风先治血，血行风自灭"，故加用鸡血藤以祛风活血，行气通络；三诊中患者已渐入缓解期，当倾向于调理肺、脾、肾三脏的功能，来改善机体的内环境，提高机体卫外功能，从补虚来达到治病求本的目的。正所谓"正气存内，邪不可干""邪之所凑，其气必虚"。

七、流派研究前沿

2016年岭南甄氏杂病流派承担了国家中医药管理局项目"中药治疗咳嗽变异性哮喘"的临床研究，该研究对流派治疗咳嗽变异性哮喘的经验方——温肺疏风方，进行了随机对照双盲临床试验，研究结果显示与单用沙美特罗（替卡松粉）相比，温肺疏风方联合沙美特罗（替卡松粉）有降低咳嗽变异性哮喘患者停药后咳嗽症状复发率的趋势，而且能够减少复发患者重新使用抗炎治疗的比例，但由于样本量偏少，将来还需要大样本多中心的临床研究。

参 考 文 献

[1] 张忠德，金连顺. 岭南甄氏杂病流派呼吸系统疾病验案集[M]. 北京：人民卫生出版社，2019：70-71.

（戴洁琛 张 瞳）

第四节 喘 证

喘证是以呼吸急促，甚至张口抬肩、鼻煽、不能平卧为特征的病证。其临床特征，明代王肯堂《证治准绳·杂病·喘》描述为"喘息，促促气急，喝喝息数，张口抬肩，摇身撷肚"。可见喘证伴随于多种急慢性疾病过程中，如慢性阻塞性肺疾病（简称慢阻肺）、喘息性支气管炎、心源性哮喘等。

甄氏认为，喘证为岭南地区常见病证。岭南临海，江河纵横，地势低下平缓，常年温热多雨，正如清代何梦瑶《医碥》云："岭南地卑土薄，土薄则阳气易泄，人居其地，腠疏汗出，气多上壅。地卑则潮湿特盛，晨夕昏雾，春夏淫雨，人多中湿。"脾土薄弱，湿邪内盛，兼夹痰夹热，另炎热夏季，易感受"人造风寒"而致肺气不降，上逆为喘。

一、病 因 病 机

喘证可由多种疾病引起，其病因较为复杂，但概要言之无外乎外感与内伤两端，且甄氏认为，五脏六腑皆可令人喘，而肺为主病之脏，肺虚感邪是发病的主要原因。久病肺虚、痰浊壅滞是喘证发生的内在因素。六淫乘袭、饮食不节，或情志受扰、劳欲过度等都能成为发病的诱因，如《丹溪心法·喘》云："七情之所感伤，饱食动作，脏气不和，呼吸之息，不得宣畅而为喘急。亦有脾肾俱虚，体弱之人，皆能发喘。"其中尤以外邪侵袭为主，内外合邪，致使疾病发生。

1. 外邪袭肺，肺失宣肃

甄氏认为，常因风寒袭肺为首，未能及时表散，肺气郁闭而失宣降，正如《景岳全书·喘促》载："实喘之证，以邪实在肺也，肺之实邪，非风寒则火邪耳。"或风寒化热或风热犯肺，肺热壅盛，甚至蒸液为痰，清肃失司，肺气上逆而作喘。

2. 饮食不节，痰湿内蕴

脾为生痰之源，肺为贮痰之器，若脾土不能化湿，易酿生痰浊。如平日过食生冷肥甘，或嗜酒伤中易致脾胃失于健运，加之岭南人嗜食生冷瓜果、冰冻饮品、鱼虾蟹、清热利湿凉茶等，更易损伤脾胃，水谷不化而聚湿生痰。清代何梦瑶《医碥》提出饮食五味与喘的发病关系"食味酸咸太过，渗透气管，痰入结聚，一遇风寒，气郁痰壅即发"。

3. 劳倦病久，伤气耗散，肾精不固

年老体弱或咳喘日久，肺肾亏虚，则气失所主，气不归原，可发为喘证，又因真元虚弱故为虚喘。《证治准绳》中提到"肺虚则少气而喘"。《古今名医汇粹》曰："真元耗损，喘出于肾气之上奔……乃气不归元也。"

二、辨证要点

喘证的病理性质为本虚而标实，正虚与邪实互为因果，从而形成其本虚标实、虚实夹杂的复杂病证。

1. 辨分期

咳喘气涌，呼吸急促，胸部胀满，痰多，为急性发作期；喘促气短，咳声低弱，有痰质稀，疲倦乏力，面色㿠白，大便偏烂，为慢性缓解期。

2. 辨虚实

喘证辨证首应审其虚实。其中实喘者以呼吸深长有余，呼出为快，气粗声高，伴有痰鸣咳嗽，脉数有力，病势多急；虚喘者呼吸短促难续，深吸为快，气怯声低，少有痰鸣咳嗽，脉弱或浮大中空，病势徐缓。如《景岳全书·喘促》所言："气喘之病，最为危候，治失其要，鲜不误人，欲辨之者，亦惟二证而已。所谓二证者，一曰实喘，一曰虚喘也。"

3. 辨邪气偏盛

感邪急性发作时偏于邪实，须分清风寒、风热、痰浊、痰热等；而慢性缓解期偏于正虚者，当区别肺虚、脾虚、肾虚。

三、治疗原则

1. 标本兼治，虚实两顾

甄氏认为，根据"急则治其标、缓则治其本"的原则，急性期，重在祛邪为主，多以散寒止咳平喘、泻肺平喘、化痰理气为法，酌情使用调脾之品；缓解期重在固本补肺、调脾固肾；针对虚实夹杂，寒热错杂，强调分清主次，权衡轻重，标本兼治，虚实两顾方能奏效。正如《张氏医通·喘》云："治实者攻之即效，无所难也。治虚者补之，未必即效，须悠久成功，其间转折进退，良非易也。"

2. 全程固护脾胃

甄氏认为，无论是发作期还是缓解期，尤其需要固护中焦脾胃，脾胃为后天之本、气血生化之源，水谷精微化生中气，培育元气，合为宗气，生成卫气，正气充足，御邪可为。若中阳不运，最易积湿成痰，痰湿互结而致病情缠绵。有如《周慎斋遗书·辨证施治》所言："脾胃一伤，四脏皆无生气，故疾病矣。万物从土而生，亦从土而归，补肾不若补脾，此之谓也。"

四、辨证论治

针对喘证，甄氏主张在分清虚实的基础上，从病之新久、邪正标本缓急着眼。既要区分寒、热、痰、瘀、气，又要明辨肺、脾、肾乃至心之虚。如《景岳全书·喘促》所云："扶正气者，须辨阴阳，阴虚者补其阴，阳虚者补其阳，攻邪气者，须分微甚，或散其风，或散其寒，或清其痰火，然发久者气无不虚……若攻之太过，未有不致日甚而危者。"另外，不可见喘治喘，强调以脾为中心，注重五脏平调。总体治疗可分为发作期与缓解期，结合具体情况，分清主次，权衡标本而治。

1. 急性期

（1）风寒袭肺

证候：喘咳气急，胸部胀闷不舒，痰多稀薄色白，或伴有颈部僵硬，头痛，恶寒，或伴发热，口不渴，无汗，苔薄白而滑，脉浮紧。

治法：宣肺散寒平喘。

常用方药：麻黄汤加减（麻黄、桂枝、杏仁、甘草等）。

加减：寒痰较重、痰气不利者，可加细辛、橘红、生姜等以温肺散寒；咳喘、气促重者，可加射干、紫苏子以降气化痰平喘。

（2）外寒内饮

证候：咳喘胸闷，气急，咳痰稀白，形寒，或有身热，便溏，舌淡红，苔白，脉弦滑或濡滑。

治法：散表清里，化痰平喘。

常用方药：小青龙汤加减（麻黄、芍药、细辛、炙甘草、干姜、桂枝、五味子、法半夏等）。

加减：饮邪内阻，见痰多，可加莱菔子、茯苓以下气利水健脾；咳喘重，胸闷气逆者可加射干、紫苏子、葶苈子、厚朴等以降气平喘。

（3）痰浊阻肺

证候：喘咳胸闷，痰白黏量多，咯吐不爽，口黏不渴，兼有呕恶，纳差，便溏，舌淡红，苔白腻，脉弦滑或濡滑。

治法：化痰降气，宣肺平喘。

常用方药：二陈汤合三子养亲汤加减[法半夏、橘红（陈皮）、茯苓、甘草、紫苏子、白芥子、莱菔子等]。

加减：若痰湿较重，舌苔厚腻者，可加苍术、厚朴以燥湿理气化痰；脾虚，倦怠无力，口淡，胃纳差者，可加白术、党参、砂仁以健脾化湿；形寒肢冷者可加桂枝、干姜以调和营卫，温中散寒。

（4）痰热壅肺

证候：咳喘气涌，咳吐黄黏痰，难咯，或痰兼血丝，咽干，口渴或口气重，伴身热汗出，尿赤，大便难解，舌红，苔黄腻，脉滑数。

治法：清热化痰平喘。

常用方药：桑白皮汤加减（桑白皮、法半夏、紫苏子、杏仁、浙贝母、山栀、黄芩、黄连等）。

加减：若痰黏不易咯出者可加海蛤壳、鱼腥草、金荞麦等以清肺化痰；痰热耗伤气阴引起口干舌燥者可加知母、麦冬、沙参等以养阴生津；身热甚者可加石膏、知母以清热泻火；腑气不通，便秘者，可加瓜蒌仁、麻子仁以通腑润肠下气。

附：危证-正虚喘脱

证候：喘逆剧甚，张口抬肩，鼻煽气促，端坐不能平卧，稍动则咳喘欲绝，或有痰鸣，心慌动悸，烦躁不安，面青唇紫，汗出如珠，肢冷，脉浮大无根，或见歇止，或模糊不清。

治法：扶阳固脱，镇摄肾气。

常用方药：参附汤加减配合蛤蚧粉（人参、附子、蛤蚧等）。

2. 缓解期

（1）肺气虚

证候：喘促短气，气怯声低，喉有鼾声，咳声低弱，痰吐稀薄，自汗畏风，舌淡红，苔薄白，脉细弱。

治法：益气固表，补肺平喘。

常用方药：补肺汤加减（人参、黄芪、熟地黄、五味子、紫菀、桑白皮等）。

加减：若合并肺阴虚，可加沙参、玉竹、百合等以养阴润肺；咳喘日久，遇寒加重，加橘红、细辛以温肺散寒。

（2）肺肾两虚

证候：胸闷气短，动则气促加重，语声低怯，咳嗽，痰白量少，神疲，时自汗出，纳差，舌淡苔薄白，脉细弱。

治法：补肺纳肾，降气平喘。

常用方药：平喘固本汤加减（党参、五味子、冬虫夏草、胡桃肉、磁石、沉香、苏子、款冬花、法半夏、橘红等）。

加减：若有阴伤、低热，舌红苔少者可加麦冬、天冬等以养阴生津；若气虚瘀阻，面唇发绀明显，舌暗者可加当归、丹参等以补血活血。

（3）脾肾阳虚

证候：喘促日久，动则喘甚，呼多吸少，气不得续，形瘦神惫，跗肿，汗出肢冷，面青唇紫，舌淡苔白或黑而润滑，脉微细或沉弱。

治法：温肾健脾，纳气平喘。

常用方药：真武汤合五苓散加减（茯苓、芍药、生姜、附子、白术、猪苓、泽泻、桂枝等）。

加减：若痰饮凌心，心阳不振，血脉瘀阻，面、唇、爪甲、舌质青紫者可酌加丹参、桃仁、川芎等以活血化瘀；若痰多、食少者，可加陈皮、法半夏、砂仁等。

五、养生调摄

1. 药膳

（1）柚子炖鸡

材料：母鸡半只（约450g），新鲜柚子1/5个，白豆蔻5~10g，生姜2~3片，精盐适量。

功效：化痰止咳平喘。

烹制方法：将柚子剥皮，去筋皮，去核，取肉；母鸡洗净、切块，放入沸水中焯水；将上述食材一同放入炖盅中，加清水1500ml（约6碗水量），隔水炖2小时，放入适量精盐调味即可。此为3~4人量。

适应证：痰浊阻肺致喘者。

（2）石斛橄榄炖瘦肉

材料：猪瘦肉350g，鸡脚150g，花生50g，石斛5g，陈皮5g，沙参20g，青橄榄2~3枚，生姜2~4片，精盐适量。

功效：滋阴利咽，化痰润肺。

烹制方法：将药材稍浸泡、洗净；鸡脚放入沸水中焯水，猪瘦肉洗净，切片；诸物放入炖盅中，加清水1750ml（约7碗量），加盖隔水炖约2小时便可，进饮时方下盐。此为3~4人量。

（3）补骨脂白果瘦肉粥

材料：猪瘦肉80g，大米150g，补骨脂10g，核桃50g，白果4~5枚，陈皮3g，生姜丝、精盐适量。

功效：补肾健脾，纳气平喘。

烹制方法：将诸物洗净，补骨脂放入锅中，加适量清水后浸泡 5～10 分钟，水煎取汁备用；白果去壳后切开，去白芯，洗净后备用；补骨脂汁加入粳米同煮，其余食材放入锅中，加适量清水，武火煲沸后改文火煲 15 分钟，调入适量的食盐便可。此为 2～3 人量。

2. 中医外治法

（1）穴位按摩

取穴：定喘穴、肺俞穴、肾俞穴、足三里穴、丰隆穴。

功效：补肾益肺，化痰平喘。

操作方法：用拇指或示指指腹，置于穴位处按揉，力度要适中；每个穴位按揉 150～200 次，每日 1 次。

（2）呼吸操：①鼻子吸气，在内心默念 "吸一吸一吸"，并配合节奏用鼻子做深吸气；②嘴巴吐气，噘起嘴唇像是要吹灭蜡烛一样，默念"吐一吐一吐一吐一吐一吐"，并照着节奏吐气。

六、名家医案节选

案 麦某，男，70 岁，2002 年 2 月 25 日初诊[1]。

既往吸烟史 40 年，1～2 包/天，20 年前开始出现间断咳嗽、咳痰，多在冬春季节发病，每年持续 3～4 个月，10 年前开始出现活动后气促，就诊于当地医院，查胸片、肺功能等相关检查，诊断为慢性阻塞性肺疾病，间断门诊口服西药及中药治疗，未见明显缓解。5 年前咳喘再次发作，就诊于当地医院查肺功能提示中度混合性通气功能障碍，考虑慢性阻塞性肺疾病三级，经治疗后好转出院。但近 2 年开始发作频繁，平均每年因咳喘发作住院治疗 3～4 次，活动耐力逐渐下降，遂于门诊就诊。症见：气喘，活动后加重，时有呼吸困难，伴有胸中憋闷感，咳嗽，痰多色白，晨起为主，口淡，不欲饮水，平素怕冷，易感冒，手足冰凉，眠差，难以入睡，易醒，腹胀不适，纳一般，二便调，舌淡暗，苔薄白，脉弦细。

西医诊断：慢性阻塞性肺疾病。

中医诊断：喘证。

辨证：肺气失宣，脾肾阳虚。

治法：降气平喘，温肾健脾。

处方：党参 15g，巴戟天 10g，蜜百部 15g，橘红 10g，细辛 3g，五味子 10g，蜜枇杷叶 15g，法半夏 15g，炒白术 15g，盐山萸肉 15g，炒麦芽 20g。

共 7 剂。

2002 年 3 月 6 日二诊：气促较前好转，活动后仍加重，咳嗽略有减少，仍痰多色白，口淡，怕冷，手足冰凉，时有胸部憋闷感，眠差，胃纳尚可，二便调。舌淡暗，苔薄白，脉细。上方去蜜百部、蜜枇杷叶等；加黄精 20g 以健脾润肺益肾，紫苏子 15g 以降气化痰，巴戟天改为 15g，再加淫羊藿 15g 以温肾阳。共 14 剂。

2002 年 3 月 18 日三诊：3 天前不慎受凉后咳嗽加重，咳痰色黄黏稠，自服头孢类抗生素及感冒颗粒，症状改善不明显，现咳嗽，痰黄量中，活动后气促较前明显，伴头痛，恶风，无鼻塞流涕，无胸闷、心慌，口干，咽痛，纳可，睡眠较前改善，舌淡暗，苔淡黄，舌尖偏红，脉浮。上方去党参、盐山萸肉、橘红、巴戟天等；加金荞麦 20g 以祛痰止咳平喘，前胡、紫菀各 15g 以加强化痰止咳之力，枳壳 15g 以行气化滞。共 7 剂。

2002 年 3 月 29 日四诊：咳嗽明显减少，痰色转白量不多，安静状态下无明显气促，时觉眼睛干涩，口干，纳眠可，二便调，舌淡暗，苔白稍干，脉弦。上方减细辛、炒白术；加麦冬 10g、沙参 15g、太子参 10g，以益气润燥生津，当归 10g 以养血滋阴。再服 7 剂，而诸症皆减，后间断门诊随诊。

按：喘以肺为主病之脏，亦有脾肾俱虚。体弱之人，多能发喘，盖因脾为后天之本，中气亏虚，脾失健运，津液不归正化，日久而聚湿成痰，可见痰多且色白；痰阻则肺气不利，宣降不调，复加肾气不充，肾元不固，气失其根，摄纳失常，气逆而上，而见咳嗽、喘息，动则尤甚；脾阳不足，津液不化，则口淡不欲饮，肾阳不足，温煦失职，故有怕冷、易感冒、手足冰凉之症；舌淡暗，苔薄白，脉弦细皆是肺气失宣、脾肾阳虚之表现。初诊治疗以温肾健脾、降气平喘为原则，《张氏医通·喘》曰："治实者攻之即效，无所难也。治虚者补之，未必即效，须悠久成功，其间转折进退，良非易也。"治疗过程中可因外感、食积、劳倦而诱发新的问题，如三诊复感风热之邪，壅遏肺气，清肃失司，肺气上逆而咳喘加重，伴有恶风、口干、咽痛，痰与热结，故苔色由白转黄，所以去温补之党参、盐山萸肉、橘红，加金荞麦、前胡、紫菀清肺化痰、止咳平喘之品；四诊时咳喘基本缓解，但出现眼睛干涩、口干等阴液不足之象，考虑到痰热之邪耗伤气阴所致，故去温燥之品，加用滋阴润燥的麦冬、沙参等。

参考文献

[1] 张忠德，金连顺. 岭南甄氏杂病流派呼吸系统疾病验案集[M]. 北京：人民卫生出版社，2019：118-119.

（黄宏强　张　伟）

第五节　肺　络　张

肺络张指由邪气犯肺，肺气痹阻，痰浊内蕴，肺络扩张所致，以慢性咳嗽、咯吐大量黏液痰或脓痰、伴或不伴咳血为主要表现的肺系疾病，本病可见于现代医学的支气管扩张症，是指支气管管壁肌肉和弹力结缔组织破坏所导致的支气管及细支气管永久、异常的扩张，导致反复化脓性感染的气道慢性炎症。

甄氏结合岭南地区气候因素，认为其发病，因内外合邪而成，外因多为外感风、燥、湿、热、火之邪，内因多为肺体亏虚、饮食不当、七情内伤及痰浊、瘀血内生等，内因与外因又互为因果导致恶性循环。病久入络，进一步损伤肺络，络伤血瘀，如此循环，最终形成不可逆转之扩张变形的肺络。如《医碥·咳嗽血》说："火刑金而肺叶干皱则痒，痒则咳，此不必有痰，故名干咳，咳多则肺络伤，而血出矣。"

一、病　因　病　机

1. 外感风邪，易夹湿热

岭南地区夏季以南至东南风为主，风速较小；冬季大部分地区以北至东北风为主，风速较大；春秋季为交替季节，风向不如冬季稳定，加之台风、暴雨，使岭南气候变化复杂易变。此外，气候炎热潮湿，故岭南人多卫表不固，腠理疏松，易感受风寒，若未及时表散，夹湿，内蕴不解，则易郁而化热。

2. 脾虚失运，痰湿郁结

岭南人多"冒雨卧湿，（受）山岚瘴气熏蒸"，易感外湿。清代何梦瑶在《医碥》中曾表述："岭南地卑土薄，土薄则阳气易泄，人居其地，腠疏汗出，气多上壅。地卑则潮湿特盛，晨夕昏雾，春夏淫雨，人多中湿。"加之岭南人又好食海味、阴柔螺蛤之物，使脾为湿困，运化失司，不能运化水湿，湿蕴中焦，与外湿合邪，聚湿而生痰，痰湿交阻气机，使肺络张缠绵易发。

3. 正气不足，痰瘀火互结

《景岳全书》所谓"岭南既号炎方，而又濒海，地卑而土薄。炎方土薄，故阳燠之气常泄；濒海地卑，故阴湿之气常盛"。岭南人阳热偏盛、脾虚湿盛、气阴两虚的体质特点与该地区环山面海的地理环境及日照时间、气温湿度等有密切关系。

脾气虚损日久，致痰湿留伏于肺，而出现咳嗽、咳吐脓痰；或阳热偏盛，肝火犯肺，引动内伏之痰湿，致肺气上逆而出现咳嗽、咳痰；或气阴两虚，津液不足，易从热化，热伤肺络，则见痰中带血或大咯血；久病入络或离经之血不散而形成瘀血，又可成为新的致病因素。

二、辨 证 要 点

1. 辨外感内伤

急性期常出现咳嗽、咯大量脓痰、咯血等，多为外感诱发；稳定期可有咳嗽咯痰症状，迁延不愈，多属内伤，反复发作，病程长，可伴有他脏见证。

2. 辨虚实

肺络张有虚、实之别，虚有肺肾阴虚、气阴两虚、肺脾两虚之不同；实有痰热、痰湿、痰浊、肝火之别；病程日久，咳嗽、咯痰日久，多属虚实夹杂。

3. 辨分期

急性期起病急，病程短，病变迅速，主要以标实为主，多为痰热壅肺，肝火犯肺，热伤血络；缓解期以虚、虚实夹杂为主，主要是肺脾气虚、肺肾阴虚夹痰、瘀、湿等。

三、治 疗 原 则

1. 急性发作期清肺、凉血、泻肝，不忘固本

甄氏认为，肺络张急性发作期以火热之邪较为常见，正如沈金鳌《杂病源流犀烛》所云："诸血，火病也……盖血属阴，难成而易亏，人非节欲以谨养之，必至阳火盛炽，日渐煎熬，真阴内损，而吐衄妄行于上。"故治疗急性发作，若出现咯血，多宜清肺、凉血、泻火。此外，肺络损伤为本病根本，久损成劳，肺气亦虚，卫外不固，而易受外邪侵袭，致急性发作。若此时重在攻邪而不知补虚，则易损伤肺气致迁延不愈。故治疗上，甄氏除了祛邪清热化痰外，亦强调固护肺气，益气补肺，并依据辨证酌情增加补脾化湿、平肝柔肝之品。

2. 缓解期平调肺脾，兼顾痰瘀

肺络张反复发作的根本原因是正气亏虚，外邪易侵，因此只有扶助正气，方能减少肺络张的反复发作。故在缓解期当以"缓则治其本"为原则，重在平调肺脾，常用滋阴润肺、益气养阴、健脾化痰、平肝柔肝等扶正之法。此外，甄氏在缓解期，还强调兼顾痰、瘀这两个致病因素，这两个因素既可独立存在，又易相互影响。痰是肺络张最常见的病理因素，痰阻气机，气不统血，则易出血和留瘀。"瘀血不去，新血不生"。瘀血既是致病因素，又是病理产物，与痰、热等致病因素相互搏结，致病缠绵难愈。故治疗上，在固本扶正的基础上酌辅以化痰通肺络。

四、辨证论治

肺络张以肺气虚为本，五行相生，肺脏虚损必会累及其他脏器，因此"以平为度"是关键。"以平为度"不仅指处方用药应该平和而不可过于偏寒偏热，更指重视调和五脏，使患者阴平阳秘。辨证治疗，应辨五脏之太过或不及，针对性用药——木火刑金则柔肝平肝，心火炽盛则清心解郁，脾胃虚寒则温阳补脾，肺阴不足则滋阴润肺。总而言之，辨证施治，就是使机体达到阴阳调和的状态。

1. 急性加重期

（1）外感

1）风邪袭肺

证候：咳嗽，咯痰色白质稀，咽痒，恶风，可伴鼻塞流涕，舌苔薄白，脉浮。

治法：疏风解表，宣肺化痰。

常用方药：止嗽散加减（桔梗、荆芥、紫菀、百部、白前、甘草、陈皮等）。

加减：若夹湿，咯痰不爽，不易咯出，头困重，胸闷，大便黏腻，舌苔厚腻，加羌活、藿香等以化湿解表；若夹热，咯痰黏白或黄，咽痛，加桑叶、芦根、蜜枇杷叶等以清热化痰；若夹寒，咯白痰质稀，头痛，肌肉酸痛，恶寒，加紫苏叶、防风、生姜等以疏风散寒。

2）燥邪伤肺

证候：干咳少痰，咯吐不爽，或伴痰中夹带血丝，鼻咽干燥，口渴喜饮，舌红，苔薄黄少津，脉细数。

治法：清肺润燥，宣肺化痰。

常用方药：桑杏汤加减（桑叶、杏仁、沙参、浙贝母、香豉、栀皮、梨皮等）。

加减：津伤较甚，口干，咽干等，加麦冬、玉竹以滋养肺阴；痰中带血者，加生地黄、藕节、仙鹤草以清热凉血止血。

（2）内伤

1）痰热壅肺

证候：咳嗽，咯吐脓痰，痰中带血或大量咯血，或伴有发热，咯脓臭痰，胸痛胸闷，口干口苦，大便难解，舌暗红，苔黄腻，脉滑数。

治法：清热化痰，宣肺止咳。

常用方药：千金苇茎汤加减（苇茎、冬瓜仁、薏苡仁、桃仁等）。

加减：若咳痰黄如脓腥臭，加金荞麦、鱼腥草以清热解毒化痰；伴咯血者，加桑白皮、黄芩、藕节等以清热化痰，凉血止血。

2）肝火犯肺

证候：平素易急躁，咳嗽，痰黄黏难咯，夹带血丝，或少量咯血，颜色鲜红，烦躁易怒或情绪低落，口苦，咽干，胸胁胀闷，舌尖红，苔薄黄或少津，脉弦。

治法：清热疏肝，润肺止咳。

常用方药：丹栀逍遥散加减（柴胡、牡丹皮、栀子、甘草、当归、茯苓、白芍、白术等）。

加减：若气滞甚者，见胸胁胀痛，胸闷不舒，加郁金、丝瓜络、枳壳以和络止痛，利肺降逆；火郁伤津，夹阴虚者，加沙参、天花粉以养阴生津；咯血酌加藕节、白茅根等清热凉血止血之品。

3）痰湿蕴肺

证候：咳声重浊，痰多，色白或黄白，晨起或进食后为甚，常伴胸闷脘痞，纳呆便溏，或大便不爽，舌苔白腻，脉滑。

治法：宣肺理气，燥湿化痰。

常用方药：二陈汤合止嗽散加减（法半夏、陈皮、茯苓、甘草、桔梗、荆芥、紫菀、百部、白前等）。

加减：若痰湿化热可酌加蜜枇杷叶、浙贝母等以清热化痰；若湿困胃脘，积滞于内，可酌加焦三仙、布渣叶等健胃消食；若胃脘部胀满不舒，嗳气等，加藿香、砂仁等以化湿醒脾和胃。

2. 缓解期

（1）肺脾两虚

证候：面色无华，少气懒言，纳差，神疲乏力，胸闷气短，咳嗽，痰量较少，或痰中带血，大便偏烂，舌暗淡，苔白，脉沉细。

治法：补肺健脾，润肺止咳。

常用方药：补中益气汤合玉屏风散加减（法半夏、陈皮、茯苓、甘草、桔梗、荆芥、紫菀、百部、白前等）。

加减：若脾气虚甚而食纳不佳，加党参、白术、麦芽、陈皮等以补气健脾化痰；若兼阳虚可酌情添加良姜、砂仁以温脾散寒行气；若见胃热脾寒，中焦气机不畅者，合泻心汤加减，以平调寒热。

（2）阴虚火旺

证候：咳嗽，多有咯血，量较多，血色鲜红，痰少黄黏，口干咽燥，常伴低热、汗出、五心烦热、颧红等表现，舌红少津，苔薄黄，脉弦细数。

治法：滋阴润肺，清热凉血。

常用方药：百合固金汤加减（熟地黄、生地黄、归身、白芍、甘草、桔梗、玄参、贝母、麦冬、百合等）。

加减：咳痰黄稠，加桑白皮、鱼腥草、金荞麦以清热化痰；热势明显者，加醋鳖甲、黄芩、黄柏等以泻火软坚。

（3）气阴两虚

证候：咳痰短促无力，甚则咳而伴喘，痰少质黏或干咳，痰中带血，血色鲜红，或伴有低热，自汗，神倦，纳少口干，舌红少苔，脉细。

治法：滋阴养肺，化痰止血。

常用方药：参苓白术散合左归丸加减（白扁豆、白术、茯苓、甘草、桔梗、莲子、人参、砂仁、山药、薏苡仁、熟地黄、枸杞子、山萸肉、牛膝、菟丝子、鹿胶、龟胶等）。

加减：阴虚内热，加知母、生地黄以滋阴清热，养阴生津；加当归、白芍柔润养血。热伤血络而咯血者，加牡丹皮、藕节、仙鹤草、白及以清热凉血止血。

五、养 生 调 摄

1. 药膳

（1）太子参玉竹煲排骨

材料：猪排骨 450g，太子参 10g，玉竹 10～15g，生姜 3～4 片，精盐适量。

功效：补气健脾，润肺止咳。

烹制方法：将各物洗净，太子参、玉竹稍浸泡。猪排骨切块，放入沸水中焯水。上述食材放入锅中，加清水 2000ml（约 8 碗水量），武火煮沸后改为文火煲 1.5 小时，放入适量精盐调味即可。

适应证：肺脾气虚，气阴两虚。

（2）石斛陈皮炖甲鱼

材料：甲鱼 1 只，猪瘦肉 150g，沙虫干 40g，石斛 10g，陈皮 5g，生姜 2～3 片，精盐适量。

功效：补中益气，滋阴健脾补肾。

烹制方法：将各物洗净，沙虫干用温水稍浸泡，用剪刀剪开后洗净里面的沙备用。甲鱼宰杀后，切开备用；猪瘦肉，切块备用。上述食材放入炖盅中，加清水 1500ml，隔水炖 2 小时，放入适量精盐调味即可。

适应证：肺脾两虚，阴虚火旺。

2. 中医外治法

（1）中药贴敷

材料：白芥子 10g，花椒 5～10g，米醋适量。

选穴：中府穴。

功效：温中止咳，化痰下气。

操作方法：将上述药材打粉，放入适量米醋调成糊状。取少量药糊加热后放在纱布上，敷于中府穴上，冷却后更换，每次敷 10～15 分钟，1 周 2～3 次。

（2）穴位按摩

选穴：厥阴俞穴、尺泽穴。

功效：止咳化痰，降肺气。

操作方法：用拇指或示指指腹，置于穴位处按揉，力度要适中。每个穴位按揉 150～200 次，每日 1 次。

六、名家医案节选

案 林某，女，74 岁，2010 年 11 月 24 日初诊[1]。

反复咳嗽咳痰 30 余年，未予重视，每因感冒后发作或加重。20 余年前因并发咯血，当地医院诊断为支气管扩张症，给予对症治疗后症状改善。近 5 年来，急性加重次数明显增加，伴气喘，反复住院。4 日前因受凉出现鼻塞，流清涕，咯血，近 2 日咯血 6 次，每次约 5ml，遂至门诊就诊。症见：鼻塞，咳嗽，咳黄稠痰，暂无咯血，气喘，汗多，倦怠懒言，平素易感冒，纳、眠差，小便尚调，排便无力，舌暗红，苔薄白，脉弦细数。

中医诊断：肺络张。

西医诊断：支气管扩张症。

辨证：风邪束表，邪热壅肺，气阴不足。

治法：疏风解表，清肺化痰止血，益气养阴。

处方：防风 15g，柴胡 15g，前胡 15g，浙贝母 20g，藕节 40g，仙鹤草 15g，赤芍 15g，生地黄 15g，太子参 15g，黄芪 15g，炒白术 20g，沙参 20g，麦芽 20g。

共 4 剂。每日早晚各一剂。

2010 年 11 月 27 日二诊：咳嗽减轻，咳黄黏痰、量多，无咯血，少许气喘，汗多，倦怠好转，纳、眠改善，二便调，舌暗红，苔黄微腻，脉弦细。上方去防风、柴胡、前胡、赤芍、生地黄等，加金荞麦 15g 以清肺化痰，布渣叶 15g 以消食化痰，牡丹皮 10g 以清热凉血，活血化瘀，以使止血不留瘀，合黄芪、炒白术等适量以加强健脾益气之力。共 7 剂。

2010 年 12 月 3 日三诊：咳嗽好转，咳痰较前减少，色白质黏，无咯血，气喘好转，汗出仍多，精神可，纳、眠尚可，二便调，舌淡红，苔薄白微干，脉弦细。上方去金荞麦、布渣叶、仙鹤草、藕节等，加白及 15g 以补肺虚，收敛肺气，百合 20g 以清痰火，补虚损，海蛤壳 20g 以清肺热，消痰结。共 7 剂。

2010 年 12 月 15 日四诊：无明显咳嗽，少许白痰，无咯血，气喘，动则汗出，夜眠欠佳，易醒，纳一般，二便调，舌淡，苔薄白，脉浮细。上方去白及、海蛤壳、牡丹皮等，加煅龙骨、煅牡蛎、醋鳖甲各 30g（先煎）以滋阴潜阳，收敛虚火；加麦芽 20g 以加强消食健胃、固护中焦之力；黄精 15g 以补虚填精；金樱子 20g 以收虚汗，敛虚火，补五脏；五味子 15g 以收敛固涩，益气生津，补肾宁心；麦冬 10g、藕节 40g 以清肺养阴。共 7 剂。

2011 年 1 月 16 日五诊：气喘明显改善，汗出减少，无明显咳嗽，纳可，睡眠明显改善，二便调，舌淡红，苔薄白，脉细。上方去藕节、醋鳖甲、麦冬、麦芽等，加浮小麦 50g 以固表止汗，益气除热；当归 10g、鸡血藤 15g 以养血活血；大枣 30g 以补中；菟丝子 20g 以补益肾精。共 7 剂。

随后患者继续门诊复诊，治疗期间感冒次数较前明显减少，未再住过院。

按：支气管扩张症多由于感受外邪日久不愈，邪气留于肺中，郁久化热，煎熬肺中津液，致津亏液耗，病程迁延，久病伤阴，阴虚火旺，灼伤肺络，迫血外溢而致。《景岳全书》亦谓："水亏则火盛，火盛则刑金，金病则肺燥，肺燥则络伤而嗽血，液涸而成痰。"此患者为老年女性，脾肾虚弱，且病程迁延日久，肺为脾之子，母子相及，加重脾损，久病及肾，肾亦亏甚，形成肺、脾、肾气阴亏虚之证；"肺为贮痰之器"，肺、脾、肾共同主水液运化，三脏亏损，聚湿生痰，上泛于肺，与肺中虚热相合，成为痰热；肺、脾、肾三脏虚损不复，痰热无法根除，故反复发作；阳气亏虚，卫外无力，故平素容易外感。

支气管扩张症每可因外邪犯肺诱发，尤以风热、风寒、风燥犯肺最为常见，当外感风寒，因肺中有热，常可迅速入里化热。此患者本次病情加重即由感受风寒所致，自服感冒药后鼻塞、流涕虽缓解，但风寒未能从表而散，反入肺中，引起咳嗽、咳痰加重，甚至咯血。急性发作期治疗时应以疏散外邪、凉血止血为主；待病情稳定后，则当"澄本清源"，以补虚益损为主。但因深伏于肺内痰热，经 30 余载已成顽痰痼疾，补益肺、脾、肾时应循序渐进，不可骤补，故在后续各诊次中适当配伍清肺化痰、潜阳收敛之品。

七、流派研究前沿

2016年始支气管扩张症成为广东省中医院"优势病种"，开展临床科研一体化深入研究：开设支气管扩张症慢病管理门诊，制定病种慢病管理方案，建设电子数据系统和移动端电子随访系统，目前运行良好。此外，该项目承担了广东省财政厅专项课题"中医阶梯疗法减少支气管扩张症抗生素使用的临床研究"、广州市科技创新委员会课题"中医阶梯治疗方案减少支气管扩张症急性发作的真实世界研究"，对"中医阶梯疗法减少支气管扩张症抗生素使用"展开系列研究，尤其对中医药治疗该病急性加重期病原学和宿主免疫的双向调节作用进行深入研究和探索。

参 考 文 献

[1] 张忠德，金连顺. 岭南甄氏杂病流派呼吸系统疾病验案集[M]. 北京：人民卫生出版社，2019：91-92.

（张　溪　王媛媛）

第六节　外 感 热 病

外感热病是指感受外邪，主要症状为发热，同时在病变过程中出现各种其他证候类型的一类疾病群。《三因极一病证方论》载"中伤风寒暑湿在三阳经，皆能眩人，头重项强，但风则有汗，寒则掣痛，暑则热闷，湿则重着，吐逆眩倒，属外所因"，并最先使用"外感"一词。外感热病为岭南地区常见病、多发病，起病急，发病迅速，其发病特点与岭南地区独特气候、地理及人群的体质特点密切相关，是一种具有鲜明地域特点的疾病。

一、病 因 病 机

1. 卫表失固，正邪交争

甄氏认为，外感热病常因气候更迭、起居不慎、寒温失调，或者时疫邪毒侵犯人体而致。卫表失固为发病之内因，易感受风、寒、湿、热之邪，正邪交争为发热的根本病因。《古今医统大全》云："盖南方阳气常泄，阴气常盛，二气相搏，四时悉有寒热之气。"

2. 天热地湿，以湿为患

岭南地区夏季漫长，湿润多雨，暑热炽烈，耗气伤津，易与湿合；长期湿热的气候环境，易影响脾胃运化，湿邪内蕴，内外湿邪相引，易阻碍气机而发热。陈任枚认为，东南受气候、地理因素影响，较多湿温病证，"东南濒海之区，土地低洼，雨露时降，一至春夏二令，赤帝司权，热力蒸动水湿，其潮气上腾，则空气中，常含多量之水蒸气，人在其间，吸入为病，即成湿热、湿温，又曰暑湿，此即外感温热兼湿之谓也"。

二、辨 证 要 点

甄氏认为，外感热病应辨新感温病与伏气温病，新感温病要从卫、气、营、血来辨证，伏气温病应辨伏邪自发、新感诱发[1]。

1. 卫分证

温热病邪侵犯人体肌表，致使肺卫功能失常，其病变在肺卫，常常发热与恶寒并见，发热较重，恶风（寒）较轻等。

2. 气分证

温热病邪内入脏腑，正盛邪实，正邪剧争，为阳热亢盛的里热证候，为温热邪气由表入里、由浅入深的极盛时期，由于邪入气分及所在脏腑、部位的不同，所反映的证候亦表现各异。

3. 营分证

温热病邪内陷而致营阴受损，心神被扰，常出现身热夜甚，口渴不甚，心烦不寐，甚或神昏谵语等。

4. 血分证

温热之邪，深入阴分，是损伤精血津液的危重阶段，病变主要累及心、肝、肾三脏，常躁扰不宁，甚或谵语神昏，斑疹显露，吐血、衄血、便血、尿血，舌质深绛，脉细数；或见抽搐，颈项强直，角弓反张，牙关紧闭。

5. 伏气温病（伏气自发）

温病性质，其火即其体也，温之体为火，火烈而性急，病从内发，自内发者，直升横进，其性之暴烈，传变迅速。热气熏蒸，积而暴发，起病即见气分高热，甚至气营两燔、血分证候。

三、治 疗 原 则

甄氏认为，临证以卫、气、营、血来辨治。病在卫分，病情轻浅，宜疏风透表，使邪从外解，用药宜取辛凉透汗解表之意，忌辛温发汗，以免助火化燥，反生他变；病在气分，里热已炽，强调祛邪存正，治疗关键是清气透热、泻火解毒，以防腑实渐成、津亏气损。把握气分关，是控制病情、防止传变的关键；病入营血，则"入营犹可透热转气……入血就恐耗血动血，直须凉血散血"；热病易耗损津气，"留得一分津液，便有一分生机"，还应注意顾胃存津；兼夹湿邪，则应健脾祛湿，调畅气机，使湿去热孤，邪气得退[2]。

四、辨 证 论 治

1. 卫分证

（1）风热袭表

证候：发热，恶风，无汗或少汗，头痛，口渴，或咽痛，身热，舌边尖红，脉浮数。

治法：辛凉轻解，疏风透热。

常用方药：银翘散加减（连翘、金银花、桔梗、薄荷、桑叶、青蒿、竹叶、甘草、荆芥穗、淡豆豉、牛蒡子等）。

加减：若见胸闷，痰黄，腹胀，大便黏腻、臭秽，加薏苡仁、木棉花、车前草、茯苓以清热利湿；若热势重，口苦，咽痛难忍，加石膏、青天葵、土牛膝以清热解毒利咽。

（2）风寒夹湿

证候：恶寒重，发热，无汗，头痛身重，鼻塞流清涕，咳嗽吐稀白痰，口不渴或渴喜热饮，苔白，脉浮紧。

治法：辛温解表。

常用方药：九味羌活汤加减（羌活、防风、前胡、枳壳、川芎、白芷、甘草、苍术、黄芩）。

加减：若兼见倦怠乏力，胸闷，脘痞，呕恶，便溏，加陈皮、藿香、紫苏梗以解表化湿理气；若腹胀，口气重，大便黏腻或大便难解，加槟榔、厚朴、大黄等以通腑下气。

2. 气分证

证候：身热，汗出，咳喘，或胸闷、胸痛，舌红，苔黄，脉数。

治法：清热宣肺，止咳平喘。

常用方药：麻杏石甘汤加减（麻黄、杏仁、甘草、石膏等）。

加减：若兼见壮热恶寒，面赤，大汗出，渴喜冷饮，喘急鼻煽，可加黄芩、青天葵、大青叶以清肺胃之热；若兼见倦怠乏力，背微恶寒，口干，可加西洋参、麦冬、五味子以益气养阴生津。

3. 热在营血

证候：身热，心烦躁扰，甚或时有谵语，或斑点隐隐，或吐血、衄血、便血、尿血，或发斑，舌绛苔少或无苔，脉细数。

治法：清营凉血，透热转气。

常用方药：清营汤合犀角地黄汤加减（生地黄、白芍、牡丹皮、水牛角、玄参、丹参、竹叶、麦冬、黄连、金银花、连翘等）。

加减：若兼见壮热，口渴，烦躁不安，加知母、玄参以滋阴清热生津；若兼见心烦躁扰，吐血、衄血、便血，加牡丹皮、紫草以清热凉血。

4. 伏邪自发——里热证

证候：高热，烦躁，身热，口苦，口干，咽痛，头痛，腹胀，大便秘结，舌红，苔黄厚，脉数。

治法：清泻里热，祛湿化浊。

常用方药：凉膈散合达原饮加减（大黄、山栀子、薄荷、黄芩、连翘、白芍、知母、厚朴、槟榔、草果、生姜、大枣等）。

加减：若胸闷，困重，恶心欲呕，加藿香、法半夏、六神曲以化湿解表和胃；若持续高热不退，加水牛角、紫草以清热凉血退热。

5. 气阴两虚（恢复期）

证候：口唇干燥，夜寐不安，精神萎靡，饮食无味，舌红，少苔，脉细弱。

治法：益气养阴。

常用方药：生脉散加减（人参、麦冬、五味子等）。

加减：伤津较甚，口干，加玉竹、沙参等以养阴生津；若胸脘痞闷，身重，大便黏腻，加白扁豆、薏苡仁以健脾燥湿。

附：伏气温病

伏气温病的论述最早见于先秦时代，《素问·生气通天论》谓"冬伤于寒，春必病温"，即冬季感受寒邪，潜伏于体内，郁而化热，至春季阳气升发，腠理开泄，邪气自内而发，出现以里热为主的证候，称为"伏气温病"，亦称"伏寒化温"。

甄氏流派第一代传承人陈任枚提倡王孟英的"伏气温病说"。他认为："伏气者，乃人身阳热之气，郁伏于人身之内，而不得外泄者也，但伏未外泄时，不觉有病，其郁伏尚浅，而无外邪触发者，仍可随春升之气，缓缓散渐于外，或不为病，即病也不甚剧。其伏匿深沉，郁极而发，或为外邪激刺而发，或为饮食嗜欲逗引而发，其发也多致内外合邪，势成燎原，不可响迩，此则所谓温病也。"

根据发病初起的临床表现不同，其发病类型可以分为两种[1]，初起即见里热炽盛，称为伏邪自发；以里热为主，兼微恶风寒表证症状，称为新感诱发。伏气温病的发病与病机，与邪气的轻重及患者的体质密切相关。若平素嗜酒，或喜食辛辣、肥甘厚腻之品，内有蕴热，但正气不虚，发病初期，因阳气不衰，正邪相争激烈，一般出现气分证，进一步深入营分而形成气营两燔证；若为阴虚内热体质，因营阴已伤，容易发于营分而见营热阴伤的证候，常易直窜入血分，表现为气血两燔证而导致动血，出现各部位出血的症状。

随着病情发展，若出现肠腑热结，应攻下热结；如果有其他兼证，在攻下的同时，还需顾及兼证。陈任枚说："诸传染病之发生也，有一病独发者，有与他病并发者，然温热之并发他病，实视别病为尤多。盖伏邪内起，来势甚凶，必夹身中固有之患，互结而成其疟，或与外围不正之气，相引而益其邪。"他总结温病兼夹证共有九，其中兼证有五，分为兼寒、兼风、兼暑、兼湿、兼燥；夹证有四，分为夹痰水、夹食滞、夹气郁、夹血瘀[2]。五个兼证中，陈任枚对"兼湿"的论述最为详细，认为"兼湿"之发生，广东一年四季皆可有，但多在春生夏长（长夏）之时，病气随时令之发，是已兼夹有蓬勃不可遏抑之势。气候复杂，晴雨无时，脾胃受病，湿郁成热。薛生白所云"湿热病，属太阴阳明者居多"。

在论治方面，总原则为清泻里热，固护阴液。初起发于气分者，要清泻气热，初起发于营分者，要清营养阴，透热转气。但无论为何种情况，均需要在清里热的同时，加入解表达郁之品，给邪以出路。如果出现热盛动血，则应凉血散血；出现热盛动风，应当凉肝息风。后期出现肝肾阴虚，虚风内动者，当滋阴潜阳息风。同时，还需强调，伏气温病热势重，极易伤阴，故治疗用药要掌握泻热而不伤阴的原则。需要注意：①慎用辛温发散之品；②慎用苦寒之品，防其苦燥伤阴，使用苦寒药时，需适当配伍甘寒或咸寒以保津液、生津液；③忌利尿，吴鞠通在《温病条辨·中焦篇》言"温病小便不利者，淡渗不可与也，忌五苓、八正辈"；④忌腻补过早，防滋腻敛邪。

五、养生调摄

1. 药膳

（1）芦根桑叶饮

材料：芦根 10g，桑叶 5g。

功效：疏风清热，除烦生津。

烹制方法：将各物洗净，稍浸泡。上述药材放入锅中，加清水 750ml（约 3 碗水量）煲 30 分钟，代茶饮。此为一人量。

适应证：风热证或风寒化热证。

（2）木棉花煲瘦肉

材料：木棉花（干品）20g，猪瘦肉 350g，生姜 2～3 片，精盐适量。

功效：益气滋阴，健脾祛湿。

烹制方法：将各物洗净，猪瘦肉切成小块备用，上述食材放入锅中，加入清水 1500ml（约 6 碗水量），武火煮沸后改文火煮 1.5 小时，放入适量精盐调味即可。此为 2～3 人量。

适应证：风寒夹湿证或恢复期气阴两虚证。

（3）伏邪未发

材料：广藿香 15g，紫苏叶 15g，苍术 15g，太子参 20g，薏苡仁 30g，木棉花 20g。

功效：解表化湿，补气健脾。

烹制方法：将上述药材放入锅中，加清水 500ml，武火煮沸后改为文火煲 40 分钟至 200ml（约 1 小碗），日 1 剂，温服，连用 3～5 天。

适应证：疲倦乏力，头身困重，怕风怕冷，胸闷，胃口差，大便黏腻等。

2. 中医外治法

（1）中药漱口水

组成：岗梅根 20g，土牛膝 20g，桔梗 15g，精盐适量。

功效：清热利咽，消肿止痛。

操作方法：将诸物洗净，放入锅中，加适量清水煎煮 30～40 分钟，取药汁，放入适量精盐，漱口。建议 2～3 次/天，连续使用 3～5 天。

（2）中药香囊

组成：藿香 10g，薄荷 10g，荆芥 10g，桑叶 10g，薰衣草 10g。

功效：疏风化湿，清热解毒。

操作方法：将上述中药，放入防潮袋，再放入精美香囊布包内，睡前放在枕头边使用；或上述各药物等量，每味药物 2～3g，制作成小香囊，随身佩戴；内置中药建议 1 个月后更换。

（3）穴位按摩

选穴：少商穴、列缺穴。

功效：清热解毒利咽。

操作方法：用拇指指甲掐揉少商 2～3 分钟，用拇指指腹按揉列缺 150～300 次。

六、名家医案节选

案　柏某，女，33 岁，2014 年 3 月 4 日初诊[3]。

患者于 10 天前出现咽痛，自服头孢类药物（具体不详）。3 天后开始咳嗽，未予其他处理，3 天前开始发热，最高体温达 38.6℃，于诊所行解热、抗感染、止咳等处理后，发热反复，遂于门诊就诊。症见：发热，体温 38.1℃，无恶寒，无汗出，头痛，巅顶部为主，咳嗽，夜间为主，鼻塞，流清涕，咽干咽痒，腰背肌肉酸痛，疲倦乏力，纳可，夜眠差，二便调，舌红，苔薄白，脉浮数。

西医诊断：发热。

中医诊断：外感发热。

辨证：寒邪束表，肌腠热郁，肺失宣降。

治法：疏邪解表，清解肌腠，宣肺止咳。

处方：柴胡 20g，威灵仙 20g，连翘 15g，羌活 15g，防风 15g，牛蒡子 15g，大枣 20g，苦杏仁 15g，前胡 15g，紫菀 15g，蜜麻黄 5g，青蒿（后下）15g。

共 4 剂。

煎服方法：当晚 1 剂，次日上下午各 1 剂，第三日 1 剂。诸药先煎 30 分钟，再加青蒿、生姜两片继续煲 15 分钟。

随访诉用 1 剂后热即退，4 剂药遵医嘱尽服，未见反复。

按：《诸病源候论》云："肺主气，合于皮毛。邪之初伤，先客皮毛，故肺先受之。"本案患者首发为风热客于咽喉，未得恰当治疗，致风热传入娇脏——肺，引起风热入里，肺之宣肃失司，而产生咳嗽、发热等一系列肺系病症状，后续又受强行发汗、抗生素镇压热势等治疗，《素问·阴阳别论》云："阳加于阴谓之汗"，汗虽生于阴，但发于阳。过汗不仅损伤阴液，亦会致卫阳不足，使表热寒化，抗生素的治疗使本就亏虚的表阳雪上加霜，两者相互作用下形成了表寒内热之势。发热当辨虚实，分清寒热，明确病位，《素问经注节解·六元正纪大论》记载："今之昧者，但见外感发热等病，不能察人伤于寒而传为热者有本寒标热之义，辄用芩连等药以清其标。亦焉知邪寒在表，药寒在里，以寒得寒，气求声应，致使内外合邪，遂不可解，此发表用寒之害也。"故以外疏寒邪、固表护卫、内清肌热、宣肺止咳为法。《傅青主男科重编考释》言"人病外感发热，必先散其邪气"，故以柴胡、羌活、防风散肌表之邪，威灵仙祛风除湿，通络止痛，加强柴胡解肌祛邪之力，青蒿、连翘既可解热，又可截断邪热继续入里，牛蒡子疏散风热，解毒利咽，苦杏仁、前胡、紫菀、蜜麻黄宣降肺气止咳，其中蜜麻黄可合羌活、防风散在表之寒，防寒凉之冰伏，亦可合柴胡、威灵仙引肌腠之热外出，祛肌腠之湿，大枣可谓画龙点睛，既可调和诸药，也可辅助正气，亦可合麻黄辛甘化阳，以助卫阳。全方寒热并用，表里同治，虚实兼顾，效如桴鼓。

七、流派研究前沿

岭南甄氏杂病流派领衔建设"十二五"中医传染病学重点学科，促进中医传染病学科的可持续发展。以"十三五"国家科技重大专项"突发急性传染病中医药早期临床救治体系及预案研究"子课题"流感中医药诊疗方案及救治方案的制定及优化研究"为契机，加入了中医外感热病专科联盟，进一步完善了流行性感冒临床科研一体化平台建设；开发了威斯康辛上呼吸道感染症状生存质量量表（WURSS—24）中文版，在我国上呼吸道感染的人群中进行信度和效度检验，为日后的临床研究提供工具；开展中成药治疗流行性感冒的随机对照试验，阐释其是否能通过靶向宿主免疫调节达到治疗目的，为今后中药治疗流行性感冒等病毒感染性疾病的临床与基础研究提供方向；采用真实世界+横断面研究方法，探讨不同地域流行性感冒证候及证候演变规律的差异，寻找地域差异化诊疗方案的内在原因，阐释中医学"因地制宜"思想在流行性感冒防治中的重要内涵，并了解中医药防治流行性感冒的临床应用现状，通过专家论证等形式，优化流行性感冒中医诊疗方案。

参 考 文 献

[1] 谭抗美. 陈任枚《温病学讲义》理论学说整理研究[J]. 中国中医药信息杂志，2003，（10）：101-102.

[2] 刘小斌. 岭南名医陈任枚温病学术思想探讨[J]. 新中医，2001，（2）：8-9.

[3] 张忠德，金连顺. 岭南甄氏杂病流派呼吸系统疾病验案集[M]. 北京：人民卫生出版社，2019：61-62.

（李　芳　唐丽娟）

第七节　痹　　证

痹乃闭阻不通之意。甄氏认为，痹证是因阳气虚弱，不能卫外，腠理空虚，而为风、寒、湿等邪气闭阻经络，影响气血运行，导致肢体筋骨、关节、肌肉等处发生疼痛、重着、酸楚、麻木，或关节屈伸不利、僵硬、肿大、变形等症状的一种疾病。

岭南夹在山海之间，"襟山带海"，地貌封闭，则湿邪缠绵，难分难解，又炎热蒸腾，阳热盛，水土薄弱，嗜食酸腐，若稍不加以留意，防微杜渐，受于风，再为雾露之湿所困，风湿相搏，易患痹证[1]。

一、病 因 病 机

甄氏认为，风湿之邪是导致痹证的主要原因，每因与寒或热相合而异，寒热既需明辨，又有兼夹、转化的关系。其病因病机较为复杂多变，素体阴阳偏盛与病邪属性不同，体质强弱不一决定了发病后病情的发展方向。

1. 外受风湿，夹寒夹热

《医方考》云："《内经》曰卑下之地，春气常存，故东南卑下之区，感风之证居多。"又如清初屈大均著《广东新语》，对岭南平素多暖湿南风天气，着墨颇多，谓此风"利于物而不利人"。风邪为百病之长，其性轻扬开泄，善行数变，风邪侵袭经络，经气阻滞不通则见麻木、疼痛、屈伸不利等。岭南地区春秋相连，长夏无冬，春夏多雨，天热地湿，人处湿气交织中，易感受湿邪，其性重着黏滞，易阻碍气机，损伤阳气，故其病变常缠绵留着，不易驱除。甄氏认为，岭南之人地处海滨，久居湿地，风湿之邪尤易侵犯人体而致痹病。宋代南海人陈昭遇参与编纂《太平圣惠方》，方前所论疾病多起于风，特别提到了岭南风湿之气易伤人。岭南地区气候炎热潮湿，外感风湿之邪夹热，袭于肌表经络，痹阻经脉，留滞于关节；或久居潮湿之地，秋冬时节，阴雨连绵，风湿之邪夹寒，注于肌腠、经络，留滞于关节筋骨致痹病。

2. 内伤湿滞，寒热痹阻

岭南地区饮食文化独特，喜食生冷瓜果、冰冻饮品、虾蟹等海产品、夜宵、凉茶等，大多数属于湿滞、黏腻、生痰之品，易伤脾阳，寒从内生，使得脾胃失去运化水湿的功能，生痰聚湿，且脾主四肢，寒湿痹阻经脉而不通。正如《景岳全书》云："盖土人淫而下元虚，又浴于溪而多感冒，恣食生冷酒馔，全不知节。外人之至此者，饮食有节，皆不病。若因酒食之贱而狼餐，必不免于病矣。"岭南号称"炎方"，天气炎热，年平均气温较高，火性炎上，蒸湿化气，雾浮笼罩，熏蒸弥漫三焦，久湿郁而化热，湿与热纠结，热湿交织，不能透达外出，痹阻经脉为患。

3. 内外合邪，虚人多痹

岭南天时地利均热，热则气容易随汗泄出，津液难摄，气随津泄，气为阳，主温煦，卫阳不固，易感受风寒湿热等邪；岭南地区暑湿热盛，空调、风扇等"人造风寒"易袭卫阳。年老体虚之人，肝肾不足，肝主筋，肾主骨，筋脉失养，四肢筋骨关节不能得以濡养，诸邪杂合而至，留恋不去，气血不通，筋脉骨节疼痛、麻木不利，遂酝酿成了痹病。久病体弱之人、产后气血不足之人，皆为腠理空虚，风寒湿外邪乘虚而入致痹病。

二、辨 证 要 点

1. 辨邪气的偏盛

疼痛游走不定为风湿痹，疼痛重着、屈伸不利为风湿之邪盛；疼痛剧烈、遇寒加重，为风寒湿盛；关节红、肿、热、痛为风湿热盛；关节疼痛日久，屈伸不利、怕冷等为寒湿内盛；关节疼痛日久，屈伸不利，僵硬，局部瘀斑等为瘀。

2. 辨分期

痹证初起，邪实而正虚不显，风、寒、湿、热之邪较盛，属急性期；病程缠绵，内外合邪，日久不愈，常为气阴两虚、内伤湿滞、痰瘀互结、肝肾亏虚之虚实夹杂证，均属迁延不愈期；痹证日久，耗伤气血，损及脏腑，其中肝肾不足或脾肾不足等，均属缓解期。

3. 辨虚实

痹证新发为实；痹证日久为虚；痹证缠绵难愈、迁延不愈为虚实夹杂，以虚为多见。

三、治 疗 原 则

1. 急性期应重通络以速祛邪

甄氏强调，急性期重通络速祛邪为重要一环，正如《类证治裁·痹》所言："正气为邪气所阻，不能宣行，因而留滞，气血凝涩，久而成痹。"在长期临床实践中，甄氏提出了"痹症必瘀，瘀去证消"的观点。甄氏的祛瘀通络之法遵从"久病入络""络脉以通为用"的观点。痹病因瘀与湿久羁络脉反复作祟，由于邪藏络中，一般药难以直达病所，即使直达病所，也难以驱邪而出。因此，治疗痹病如能注重通经络之法，将有利于迅速祛邪而取效。

2. 痹证久治不愈，酌情调气和血

痹证久治不愈，属于迁延不愈期，治疗上应标本兼治，重通络，在经络畅通的前提下，佐以调气血，即"和其气血，使之顺调"。《灵枢·本藏》曰："血和则经脉流行，营复阴阳，筋骨劲强，关节清利矣。"同时，灵活运用阶梯疗法，攻中有补，补而不滞，攻不伤正。

四、辨 证 论 治

针对痹证，甄氏主张虚实之辨当从病之新久、邪正标本缓急着眼，治疗应分为急性发作期、迁延不愈期、缓解期等。甄氏在数十年的临床过程中，创立痹证验方"穿海汤"，用此方随症加减治疗诸多痹证，多能取得满意疗效。此方立意新颖，配伍精当，乃临床经验的精华所在，具体如下。

穿海汤[2]组成：穿破石 20g，海风藤 15g，走马胎 15g，鸡骨香 20g，威灵仙 20g，桑寄生 10g。

方解：本方具有祛风除湿、通络止痛及调和气血之效。方中以舒筋活络、祛风止痛之穿破石和祛风湿、通经络、止痹痛之海风藤共为君药；鸡骨香苦温芳香，走马胎辛温，与主治诸风之威灵仙共为臣药；走马胎兼能除湿，又辅助了威灵仙的除湿作用。桑寄生苦平，是祛风湿、强筋骨的常用药，兼可调和气血，二者均为佐使药。因此穿海汤具有通络、祛风、除湿及调和气血之功。

1. 急性发作期-风湿痹证

证候：肢体关节疼痛重着、酸楚，或有肿胀，或屈伸不利，痛处不定，肌肤麻木，或伴有头晕、困重感，舌淡红，苔白腻，脉濡缓。

治法：祛风除湿，通络止痛。

常用方药：甄氏穿海汤。

加减：若关节肿大，屈伸不利，疼痛难忍，加制川乌、桂枝、威灵仙以祛风散寒，除湿止痛；若伴有腰酸，疲倦乏力，怕冷，加淫羊藿、杜仲以补肝肾，温肾阳。

（1）风寒湿痹

证候：关节掣痛，痛如锥刺，甚至关节不可屈伸，遇冷痛甚，得热则减，痛处多固定，亦可游走，皮色不红，触之不热，痛处皮色不变，扪无热感，遇冷则痛甚，舌苔白润，脉弦紧。

治法：温经散寒，祛风除湿。

常用方药：在甄氏穿海汤原方的基础上，去桑寄生、鸡骨香，加独活、细辛、熟附子、桂枝、五加皮等药。

加减：若关节冷痛难忍，遇冷加重，加干姜、当归以温经通脉；若面色苍白，手脚冰凉，加制川乌、骨碎补、巴戟天以祛寒湿，止痹痛，温肾强骨。

（2）风湿热痹

证候：肢体关节疼痛，痛处焮红灼热，得冷则舒，筋脉拘急，日轻夜重，多兼有发热，口干，口苦，烦闷，大便难解或大便不通，舌质红，苔黄腻或黄燥，脉滑数。

治法：清热除湿，祛风通络。

常用方药：在甄氏穿海汤原方的基础上，去海风藤、威灵仙，加忍冬藤、关黄柏、龙胆草等清热利湿之品。

加减：若关节红肿热痛加剧，加石膏、连翘、绵茵陈以清热利湿；热盛伤津，加天冬、麦冬、玉竹以养阴生津。

2. 迁延不愈期

（1）脾肾不足，寒湿内盛

证候：痹证日久，关节屈伸不利，腰膝酸软，或畏寒肢冷，遇寒则重，口淡，怕冷，手足冰凉，胃纳一般，夜尿频，大便偏烂，舌质淡红，苔薄白或白腻，脉沉细。

治法：温脾肾，祛寒湿。

常用方药：在甄氏穿海汤原方的基础上，加党参、炒白术、当归、细辛、巴戟天、淫羊藿等温脾肾之品。

加减：若伴有眠差，难以入睡，加龙骨、牡蛎以重镇安神潜阳；若伴有腹胀，纳差，疲倦乏力，加砂仁、陈皮以理气醒脾。

（2）肝肾不足，瘀阻经脉

证候：痹证日久，关节屈伸不利，刺痛为主，局部可见瘀络，腰酸，疲倦乏力，舌暗红，苔薄白或少津，脉涩。

治法：补肝肾，益气活血。

常用方药：在甄氏穿海汤原方的基础上，加赤芍、桃仁、丹参等活血化瘀之品及女贞子、熟地黄、鸡血藤等补肝肾之品。

加减：若眼睛干涩，烦躁易怒，加牡丹皮、夏枯草以清肝泻火；若出现汗出多，头晕，加浮小麦、白芍以柔肝除烦。

3. 缓解期

证候：疲倦乏力，时有关节隐痛或麻木感，或手指关节肿胀或麻木，足底隐痛，腰酸，膝关节酸软，胃纳尚可，二便调，舌淡红，苔薄白，脉细。

治法：补气固表，调脾温肾。

常用方药：五指毛桃、党参、白术、黄精、陈皮等补气健脾之品，淫羊藿、菟丝子、巴戟天等温肾之品，佐以当归、熟地黄等养血之品，同时灵活运用黄酒、米酒、细辛等药引。

加减：若腰膝酸软，耳鸣，加狗脊、鸡血藤以温补肝肾，补血活血；若肝肾阴亏，或低热心烦，加知母、银柴胡以滋阴退热。

五、养生调摄

1. 药膳

（1）牛膝五加皮酒

材料：牛膝、川芎、千斤拔、五加皮各 30g，白酒 1500ml。

功效：祛风胜湿，散寒通络。

烹制方法：将各物洗净，沥干水，隔水蒸约 30 分钟后晾干，加入白酒中浸泡密封。放置阴凉处浸泡 2～3 个月，每次服用 15～30ml，每日 1～2 次。

适应证：风寒湿痹。

（2）秦艽土茯苓煲老鸭

材料：老鸭半只（约 650g），秦艽 10g，土茯苓 30g，生姜 3～5 片，精盐适量。

功效：祛风湿，清热通络。

烹制方法：将各物洗净，老鸭切块，放入沸水中焯水，各药物装入纱袋中备用。将上述食材放入锅内，加清水 2000ml（约 8 碗水量），用武火煮沸后改文火煲至老鸭肉软，放入适量精盐调味即可。此为 3～4 人量。

适应证：风湿热痹。

（3）当归熟地煲牛尾骨

材料：牛尾骨 450g，当归 10g，熟地黄 10g，生姜 3～4 片，精盐适量。

功效：温脾补肾，养血除湿。

烹制方法：将各物洗净，牛尾骨切段，放入沸水中焯水。上述食材一起放入锅中，加清水 2000ml（约 8 碗水量），武火煮沸后改文火煮 1.5 小时，放入适量精盐调味即可。此为 2～3 人量。

适应证：脾肾不足，寒湿内盛。

2. 中医外治法

（1）中药熏洗

材料：海风藤 30g，威灵仙 30g。

功效：祛风通络止痛。

操作方法：将各物放入锅中，加适量清水煎煮 40 分钟，取汁备用。趁热熏洗患处，每次 15～20 分钟，每日 1 次。

（2）中药贴敷

材料：肉桂粉 5g，生姜 20g，黄酒适量。

功效：疏风散寒，温经通阳。

操作方法：生姜捣烂后取汁备用。将肉桂粉放入碗中，倒入生姜汁、黄酒搅拌成肉桂膏备用。纱布放于患处，将适量肉桂膏放于纱布上湿敷 10～15 分钟，每周 2～3 次。

六、名家医案节选

案 惠某，女，52 岁，1988 年 11 月 7 日初诊[3]。

全身关节疼痛 5 年余，以双膝关节、肘关节、跖趾关节、指间关节为主，部分关节屈曲变形等不适，辗转多家医院，诊断为类风湿关节炎，给予激素抗炎等治疗后未见缓解，遂于门诊就诊。症见：全身关节疼痛，膝关节红肿，屈伸不利，活动受限，肤温升高，腰痛，发热，体温波动在 37.5～38℃，口干口苦，胃纳一般，眠差，小便黄，大便正常，舌红，苔黄厚，脉细数。

西医诊断：类风湿关节炎。

中医诊断：痹证。

辨证：风湿热痹。

治法：清热通络，祛风除湿。

处方：半枫荷 20g，连翘 25g，走马胎 15g，海风藤 20g，秦艽 20g，薏苡仁 30g，忍冬藤 30g，独活 15g，木防己 20g，威灵仙 30g，鸡骨香 15g，石膏 30g。

共 4 剂。

1988 年 11 月 11 日二诊：肢体肿痛较前缓解，但仍有麻木不舒，伴有低热，37.2℃，口干，胃纳一般，眠尚可，舌淡红，苔黄，脉细。上方去半枫荷、连翘、走马胎、秦艽、薏苡仁、忍冬藤、独活、木防己；加络石藤 20g、桑枝 30g、制川乌 12g 以祛风通络，消瘀止痛，利关节，黄柏 15g 以泻相火，水牛角 30g、地骨皮 20g 以清热凉血，鸡血藤 15g 以补血活血通络，桂枝 10g、淫羊藿 15g 以温经通阳，祛风除湿。共 10 剂。

1988 年 11 月 23 日三诊：发热，体温波动于 37.3～37.9℃，仍有肢体关节疼痛，行走困难，下肢少许浮肿，胃纳差，夜眠差，小便黄，大便黏，舌淡，尖红，苔黄腻，脉细。考虑为湿热蕴结、闭阻经脉所致，治疗以清热解毒、祛风除湿为主。处方：连翘 30g，木防己 15g，半枫荷 20g，忍冬藤 30g，走马胎 15g，海风藤 20g，茵陈 25g，鸡骨香 15g，威灵仙 30g，茯苓皮 20g，木瓜 20g，石膏 40g。共 7 剂。

1988 年 11 月 29 日四诊：仍有低热，腰骶部酸痛，麻胀不舒，活动困难，局部关节红肿，有灼热感，小便黄，大便黏腻，舌尖红，苔黄厚腻，脉滑数。上方去木防己、忍冬藤、走马胎、茵陈、茯苓皮、木瓜等；石膏减量至 30g，加虎杖 20g 以祛风利湿，散瘀止痛，制川乌 15g、豨莶草 20g 以祛风除湿，温经止痛，黄芩 15g 以清热燥湿，水牛角 30g、白花蛇舌草 20g 以清热解毒凉血，鸡血藤 20g 以补血活血通络。共 7 剂。

1988 年 12 月 5 日五诊：今日无发热，关节疼痛明显缓解，无关节红肿，但仍有小便热感及心烦，胃纳佳，大便调，舌尖红，苔黄厚，脉细数。上方去连翘、水牛角、白花蛇舌草等；加走马胎 15g 以祛风湿，活血祛瘀，黄连 10g 以清热燥湿，桑寄生 30g 以补肝肾，生薏苡仁 25g 以除湿利水健脾。共 6 剂。

后电话随访，患者诉未再发热，症状明显好转，发作亦减少。

按：类风湿关节炎是一种以关节和关节周围组织非感染性炎症为主的全身性慢性疾病，属中医"痹证"范畴。患者久居岭南炎热潮湿之地，外感风湿热邪，袭于肌腠，壅于经络，痹阻气血经脉，滞留于关节筋骨，发为风湿热痹，故出现全身关节疼痛，膝关节红肿、屈伸不利、活动受限、肤温升高等；湿热内蕴，郁而化火，故出现发热、口干口苦等不适；舌红、苔黄厚、脉细数均为感受风湿热所致。慢性病急性发作，表现为虚实夹杂，病程日久，多以气血郁滞成瘀，夹有脾肾不足之象。治疗应以祛风除湿热、清热解毒为主，佐以活血补血、补肝肾、调脾。第一阶段治疗以清热解毒泻火、祛风除湿为主，第二阶段在湿热之邪减轻后加用健脾利湿之品，脾气健则湿热之邪无以再生，佐以补血活血、补肝肾。甄氏强调，脾胃为后天之本、气血生化之源，诸药通过脾胃运化才能发挥作用，如脾胃之气受损，药力不能发挥，往往欲速则不达，治疗时应固护胃气，不可过用攻伐之品。

七、流派争鸣

岭南扶阳与经方流派认为，（白、苍）术是治疗痹病（证）的常用药物。术，《神农本草经》中载：“味苦，温，无毒，治风寒湿痹、死肌、痉、疸，止汗、除热、消食。”此述明确指出白术具有治疗痹痛的作用。术在《伤寒杂病论》中入方 35 次，使用的剂量范围为 2～8 两，发挥止痛效用的剂量为 4～5 两，方如桂枝芍药知母汤、去桂加白术汤、附子汤、越婢加术汤，常用于水气为患，病证为虚寒者，此类患者除外身体、肢体关节（烦）疼外，多伴有水肿、身体沉重、汗出、口干渴、小便不利、大便溏薄、脉沉、舌体胖大而色淡、苔白水滑等症状与体征，治疗病位在里的痹痛时，常与附子相配，如附子汤；治疗病位在表的痹痛时，常与麻黄相伍，如越婢加术汤。

八、流派研究前沿

2014 年岭南甄氏杂病流派工作室立项了“甄氏穿海汤治疗湿热蕴结型急性痛风性关节炎临床疗效观察”（广东省中医院院内专项）探讨甄氏穿海汤治疗湿热蕴结型急性痛风性关节炎的临床疗效。该研究将急性痛风性关节炎湿热蕴结证患者 120 例随机分为治疗组和对照组，每组各 60 例。2 组均给予痛风性关节炎的基础治疗，对照组给予依托考昔口服，治疗组在对照组的基础上给予甄氏穿海汤口服，疗程为 5 天。观察 2 组患者治疗前后 Likert 指数评分（主要对关节疼痛、关节压痛、关节肿胀进行评分）、中医证候评分及白细胞（WBC）、血沉（ESR）、血清 C 反应蛋白（CRP）、血尿酸（SUA）等的变化情况，并评价其安全性。研究结果显示：①治疗后，2 组患者的 Likert 指数评分、中医证候评分和 WBC、ESR、CRP、SUA 等各项实验指标均较治疗前降低（$P < 0.001$），且治疗组的降低作用均优于对照组，差异均有统计学意义（$P < 0.05$ 或 $P < 0.01$ 或 $P < 0.001$）。②甄氏穿海汤能快速缓解关节疼痛等症状及体征，降低炎症指标及血尿酸水平，且具有较高的安全性。

参 考 文 献

[1] 黄淦波. 民国以前岭南痹病证治文献梳理[D]. 广州：广州中医药大学，2016.

[2] 张忠德. 岭南中医药名家甄梦初[M]. 广州：广东科技出版社，2015：65-81.

[3] 张忠德，张曈. 岭南甄氏流派杂病验案集[M]. 北京：人民卫生出版社，2019：146-147.

（蔡书宾　金连顺　管桦桦）

第二章　岭南邓氏内科流派

第一节　岭南邓氏内科流派总论

一、简　介

岭南邓氏内科流派起源于岭南名医邓梦觉（邓铁涛之父），发展于国医大师邓铁涛，至今已传承四代，流派以"五脏相关学说""寒温统一学说""痰瘀相关学说""脾胃学说""心主神明学说"等为主要学术思想，注重岭南地域疾病特点，擅长诊治心血管、消化、神经、免疫、呼吸等内科系统疾病，通过嫡系家传、院校教育、师徒传承等方式，培养了大批中医药人才。

二、历　史　渊　源

邓梦觉为岭南邓氏内科流派的创始人，生于清光绪十二年（公元 1886 年），受业于岭南近代伤寒派名医陈庆保，后习"温病"，重视吴鞠通、王孟英及唐容川等医家，在学术上于伤寒、温病无所偏，悬壶于香港、广州两地，以善治温病和内科杂病闻名。其医术和理念对邓铁涛产生很大影响。

邓铁涛是邓梦觉之子，1916 年出生于广东省开平县，自幼目睹了父亲用中医技术为人们解除病痛。1937 年他从广东中医药专门学校（广州中医药大学前身）毕业后，在香港跟几位同学合开了"南国新中医学院"，并于九龙芝兰堂药店坐诊。1941～1949 年辗转在广州、香港、武汉等地行医。1950 年受聘其母校广东中医药专门学校，之后长期从事中医药的临床和教学工作。他始终心系中医药前途，曾多次上书中央，为振兴中医做出了很多贡献。2001 年在邓铁涛的倡议下，广东省中医院举办第一届拜师活动，通过以"集体带、带集体"的方式进行授徒。2003年"非典"时期，邓铁涛奋笔向中央疾书："中医是我们祖国的伟大宝库，应该在非典型肺炎的治疗中发挥作用！"2005 年担任国家重点基础研究发展计划（973 计划）"中医基础理论整理与创新"项目首席专家，2009 年入选首届"国医大师"。

邓中光是邓铁涛之子，他幼承庭训，得邓铁涛言传身教，自幼受家学熏陶，同时接受正规院校教育，积累了丰富的理论和临床经验，任职于广州中医药大学第一附属医院，注重运用邓氏学术思想治疗各种内科疾病，深受岭南地区患者的喜爱与赞扬。

邹旭拜师于邓铁涛教授，跟随邓氏学习期间，通过熟读中医经典、反复临床实践，逐渐领悟了邓氏学术思想，尤其对心血管疾病及内科杂病的治疗有独到见解，并形成自己的学术特点，将上述学术思想用于指导临床，执简驭繁，使用中医药解决西医目前未解决的复杂、疑难病症，疗效卓著，获得西医同行认可。近年专攻中医药防治心血管病、传染性疾病、急危重症，均取得显著成效，作为领导专家组织医院参与严重急性呼吸综合征、新型冠状病毒肺炎的救治工作，获得好评。

三、岭南邓氏内科流派传承脉络

第一代传承人：邓梦觉，近代岭南地区著名的温病医家，在学术上倡导"寒温统一论"，以善治岭南温病和内科杂病闻名，其医术和理念对其子邓铁涛产生很大影响。

第二代传承人：邓铁涛，首批国医大师，全国名老中医，广东省名老中医，其集家传、师承和院校教育于一身。他开展一系列对现代中医学发展有影响的研究，包括"五脏相关学说""寒温统一学说""痰瘀相关学说""脾胃学说""心主神明学说"，以及岭南地域性医学研究、近代中医史研究等，被称为"中医泰斗""岐黄卫士"。其临床以内科见长，擅长诊治心血管系统疾病（如高血压、冠心病、心力衰竭），消化系统疾病（如胃炎、肝炎、肝硬化），自身免疫性疾病（如重症肌无力、多发性肌炎），皮肤病（如硬皮病、红斑狼疮、皮肌炎等），以及其他疑难杂病。

第三代流派传承人：长子邓中炎、次子邓中光、刘小斌、邱仕君、邹旭、吴焕林、张敏州、林宇、吴伟康、王侠、郑洪、徐志伟等。

邓中光，为首批全国名老中医药专家邓铁涛学术继承人，承担国家中医药管理局"国医大师邓铁涛传承工作室"建设项目，注重补脾益损治重症肌无力、调理脾胃治胃十二指肠溃疡、养胃阴治萎缩性胃炎、益气除痰治冠心病。

邹旭，为国家中医药管理局第三批全国优秀中医临床人才、中华中医药学会第二届全国百名杰出青年名中医、广东省名中医、中国中医科学院第二批中青年名中医，从事中医、中西医结合诊治心血管病、传染病、急危重症临床工作三十余年，是广东省中医院岭南邓氏内科流派传承工作室负责人，擅长中医药治疗心血管疾病、传染性疾病、急危重症和其他内科疑难病，特别是冠心病、心力衰竭、心律失常、代谢综合征等的中西医结合防治。

第四代流派传承人：吕渭辉、潘光明、姚耿圳、黄桂宝、何志凌、徐丹苹、胡丽娜、于俏、孙海娇、尚宝令等，第四代传人多学科多专科发展，在临床与科研中形成了完善的学术团队，传承与发展着岭南邓氏内科流派学术思想及临床经验。

四、流派学术思想

国医大师邓铁涛教授行医八十余载，在继承传统中医学术思想的基础上，结合岭南地区具体医疗实践，逐步形成了岭南邓氏内科流派的特色学术思想体系。

1. 内伤诊治，五脏相关

内伤疾病的诊治上，邓铁涛在继承传统中医五行学说的基础上，结合临床实践提出了"五脏相关学说"。根据心血管病病位在心、五脏相关的病机分期论治，采用疏肝健脾法治疗冠状动脉粥样硬化，调脾护心、祛痰活血化瘀法治疗冠心病，温心阳养心阴兼顾肺、脾、肾治疗心力衰竭等；针对重症肌无力脾胃虚损、伤及五脏的病机，采用补脾益损、升阳举陷，兼顾养血益精固肾的治疗原则。

2. 外感辨证，寒温统一

在外感疾病的论治上，邓铁涛继承了父亲邓梦觉的"寒温统一学说"，认为伤寒派与温病派有一脉相承的关系，综合伤寒六经辨证、温病卫气营血辨证论治岭南发热性疾病，兼顾岭南地域人群疾病特点，采用宣肺化湿、益气养阴、扶正祛邪等治法。

3. 岭南卑湿，痰瘀相关

岭南地卑土薄，炎热潮湿，脾土受困易聚湿生痰，与北方地区心血管病以血瘀证多见不同，邓铁涛认为岭南地区心血管病以气虚痰瘀多见，创立了"痰瘀相关学说"，认为痰是瘀的初期阶段，瘀是痰浊的进一步发展，采用益气除痰祛瘀法治疗心血管疾病效果良好。

4. 治病求本，调理脾胃

邓氏在长期的临床实践中十分重视脾胃。邓铁涛认为，从生理、病理来看，中医的脾胃应包括整个消化系统，以及支配整个消化系统的神经及有关体液；从治疗脾胃的角度来看，调理脾胃能治疗各个系统的某些有脾胃证候的疾病，可起到异病同治之效。

5. 形神统一，内外结合

邓氏亦注重中医的整体观，注重形与神的调理。在邓氏"心主神明"理论的新认识（心脏不单具有血泵的作用，还含有一定的内分泌物质，足以调节大脑）指导下采用疏肝、养心、健脾等方法治疗心律失常、失眠、抑郁等疾病；内治与外治相结合，如针刺太冲穴降血压、邓氏沐足方沐足降压、捏脊法治疗运动神经元疾病、点舌法治疗昏迷等。

（邹　旭　尚宝令　姚耿圳　孙海娇）

第二节　胸　痹

胸痹是因胸中阳微不运，阴邪搏结，气机不畅，致水饮或痰涎壅滞胸中所引起的胸闷、胸痛，甚则胸痛彻背，喘息不得卧的一种病证。正如《金匮要略》所说："夫脉当取太过不及，阳微阴弦，即胸痹而痛，所以然者，责其极虚也。"本病主要与西医学的冠状动脉粥样硬化性心脏病（简称冠心病，表现为心绞痛、心肌梗死）关系密切。

本病与北方地区胸痹以血瘀证多见不同。邓氏认为，岭南土卑地薄，炎热潮湿，脾土受困易聚湿生痰，这种独特的地理气候，造就了岭南地区胸痹以心气虚（阳虚）兼痰、瘀多见。正如清代何梦瑶《医碥》所说："有在胸在腹之分，皆由中气不运。而所以致不运者，则或寒而凝闭，或热而膹胀，或食滞痰停，或气结怒郁，或脾湿不化，或血瘀不行，皆能致之。不特外邪陷入，结塞而成，如《伤寒论》所云也……在胸者，理同胸痹。"

一、病因病机

1. 以心为本，五脏相关，尤其注重心脾相关

邓氏认为，心气虚（或兼心阴虚）是本病的关键矛盾，且心与五脏关系非常密切。如肝失疏泄可引起气滞痰阻血瘀，肝不藏血则心无所主；肾精不足导致心失所养，命门火衰则心阳亦衰；肺为相傅之官，主治节，为心主血脉之助，肺失宣降则血脉运行失常。而其中又以心、脾关系最为密切。

邓氏认为，心、脾两脏的关系有三：其一为经脉关系，脾胃居于中焦，心脏居于上焦，从形体上看，以膈为界，互不相连，但二者之间以脾胃之支脉、大络、经筋紧密联系，经气互通，相互影响。其二为五行关系，脾胃属土，心属火，心之于脾胃乃母子关系，若子病及母或子盗母气，均可因脾胃之失调而波及心脏；再者心火下交于肾，使肾水不寒，肾精上济于心，使心火不亢，呈心肾交泰之常，而脾胃居于中焦，为气机升降之枢纽，脾胃枢机不利，可导致心肾不能相交。其三为气化关系，脾胃主受纳、运化水谷，为气血生化之源，心脏血脉中气血之盈亏，实由脾之盛衰来决定。综上所述，脾胃与心的联系是全方位的，而且十分紧密，脾胃失调可影响心脏，导致心脏的病变。

胸痹之形成首先因于脾胃之损伤。当今社会人们的膳食结构发生了很大变化，膏粱厚味在食品中的比重不断增加，过食茶酒，肥甘无度之人到处可见，但是膏粱之品，消化不易；肥甘之物，助湿生痰；过食茶酒，则水湿蕴停。随着冰箱的普及，各种冷饮凉食刺激肠胃，困遏脾阳，过嗜之极易导致中土失健，脾阳不运。随着生活节律的变快，饮食失节，饥饱无常之人增多。然而"脾主信""食贵有节"，有节制、有节律地进食，能使脾胃保持"更虚更实"的生理状态，饮食自倍或过度饥饿及餐次餐食无规律，都能损伤脾胃，使其运化失司。脾胃受损，使气血津液生化乏源，中气衰弱则心气亦因之不足，心气不足则无力推动血运，致脉道迟滞不畅。气虚日久，可致心阳衰弱，阳虚则寒邪易乘，正如喻嘉言所言"胸中阳气，如离照当空，旷然无外，设地气一上，则窒塞有加。故知胸痹者，阴气上逆之候也"；津液不足则不能上奉心脉，使心血虚少，久则脉络瘀阻。

2. 痰瘀相关，以痰为先

脾主运化，脾胃损伤则运化迟滞，氤氲生湿，湿浊弥漫，上蒙胸阳致胸阳不展，胸闷气短乃作，湿浊凝聚为痰，痰浊上犯，阻滞胸阳，闭塞心脉则胸痹疼痛乃生。邓氏认为，痰是瘀的初级阶段，瘀是痰的进一步发展。首先，痰来自津，瘀本乎血，津血同源，阴阳失衡，则津熬为痰，血滞为瘀，说明痰瘀实为同源。其次，津、血同为阴类，不能自行，须赖阳气推动而布散周身，失其常则为内生之邪，因此从成因来看，两者也是相关的，正如《景岳全书》中提到的"惟是元阳亏损，神机耗败，则水中无气，而津凝血败，皆化为痰耳"。再次，痰和瘀相比，瘀为血分，痰则多属气分，因痰随气升降，无处不到，而瘀血则相对固定；胸痹患者之痰浊往往出现较早，其后影响及血，方成痰瘀互结之局；从二者的因果关系来看，常常痰浊在前，为因；而瘀血在后，为果。

二、辨 证 要 点

1. 辨气、血、阴、阳何者亏虚

疲乏、气短、心慌、心悸、舌质淡胖嫩或边有齿痕，脉濡或沉细或结代是气虚之象，在此基础上兼见畏寒肢冷、精神怠倦、自汗、面白等症状则为阳虚；兼见心悸怔忡、失眠多梦、面色淡而无华、脉细或涩是血虚见证；兼见心烦、口干、盗汗、舌红少苔、脉细数或促则为阴虚。

2. 观舌脉，辨痰、瘀

舌苔厚浊或腻，脉弦滑或兼结代者，为痰阻；舌有瘀斑或全舌紫红而润少苔，脉涩或促、结、代者，为瘀闭；若两者合并则为痰瘀闭阻。

3. 辨疼痛性质

胸痹的疼痛有多种，隐隐作痛伴有乏力多为气虚；隐隐作痛，空痛，面色无华，毛发无泽为血虚；刺痛，痛有定处，时作时止，日久不愈，多由血瘀或痰瘀互结所致；灼痛，受惊易作，心烦多梦，口干苦，多因痰火而致；绞痛，伴形寒，四肢不温，多由阳虚阴寒凝滞所致；闷痛、胀痛，伴有善太息者属气滞；疼痛阴雨天易发作或加重，伴倦怠，肢体沉重，痰多，形体肥胖多为痰浊壅盛。

三、治 疗 原 则

邓氏认为，胸痹是一个本虚标实之证，心气虚（或兼心阴虚）是本病的内因，是本，痰与瘀是本病继发因素，是标。气虚、阴虚、痰浊、血瘀构成了胸痹病机的四个主要环节。一般的胸痹以气虚（阳虚）而兼痰浊者多见，当疾病到了中后期或真心痛则以心阳（阴）虚兼血瘀或兼痰瘀多见，邓氏均以补益正气作为治疗的根本，以补气为主，除痰活血化瘀为次，即使是心阴虚亦往往宜加补气之药。

对胸痹行介入手术或搭桥手术的治疗变化，在以上治则的基础上，急性期及手术治疗前以治标为先，兼顾其本；手术治疗后以扶正为主，兼顾其标，以防其标再度形变。

四、辨 证 论 治

1. 心阳虚

证候：胸闷，心痛，心悸，气短，面色苍白或暗滞少华，畏寒，肢冷，睡眠不宁，自汗，小便清长，大便稀薄，舌质胖嫩，苔白润，脉虚或缓滑或结代，甚则四肢厥冷，脉微细或脉微欲绝。

治法：补气除痰，以复心阳。

常用方药：邓氏温胆汤（竹茹、枳壳、橘红、法半夏、茯苓、党参、炙甘草）。

《外台秘要》之温胆汤原方为生姜、半夏、橘皮、竹茹、枳实、茯苓、甘草。邓氏将温胆汤原方中的枳实易为枳壳，因枳壳主高、主气、主胸膈之病；橘皮改为橘红，该药性温，味辛、苦，为利气之要药；加党参增强益气之效。

加减：兼气虚者，邓氏常以南芪配伍党参以增其益气之效，南芪（又名五指毛桃、五爪龙），主产于岭南，其性缓益气而不作火，补气而不提气，扶正而不碍邪，兼能祛痰平喘、化湿行气、舒筋活络，补而不燥，更加适合岭南多湿的气候特点；兼瘀者，用四君子汤加失笑散顿服以益气化瘀；四肢厥冷，脉微细或脉微欲绝者，选用独参汤、参附汤或四逆加人参汤加除痰祛瘀药；心动过缓者，用补中益气汤或黄芪桂枝五物汤加减。

2. 心阴虚

证候：心痛憋气或夜间较显著，心悸，口干，耳鸣，眩晕，夜睡不宁，盗汗，夜尿多，腰酸腿软，舌质嫩红，苔薄白或无苔，脉细数而促，或细涩而结。

治法：益气养阴。

常用方药：生脉散（太子参、麦冬、五味子）。

加减：兼痰者，加全瓜蒌、薤白以化痰；兼瘀者，酌加桃仁、红花或三七末冲服以化瘀。心动过速者，加玉竹、柏子仁、丹参；期前收缩脉促者，加珍珠粉冲服。

3. 阴阳两虚

证候：胸闷，心痛，心悸，面色苍白或暗滞少华，畏寒，肢冷，腰酸腿软，睡眠不宁，自汗，口干，耳鸣，眩晕，夜尿多，大便稀薄，舌质红胖嫩，脉虚或微细或脉微欲绝。

治法：补益阴阳。

常用方药：炙甘草汤加减（炙甘草、党参、生地黄、阿胶、桂枝、麦冬、火麻仁、大枣、生姜）。

加减：痰证为主，可于温胆汤中酌加胆星、远志或全瓜蒌、薤白之类化痰；瘀证为主，可用生蒲黄、五灵脂、川芎、丹参、三七末以化瘀。

此外，在上述辨证基础上，兼见血脂高者，可于方中加草决明、山楂、制首乌、布渣叶之属；兼肝阳上亢高血压者，于方中选加草决明、代赭石、钩藤、怀牛膝之属以平肝潜阳降压；兼气虚甚之高血压者，宜重用生黄芪（邓氏认为黄芪轻用则升压，重用则降压，成人则一般从60g 起用，待患者服后无不适症状，再视病情逐渐加大用量，最大甚至可用至240g，病情稳定后再慢慢减量）[1]。

五、养生调摄

1. 邓氏养生防病观

（1）养生重于治病：邓氏重视"上工治未病"的防病观，并以此作为其养生的指导思想。治未病，从古人的认识来讲，大体包括以下三个层次：在没有发病前预防，发病后在病情轻时早治疗，发病后在疾病传变前针对治疗以防传变。邓氏着重指出，将治未病"没有发病前预防"层面的含义用于指导养生保健，对提高群众的健康水平、延长人群寿命有重要意义。

（2）形神兼养：邓氏认为，养生是讲一个人的生命活动要"形神统一"。所谓"形"是指整个形体、身体，"神"是指心神、意志、思维等。而"形、神"又与天地相应，是人与自然的统一。除了大自然之外，影响人类的，还有人与人之间的关系，也就是社会因素。中医讲"天人相应"，就包括了"大自然"和"人类本身"这两个大环境。这两个"大环境"不仅影响人的肉体，也影响到人的精神。人要健康，就要达到形神统一、没有矛盾，这就是养生的要求了。人是社会的动物，是生活在社会中的，社会上会有许多的契机、因素，要学会能够去摆平它，这就要心胸开阔，不为这些事情所困扰才行，精神的因素对于养生是很重要的。西医讲心理学，但包括不了中医的"神"。所以讲养生，第一要精神方面健康，包括人生观、价值观、认识观等。另外，就是注意运动、饮食、起居这些方面的因素。

（3）重视保护脾胃，饮食有节：肥甘厚味常为致病之源，过饥过饱易伤脾胃之气。脾胃一伤，则诸病丛生。元代李东垣著《脾胃论》，论述至为深刻。中医素有"脾胃为后天之本"一说，因此必须注意饮食有节，保护脾胃之气。即便有病，亦宜以食疗之。食疗不愈，然后用药，总以不妨脏腑为贵。所以"善治病者不如善慎疾，善治药者不如善治食。"邓铁涛教授在日常生活中坚持不喝冷水，不吃冷冻食品，就是出于固护脾胃的考虑。

2. 药膳

气虚痰瘀型胸痹食疗上邓氏推荐人参 10g、三七 5～10g、陈皮 10g 同用炖服。人参大补元气，补肺益脾，生津止渴，宁神益智；三七专走血分，善化瘀血、止出血、散瘀血、消肿块、行瘀血、止疼痛，故为血家要药，又为理血妙品；陈皮常配入补益药中使用，以助脾胃之运化，使补而不腻。人参以补为主，三七以散为要，陈皮助运脾胃；三药参合，一补一散一运，相互制约，相互为用，益气化痰，散瘀定痛。

附：岭南邓氏流派外治与急救

1. 冠心止痛贴

功效：宽胸止痛，活血化瘀，除痰辟秽。

主治：胸痛。

用法用量：每次一贴，外贴于胸前区疼痛部位，药效可维持24小时，亦可外贴穴位，膻中、虚里、心俞等穴位任选一穴。

2. 真心痛的急救

真心痛多数病例都有较剧烈心绞痛，故通脉止痛是抢救的首要步骤，一般可用冠心苏合丸1～2枚立即嚼服；若阴虚或有内热者不宜用冠心苏合丸，可用人工牛黄、冰片各0.4g，麝香0.2g，同研末含服。可配合针灸疗法，俞募配穴，比如以心俞配巨阙，厥阴俞配膻中；按经络取穴，以心包经、心经腧穴为主，如内关、神门、通里等。此外，可运用邓氏发明的冠心止痛贴，选穴以膻中、心俞、脾俞、内关、气海、关元、双足三里、双涌泉为主。

六、名家医案节选

案 潘某，男，79岁，2001年3月17日初诊。

反复胸闷10年余，加重1周。患者10年余前出现反复胸闷，每于劳累后发作，休息数分钟可缓解。诊断为冠心病，心绞痛。服硝酸异山梨酯、单硝酸异山梨酯等药物，症状反复。1周来症状加重，每于晨起胸闷伴胸痛，持续时间数分钟。3月17日因再次发作胸闷痛，伴冷汗出而入院。高血压病史30余年，服用贝那普利、硝苯地平、卡托普利等药，血压控制于170～185/85～95mmHg。诊见：体温37℃，脉搏86次/分，呼吸18次/分，血压170/87mmHg。疲乏，胸闷痛隐隐，动辄气促，食纳、睡眠欠佳，小便略频，大便溏。唇发绀，双下肺散在细湿啰音。心界向左下扩大，心尖抬举性搏动，心率86次/分，律齐，心尖部Ⅱ级收缩期吹风样杂音，主动脉瓣区第二心音亢进。双下肢轻度浮肿。舌淡、苔白厚，脉弦。心电图示完全性右束支传导阻滞，左前分支传导阻滞，u波改变。心肌酶、肌红蛋白、肌钙蛋白均正常。

西医诊断：①冠心病，不稳定型心绞痛；②高血压Ⅲ级，极高危组。

中医诊断：胸痹。

辨证：气虚痰瘀证。

治法：益气活血化痰。

处方：橘红6g，枳壳6g，法半夏10g，豨莶草10g，竹茹10g，茯苓12g，丹参12g，甘草5g，党参24g，黄芪30g，五爪龙20g，三七末（冲）3g。

5剂，每天1剂，水煎服。

药后患者症状显著改善，胸闷痛发作次数减少，程度减轻，精神、食纳、睡眠均改善。3月21日行冠状动脉造影示冠状动脉三支弥漫严重病变。未行介入治疗，家属拒绝冠状动脉旁路移植术。患者得知病情严重，思想焦虑，胸闷痛反复发作，口干苦，纳差，便结，舌红，苔黄白厚，脉细。乃上证夹痰热，原方酌加清热化痰之品，但病情未见好转，心绞痛反复发作。4月2日凌晨突发胸闷痛而醒，气促冷汗出，呼吸24次/分，心率94次/分，双肺干湿啰音。考虑急性左心衰竭，紧急处理后症状控制，仍胸闷隐隐。

2001年4月12日邓铁涛会诊：患者轻度胸闷、心悸，短气，精神、食纳、睡眠欠佳，口干，干咳，小便调，大便干。面色潮红，唇暗，舌嫩红而干，苔少、微黄浊，右脉滑重按无力，左寸脉弱，中取脉弦。证属气虚痰瘀，兼有阴伤。治以益气生津，化痰通络。处方：太子参30g，山药12g，红参须（另炖）12g，竹茹10g，胆南星10g，天花粉10g，橘络10g，补骨脂10g，枳壳6g，橘红6g，茯苓15g，石斛15g，五爪龙50g，3剂，每天1剂，水煎服。服药后劳力时稍气促，胸闷、口干减，精神、食纳、睡眠均可，面色稍红，舌暗红，苔白浊，脉细弱。主管医师守方，红参须易为西洋参（另炖）10g，8剂，每天1剂，水煎服。

2001年4月23日邓氏二诊：患者胸闷痛减，便溏，每天数次，口淡，纳差，面黄白无华，舌暗红，苔少而白，脉弱。心电示心动过缓。证属脾虚湿盛，治以健脾渗湿，参苓白术散加减。处方：党参15g，茯苓12g，白扁豆12g，薏苡仁12g，山药20g，白术10g，桔梗10g，法半夏10g，竹茹10g，甘草5g，砂仁（后下）6g，陈皮6g。4剂，每天1剂，水煎服。

4月28日腹泻止，活动后心悸，气促，舌暗红，右侧舌苔浮浊，左侧苔少薄白，脉迟。主管医师疑法半夏、陈皮偏燥，改为橘红8g，石斛12g，西洋参（另炖）10g，2剂，每天1剂，水煎服。

2001年5月1日邓氏三诊：劳力后少许胸闷，无气促，大便溏，每天4~5次，疲乏，咳嗽，痰难咯，舌嫩红，苔中浊，脉尺弦滑，寸细弱。证属心肺气阴两虚，痰瘀内阻。处方：五爪龙50g，太子参30g，山药15g，枳壳3g，橘红3g，茯苓12g，石斛12g，竹茹10g，橘络10g，桔梗10g，胆南星10g，沙参10g，甘草5g，红参（另炖）12g，7剂，每天1剂，水煎服。

2001年5月8日四诊：精神可，偶胸闷可缓解，胃脘隐痛，大便调，舌嫩红、苔中浊，脉弦滑，守上方，4剂。5天后诸症消除，以邓氏冠心方加减门诊随诊。

按： 本例患者入院时诊为冠心病，不稳定型心绞痛，病情危重，因辨证得当，用药后症状迅速缓解。后因患者得知病情变化忧思伤脾，痰浊重生，且化为痰热，致痰瘀互阻加重，故病情恶化。后虽积极治疗，避免了心肌梗死，但仍时有胸闷痛。邓氏在长期临证中观察到，胸痹患者多有心悸、气短、胸闷、善太息、精神差、舌胖嫩、舌边见齿印、脉弱或虚大等气虚证候；或同时兼有舌苔浊腻、脉滑或弦、肢体困倦、胸翳痛或有压迫感等痰浊证外候。胸痹患者以气虚痰浊型多见，在此基础上，病情进一步发展，则出现胸痛、唇暗、舌紫有瘀斑等血瘀之象。邓氏同时认为胸痹以心气虚为主，与脾关系密切。因脾为后天之本、气血生化之源，从根本上起到了益气养心之效。脾胃健运，则痰湿难成，亦为除痰打下基础。故邓氏治疗胸痹多采用益气化痰、健脾养心之法，注重培补中阳。他认为，心脾均为阳脏，治疗中需处处注意固护阳气，对年老体弱者，尤为注重。邓氏考虑患者证属气虚痰瘀，兼有津伤，病情复杂，治以益气生津，化痰通络。因患者以气虚为本，故以大量补气药为主，生津仅用少量平补气阴之品，又加用红参以制约部分养阴生津药的寒凉之性，药证相符，症状得以逐步减轻。后主管医师疑方中部分药物偏燥，改用西洋参等药物，再次出现便溏痰多等脾虚症状。邓氏会诊后仍按4月23日处方用药取效[2]。

七、流派研究前沿

流派工作室围绕心脾相关理论、痰证理论治疗冠心病开展了一系列研究，如广东省科技厅"调脾护心法提高气虚痰瘀证稳定型心绞痛患者运动耐量的临床研究"、广东省中医药管理局课题"温胆汤治疗冠心病稳定型心绞痛痰证的临床疗效观察"、广东省中医院院内专项"调脾护心法对冠心病血运重建术后患者远期疗效随访研究"等，均证实了运用心脾相关理论、痰证理论治疗冠心病可提高稳定型心绞痛患者的运动耐量、减少冠心病血运重建术后冠状动脉再狭窄的发生，心功能和生活质量均可改善。

冠心止痛贴是流派工作室在国医大师邓铁涛的带领下，针对缺血性心脏病心绞痛经皮给药巴布剂贴的研究，开展了广东省中医院院内专项"冠心止痛贴临床疗效评价"，临床观察结果显示，冠心止痛贴可有效预防和缓解冠心病心绞痛，在临床疗效、中医学证候疗效及治疗血瘀的效果都优于原来的橡胶膏或软膏剂（邓氏冠心止痛膏曾做成橡胶膏、软膏剂）。

参 考 文 献

[1] 邓铁涛. 中国百年百名中医临床家丛书 邓铁涛[M]. 北京：中国中医药出版社，2011.
[2] 郭力恒，张敏州，陈伯钧. 邓铁涛教授治疗冠心病验案 1 则[J]. 新中医，2002，(9)：17-18.

（邹 旭 尚宝令 姚耿圳）

第三节 心 悸

心悸是因外感内伤、心脏气血阴阳不足导致心失所养或者因痰饮、血瘀导致心脉不畅，出现心脏剧烈跳动、惊慌不适的心脏常见疾病。清代何梦瑶《医碥》曰："悸者，心筑筑惕惕然，动而不安也（俗名心跳）。"《景岳全书》曰："怔忡之病，心胸筑筑振动，惶惶惕惕，无时得宁者是也。"现代医学认为，心悸多指由各种原因引起的心律失常。

邓氏认为，本病多虚实夹杂，本虚中以心阴（血）亏虚或心气（阳）不足为主，痰湿为本病的关键环节。《景岳全书》曾云："岭南既号炎方，而又濒海，地卑而土薄。炎方土薄，故阳燠之气常泄，濒海地卑，故阴湿之气常盛。"可见岭南地区土卑地薄，炎热潮湿，热易耗气伤阴，痰湿盛则阻滞气机，损伤阳气，痰湿日久可化火及夹瘀，最终均致使心脉不畅、心神不宁而为心悸。

一、病 因 病 机

1. 禀赋不足，阴阳亏虚

晋代葛洪《肘后备急方》曰："凡男女因积劳虚损，或大病后不复……心中虚悸……"素体虚弱，或久病失养，劳欲过度，气血阴阳亏虚，以致心失所养，发为心悸。心气心阳是心脏赖以维持其生理功能、鼓动血液循行的动力，阴血是心神活动的物质基础。心气亏虚则血脉运行失常，推动无力，心脉瘀阻，发为心悸；心血不足则血不养心，神失所养，发为心悸，正如清代何梦瑶《医碥》所云"血虚则不能养心，心气常动"；心肾阳虚则气化不利，水液内停，上凌于心，以致心阳被抑，发为心悸；心、肝、肾阴虚，阴虚火旺，水不济心，心火独亢，心神被扰发为心悸。

2. 药食七情，痰火扰心

元代朱丹溪《丹溪心法·惊悸怔忡六十一》认为"……时作时止者，痰因火动"。嗜食肥甘厚味，煎炸炙煿，蕴热化火生痰，以致痰火上扰心神，而为心悸。浓茶、浓咖啡、大量吸烟可导致交感神经功能亢进，出现心悸。药物过量、毒性较剧，导致耗伤心气，损伤心阴，发为心悸。长期忧思不解，心气郁结，化火生痰，痰火扰心，心神不宁而心悸；或气阴暗耗，心神失养而心悸。

3. 感受外邪, 痹阻心脉

《黄帝内经》云: "脉痹不已, 复感于邪, 内舍于心。" 叶天士云: "温邪上受, 首先犯肺, 逆传心包。" 正气内虚, 感受风寒、湿热、温热毒邪, 痹阻血脉, 日久内舍于心, 心脉瘀阻, 发为心悸。

二、辨 证 要 点

1. 辨快速型、缓慢型

心悸按发作时心率的快慢分为快速型心悸与缓慢型心悸。快速型心悸(如心房颤动、室性期前收缩等)本虚以心阴心血亏虚为主, 患者脉多大、数、动、滑, 符合《伤寒论》平脉辨证法之阳脉特点, 且患者往往表现出舌嫩红、少苔或苔薄白干, 脉细数, 并兼有心烦、失眠易怒、腰膝酸软无力、口干等阴虚火旺证候。缓慢型心悸(如病态窦房结综合征、房室传导阻滞等)本虚则以心阳亏虚为主, 患者脉象多以沉、涩、迟、弦、弱等阴脉为主, 常表现为面白, 舌体偏胖、舌周齿痕明显、舌质淡暗嫩、苔白腻或白干, 并兼见胸闷气短、形寒肢冷、夜尿频数等症。

2. 辨虚实夹杂

心悸的病变特点多为虚实相兼, 所谓虚系指心阴(血)亏虚或心气(阳)不足, 实则多指痰饮、瘀血、火邪之夹杂。心悸, 眩晕, 胸脘痞满, 小便短少, 或下肢浮肿, 渴不欲饮, 伴恶心吐涎, 舌苔白滑, 脉弦滑者为痰饮; 心悸, 胸闷不舒, 心痛时作, 痛如针刺, 唇甲青紫, 舌质淡暗或有瘀斑, 脉涩或结代为瘀血; 心悸不宁, 心烦, 少寐多梦, 头晕目眩, 耳鸣, 急躁易怒, 舌红, 苔薄黄, 脉数为火邪。痰饮、瘀血、火邪既属病理产物, 在一定情况下又可成为心悸的直接病因。在辨证时不仅要辨虚实, 又要分清其虚实之程度。其正虚程度与脏腑虚损的多寡有关, 一脏虚损者轻, 多脏亏损者重。其邪实方面, 一般说来, 单见一种夹杂者轻, 多种夹杂者重。

3. 结合辨病辨证

对心悸的临床辨证应结合引起心悸原发疾病的诊断, 以提高辨证的准确性, 如冠心病心悸, 多为气虚血瘀, 或由痰瘀交阻而致; 风湿性心脏病引起的心悸, 以心脉瘀阻为主; 病毒性心肌炎引起的心悸, 多由邪毒外侵, 内舍于心, 常呈气阴两虚、瘀阻络脉证。

三、治 疗 原 则

治法上分清虚实, 阴虚、血虚者以滋养阴血、填补肝肾为主, 阳虚、气弱者以温振阳气、大补元气为要; 实证中重点化痰安神, 痰湿者以健脾化痰祛湿为法, 痰火明显者化痰清热降火, 佐以调脾, 兼瘀血者常在健脾化痰祛湿的基础上兼以活血祛瘀通络。总以滋阴养血或益气温阳、健脾化痰为根本大法。

从五脏相关而言, 本病病位在心, 然与肝、脾、肾、肺诸脏的功能失常相关, 辨治时当兼顾。根据岭南人的体质特点, 邓氏还强调治疗心悸应注重以下几点。

1. 注重痰湿

王肯堂在《证治准绳》中指出: "郁痰积于心包胃口, 而致惊悸、怔忡者有之。" 临床上所见大部分患者的舌面润滑或见腻苔，发作时脉象多见滑、结、代、细等，符合痰湿表现，加用化痰祛湿、健脾醒脾法多可改善患者症状，若未注重痰湿论治则效果往往欠佳。

2. 疏肝理气

情志异常是心悸发作的常见病因或诱因，遇此类患者，除上述基本治法外，还应当增加理气解郁之品，如柴胡、枳壳、郁金、香附等，肝郁化火者常用栀子、牡丹皮等，同时加强心理疏导。

3. 安神定悸

不寐常常作为心悸的诱因或伴随症状，因此在遣方用药时要注重安神定悸药物的应用。在治疗总原则的基础上联用开心散或酸枣仁、制远志、石菖蒲、合欢皮、龙骨、牡蛎等。现代药理研究证实，此类药物具有改善心脏自主神经功能、镇静安神和抗心律失常的作用，可缓解心悸、失眠等不适症状。

4. 补肾养心

由于病程日久或素体肝肾亏虚，对于此类患者，在养心气益心阴的基础上应注重滋补肝肾。在治疗总原则的基础上可用女贞子、墨旱莲、山萸肉、桑椹等，此类药具有滋而不腻的特点。阴虚火旺明显者可予黄柏、知母以平相火而保真阴。

四、辨证论治

目前，炙甘草汤被广泛应用于本病的治疗，出自《伤寒论》。仲景曰："伤寒脉结代，心动悸，炙甘草汤主之。"邓氏认为，此方具有补益元气、滋养阴血，兼有健脾豁痰、复脉定悸之功效。用于快速型心悸时可去方中附子、干姜、桂枝等温热之药，重用炙甘草、生地黄、麦冬等品，生地黄常规可先使用30g，若患者可耐受，可逐渐加量至120g，为避免滋腻碍脾，可加苍术30g，陈皮5~10g。用于缓慢型心悸，则可去滋养阴血之品，以附子、桂枝、干姜等为基本用药，并可稍佐麻黄、细辛、淫羊藿等药物以温通阳气，复脉定悸[1]。

遵循辨证论治精神，在临证上应视患者证候情况有所加减，以下为临床上常见加减法概要。

1. 痰火扰心

证候：心悸时发时止，受惊易作，胸闷烦躁，失眠，噩梦纷纭，口干苦，大便秘结，小便黄赤，舌苔黄腻，脉象滑数。

治法：养血宁心，清热化痰。

常用方药：炙甘草汤加栀子、牡丹皮、黄连、龙骨、牡蛎。

2. 气滞血瘀

证候：心悸，胸闷不舒，喉中有物，吐之不出，咽之不下，心痛时作，痛如针刺，唇甲青紫，舌质淡暗或有瘀斑，脉涩或结代。

治法：养阴化痰，活血化瘀。

常用方药：炙甘草汤加柴胡、枳壳、三七、鸡血藤、桃仁、当归、川芎。

3. 阴虚火旺

证候：心悸不宁，思虑劳心尤甚，心烦，手足心热，少寐多梦，头晕目眩，耳鸣，腰膝酸软，舌红，苔薄黄，脉细数。

治法：滋阴清火，养心安神。

常用方药：炙甘草汤加女贞子、墨旱莲、山茱萸、黄柏、知母。

4. 心阳亏虚

证候：心悸不安，胸闷气短，动则尤甚，面色苍白，形寒肢冷，舌质淡白，脉象虚弱或沉细迟。

治法：温振阳气，养血化痰。

常用方药：炙甘草汤加熟附子、干姜、蜜麻黄、细辛。

5. 气血亏虚

证候：心悸，怔忡，健忘，失眠，头晕目眩，面色无华，神倦气短，或自汗，舌淡红，脉细弱。

治法：补益气血，养血化痰。

常用方药：炙甘草汤加黄芪、党参、五指毛桃、当归、白芍、桑椹。

五、养 生 调 摄

1. 日常调护

起居有常，避免精神刺激和疲劳，精神乐观、情绪稳定可减少本病的发作。心悸期间，通常不宜重体力劳动及进行过度剧烈的体育活动，可以适当地散步、打太极拳。严重心悸及原发病为急性心肌梗死、风湿热活动期、心肌炎急性期等，必须休息治疗。

2. 药膳

在治疗本病时，邓氏最喜嘱咐患者服食橙子，且每日三餐均服用，每次服一个。此法源自《黄帝内经》"五果为助"的指导思想。橙子，酸，凉，归肺、胃经，具有降逆和胃、理气宽胸等功效。

饮食宜清淡，戒烟酒，忌浓茶、咖啡，宜以富含营养的高蛋白饮食为主，辅以新鲜蔬菜、时令鲜果，避免过饱，保持大便通畅，并适当辅以中医食疗。

麦冬莲子百合糖水

材料：麦冬 15g，莲子（不去心）30g，百合 30g，白糖适量。

功效：养阴宁心。

烹制方法：将诸药洗净，水煎取汁，调入白糖即可。

适应证：心阴虚。

3. 中医外治法

（1）体针

选穴：内关、郗门、神门、厥阴俞、巨阙。

功效：安神定悸。

随证配穴：心气血不足配脾俞、胃俞及足三里；阴虚火旺配厥阴俞、肾俞及太溪；神不宁配通里、丘墟；兼有痰热配丰隆、胆俞；水饮内停配水分、关元、神阙及阴陵泉；心脉瘀阻加膻中、膈俞；善惊加大陵；烦热加劳宫；多汗加膏肓。

操作方法：平补平泻，留针 20～30 分钟，每日 1 次。可酌情加灸法，10 天为 1 个疗程。

（2）耳穴

选穴：心、神门、皮质下、肾、交感。

功效：定悸安神。

操作方法：用胶布固定王不留行籽，每天按 4～6 次，以有酸胀感为度，每次 3～5 分钟，保留 2～3 天。

六、名家医案节选

案　雷某，女，40岁，1997年7月1日初诊。

心慌心跳，胸前区郁闷半个月。5月1日因受凉感冒，头痛鼻塞，自服复方盐酸伪麻黄碱等，上述症状消失，但仍有咽部不适。至半个月前因过度劳累后始出现心慌心跳，胸前区郁闷不适，心电图示偶发室性期前收缩，服用心血康、肌苷等，症状未见缓解。3天后至某医院行动态心电图检查示频发单纯性期前收缩，诊为病毒性心肌炎，给予抗病毒口服液等药物治疗，效果不明显，遂来我院求诊而收入院。自述胸闷，心慌心跳，时作时止，疲倦乏力，眠差，纳一般，二便调，舌淡暗边有齿印，苔少脉结代。体格检查：神清，疲倦，对答切题，双肺呼吸音清，未闻及干湿啰音，心界不大，心率66次/分，律欠齐，可闻及期前收缩2~3次/分，未闻及病理性杂音。理化检查：血常规、抗链球菌溶血素O（ASO）、ESR均正常。心脏彩超：各房室腔均不大，各心瓣膜形态及活动尚可，左心室心尖部内膜两处增厚，回声增强，有瘢痕形成，运动减弱。超声诊断：心肌炎改变。ECT：静态心肌显像示心肌前壁病变。既往史：有风湿性关节炎史20年，经治疗病情稳定；有慢性咽喉炎史多年，常复发；有青霉素、链霉素、海鲜等过敏史。平素工作劳累。

邓铁涛查房，四诊合参，其临床特点为：患者中年妇女，奔波劳累，神清，面色晦滞，准头欠光泽，疲倦乏力，心悸、胸闷时作时止，纳一般，眠差，口干，二便调，舌淡暗边有齿印，苔少，脉结代。

中医诊断：心悸。

西医诊断：心肌炎，心律失常，频发单纯性期前收缩。

辨证：气阴两虚，痰瘀内阻。

病机分析：患者体虚久病，加之工作劳累，耗伤心脾气阴，致气阴虚损，心脉涩滞，心神失养；且气虚津血运行乏力，变生痰瘀，阻滞心脉，加重心神失养，而发为心悸。中气不足，清阳不振，无以上养，故面色晦滞，准头欠光泽而口干；舌淡暗边有齿印、苔少、脉结代皆气阴两虚、痰瘀内阻之征象。

治法：扶正祛邪。以补益气阴、养心安神为主，佐以祛瘀通脉，方以炙甘草汤加减，配合中成药宁心宝、生脉饮、滋心阴口服液、灯盏花素片（按制剂说明剂量用药）治疗。

处方：炙甘草30g，生地黄20g，麦冬15g，阿胶（烊）9g，桂枝12g，党参30g，火麻仁（打）20g，大枣6枚，生姜9g。

水煎服，日1剂，共服5天。

1999年7月5日二诊：经上述治疗，精神好转，偶有心慌、心跳、胸闷，纳眠可，无口干，二便调，舌淡暗边有齿印，苔薄白，脉涩。查体：心率81次/分，律欠齐，可闻及期前收缩1~2次/分。心电图大致正常。气阴已复，痰瘀渐显，治以益气养阴，豁痰祛瘀通脉为法，原方去生姜，加法半夏、茯苓、丹参、桃仁，以加强豁痰祛瘀通脉之力。处方：炙甘草30g，生地黄20g，麦冬15g，阿胶（烊）9g，桂枝12g，党参30g，火麻仁（打）20g，大枣6枚，法半夏12g，茯苓30g，丹参20g，桃仁12g。水煎服，日1剂，共服4天。

1999年7月9日三诊：精神好，心慌、心跳、胸闷偶作，纳、眠尚可，二便调，舌淡暗，苔稍腻，脉细涩。心率78次/分，律欠齐，可闻及期前收缩1~2次/分，上药养阴太过，痰瘀更明显，当改以益气健脾，涤痰祛瘀通脉为主。处方：竹茹10g，枳壳6g，橘红6g，茯苓15g，法半夏 10g，太子参 30g，白术 15g，三七末（冲）3g，火麻仁（打）24g，炙甘草 10g，五爪龙 30g，丹参 20g。水煎服。患者守方服 20 天，诸症消失，纳、眠可，二便调，舌淡红，苔薄，脉细，心率 80 次/分，律齐，24 小时动态心电图示窦性心律，偶发室性期前收缩，仅见原发室性期前收缩 4 次，出院。

　　按：心肌炎、心律失常、室性期前收缩表现为心慌心跳，难以自止，伴胸闷，当属中医学"心悸"范围。"伤寒，脉结代，心动悸，炙甘草汤主之"（《伤寒论》原文 117 条）。在《伤寒论》中，炙甘草汤用以治气血不足、心阴阳虚之脉结代，心动悸证，与本例辨证相符，故加以援用。方中以炙甘草甘温补脾益气，通经脉，利血气为主药，配党参、大枣补益中气，化生气血，并配桂枝、生姜辛甘通阳复脉。又配阿胶、生地、麦冬、麻仁以滋阴养血，使得阴阳得平，脉复而悸自止。但服药病未能痊愈。邓氏认为，此乃因其除气阴虚外，当兼痰瘀之实邪，且滋阴助痰有助邪之嫌，故阴复后，则将治法改为益气涤痰祛瘀为主。邓氏认为，广东省地处岭南，气候潮湿，极易聚湿生痰，加之当今社会转型，工作生活习惯改变，社会竞争激烈，生活压力升高，日夜生活规律打破，且多恣食膏粱厚味，劳逸不当，忧思多虑，事不从心，使气阴虚耗，或早衰，脏气亏虚，痰浊内蕴，闭塞脉络，气滞血瘀。故痰为瘀之初，瘀为痰之果，痰瘀交结，使病情缠绵。因此，痰是心疾之病理基础，而脾是生痰之源，是心疾的关键环节。若脾胃健运，湿不聚，痰难成，瘀不生，气血生化源源不绝，心脉充盈，气血流畅，心神自安。故邓氏治心疾重在益气健脾除痰，痰去瘀自除。用温胆汤加减，意在益气健脾涤痰祛瘀，使邪去，胸中清阳得以正位，心神得养而神自安，从而获得良好疗效。但仍保留有炙甘草汤之意（太子参、火麻仁、炙甘草），以助脉复，且防再伤阴[2]。

七、流派研究前沿

　　流派工作室立项了"养血化痰方干预室性早搏随机对照试验研究及与机制探讨"（广东省财政厅专项）和"养血化痰方降低冠心病室性心律失常风险的电生理机制研究"（广东省中医院院内专项），研究结果显示养血化痰方可治疗室性期前收缩，有效改善患者心悸、失眠、胸闷等症状，减少室性期前收缩发作频率，且安全性良好，同时能降低心律失常评分，减少心肌梗死面积。

参 考 文 献

[1] 姚耿圳，安宜沛，潘光明，等. 阴阳为纲，五脏相关论治心律失常之心悸[J]. 辽宁中医杂志，2014，
　　41（12）：2556-2557.

[2] 刘泽银，邹旭，罗英，等. 邓铁涛心脾相关论治疗心悸临床经验总结[J]. 中国中医药信息杂志，2007，
　　（7）：82-83.

（邹　旭　　尚宝令　　姚耿圳）

第四节　心　衰　病

　　心衰病指由心肾阳衰，水气上逆，凌心犯肺所致，主要以呼吸困难、疲乏和体液潴留（肺淤血、体循环淤血及外周水肿）等为主要表现的心系疾病。包括"心水""喘咳""水肿"等

范畴。本病可见于现代医学的心力衰竭，是多种原因导致心脏结构和（或）功能的异常改变，使心室收缩和（或）舒张功能发生障碍，从而引起的一组复杂临床综合征。

岭南地区属于亚热带气候，常年多雨多湿，加之沿海而居，其民嗜食海鲜生冷，地理环境及岭南地区人们的生活方式易导致其阳气受损，阴盛阳衰。邓氏认为，本病早期心肺气虚时会出现呼吸困难、喘咳等症状；若进一步发展，气虚导致阳衰，则成为心阳亏虚；再甚者心病及肾，心肾阳虚、阳虚水泛、水饮凌心，出现水肿、心悸等症，导致心衰病的发生，正如清代何梦瑶《医碥》所云："心水者，身重少气（即短气），不得卧，烦而躁。"

一、病因病机

1. 五脏皆致心衰病，非独心也

邓氏认为，在心衰病的发生发展过程中，肺、脾、肾、肝都与心互相制约，互相影响，肺、肝、脾、肾的功能失调都可影响于心，而致心衰病。故五脏皆致心衰，非独心也。他脏与心互相制约、互相影响，既可成为心衰病的诱发或加重因素，反之又可因心衰病致他脏功能失调或损害，但以心病为本，他脏为标。如久患肺病，失于肃降治节之功，通调水道不利，水津不布，痰水内结，则可遏伤心阳，阻塞心气；久患肾病，肾精亏乏，命门火衰，精亏不能生血以上奉于心，火衰则气化不利而水饮内停，以致心体失养，水气凌心；脾病不能为胃行其津液，气日已衰，脉道不利。这些都可能是诱发心衰病或使心衰病加重的因素。反过来心衰病又可以引起多脏腑的功能衰竭，正如《黄帝内经》所云"心动则五脏六腑皆摇"。如心衰病时，血脉瘀阻，肺气怫郁而喘咳；母病及子，脾阳不运而脘痞纳呆；水火不济，心肾两虚而水饮停积等。

2. 心阳亏虚为本，瘀血水停为标

邓氏认为，心衰病病机可以概括为本虚标实，以心之阳气（或阴）亏虚为本，瘀血水停为标。心有阴阳，但心主火，是阳中之阳，故阳气是其主要方面，故心衰病病机关键点为心阳虚衰。心脏阳气（兼阴血）亏虚是心衰病之内因，是心衰病发病及转归预后的决定因素，标实则由本虚发展而来。阳气亏虚可以导致血瘀，也可以导致水饮停积，《脉经》云："血不利则为水"，瘀血水饮虽继发于阳气亏虚，但一旦形成又可进一步损伤阳气，形成由虚致实、由实致更虚的恶性病理循环[1]。

二、辨证要点

1. 辨脏腑

兼见心悸、胸闷胸痛、神疲、眩晕、眠差、健忘、乏力、四肢不温、口唇发绀等为心之气血阴阳亏虚之象；兼见气促、咳嗽、咳痰、自汗、怕风、易感冒，则为肺气亏虚、痰饮阻肺之象；兼见纳差、腹胀、便溏、嗳气、恶心欲呕，则为脾虚痰湿中阻之象；兼见胁肋部胀满不适、情志不舒，则与肝相关；兼见腰膝酸软、畏寒肢冷、五更泄泻、喘促不能平卧，则与肾相关。

2. 辨气血阴阳亏虚

心悸、气促、疲倦乏力，或有自汗，动则加剧，肢体轻度水肿、脉数而无力，为气虚；心悸怔忡、失眠多梦、面色淡而无华、脉细或涩，是血虚；伴多梦、口干，或五心潮热，舌红、少苔、脉细数，为阴虚；畏冷肢凉，面色㿠白，舌淡胖或紫暗，苔白滑，脉弱或结或代，为阳虚。

3. 辨病理因素（痰浊、瘀血、水饮）

痰浊、瘀血、水饮等贯穿于心力衰竭的整个病程。偏于痰浊者表现为胃脘痞闷，咳嗽咳痰，胸闷较重，眩晕，苔厚浊，脉滑；偏于瘀血者表现为胸部刺痛，口唇肢体发绀，舌有瘀点瘀斑，脉细涩；偏于水饮者表现为肢体浮肿较甚，肋间饱满，腹部胀满，咳吐清稀痰涎，纳差，便溏，苔滑。

三、治 疗 原 则

邓氏认为，心衰病虽关联五脏，但以心病为本，他脏为标，治疗应重点调理心脏的气血阴阳。气属于阳，温阳即所以补气；血属于阴，滋阴即所以养血。因此，辨治心衰病主要可分为两大类型，即心阳虚型与心阴虚型，故立温心阳和养心阴为治疗心衰病的基本原则。阴阳分治之中，又以温补阳气为上。即便是心阴不足时，心气不足、心阳不振仍不容忽视，治疗上，仍应兼顾益气温阳。同时佐以化痰利水、活血化瘀等，或者温阳利水、攻补并用。

四、辨 证 论 治

1. 心阳虚

证候：气短，喘咳倚息，劳动则甚，重者张口抬肩，汗出肢冷，舌淡胖，脉沉细，甚者浮大无根。

治法：温补心阳。

常用方药：暖心方（红参、附子、薏苡仁、橘红等）。亦可用四君子汤合桂枝甘草汤或参附汤，加五爪龙、北芪、酸枣仁、柏子仁等。

加减：兼血瘀者加用桃红饮或失笑散或选用丹参、三七、鸡血藤等化瘀之品；兼水肿者加用五苓散、五皮饮利水；兼外感咳嗽者加豨莶草、北杏、紫菀、百部止咳；喘咳痰多者加紫苏子、白芥子、胆南星、海浮石以化痰止咳；湿重苔厚者加薏苡仁、扁豆衣以祛湿；喘咳欲脱之危症则用高丽参合真武汤浓煎频服以固脱。原有冠心病者，多见气虚夹痰，痰瘀互结，可用温胆汤加人参、白术、豨莶草、三七等，益气祛痰，温阳通脉。原有风湿性心脏病者，每有风寒湿邪伏留，反复发作，在原方的基础上加用威灵仙、桑寄生、豨莶草、防己、鸡血藤、桃仁、红花以祛风除湿。原有肺源性心脏病者，可配合三子养亲汤、猴枣散，以及鹅管石、海浮石等以温肾纳气，降气平喘。

2. 心阴虚

证候：气短，喘咳倚息，劳动则甚，重者张口抬肩，兼见口干心烦，舌嫩红少苔。

治法：补益心阴。

常用方药：养心方（生晒参、麦冬、法半夏、茯苓、三七等）。亦可用生脉散加北沙参、玉竹、女贞子、墨旱莲、桑椹等。

加减：原有高血压性心脏病者，大多属肝阳偏亢，则需配合平肝潜阳法，常用草决明、石决明、代赭石、龟板、牡蛎、钩藤、牛膝等。原有糖尿病或甲状腺功能亢进（甲亢）者，证候多属气阴两虚，治疗一般以生脉散加味。糖尿病者可加山萸肉、桑螵蛸、玉米须、仙鹤草、山药等，山药用量要大，一般用 60～90g。甲亢者则加用浙贝母、生牡蛎、山慈菇、玄参等，以化痰软坚散结[2]。

五、养生调摄

1. 生活调护

在气候骤变情况下或感冒流行季节，要减少外出，出门应戴口罩并适当增添衣服，还应少去人群密集之处，若发生呼吸道感染，则非常容易使心衰病急剧恶化。做一些力所能及的体力活动，但切忌活动过多、过猛，更不能参加较剧烈的活动，以免心衰病突然加重。饮食应少油腻，多蔬菜水果，一定要控制食盐的摄入量，每日食盐摄入量小于 3g，食盐摄入过多会加重体液潴留，加重水肿。情绪大起大落，愤怒、激动等强烈的情绪会引起心跳加速，加重心脏负担，诱发心衰病的急性发作，故应修心养性，避免情绪大起大落。

2. 药膳

（1）炖参汤

材料：红参 10g，陈皮 5g，瘦肉 50g，油、食盐各适量。

功效：温阳化痰。

烹制方法：将中药材洗净，加入炖盅炖 1 小时，后入瘦肉续炖半小时，放入适量油、食盐调味即可。

适应证：心阳亏虚，痰湿内盛。

（2）沙参玉竹瘦肉汤

材料：北沙参 10g，玉竹 15g，瘦肉 50g，油、食盐各适量。

功效：补益心阴。

烹制方法：将中药材洗净，加入炖盅炖 1 小时，后入瘦肉续炖半小时，放入适量油、食盐调味即可。

适应证：心阴亏虚。

六、名家医案节选

案 吴某，男，52 岁，2001 年 1 月 10 日初诊。

反复心悸、气促 2 年余，加重伴头晕 2 天。患者 2 余年前始见心慌，劳累后气促，2 个月前症状加重，伴恶心，乏力，无尿。在某医院诊为扩张型心肌病（心功能 3 级）、急性肾衰竭。予抗心力衰竭、血液透析等治疗，心力衰竭、肾衰竭缓解，但恶心、乏力、纳差一直未愈。2 天前症状再次加重，伴头晕，血压低（BP50/20mmHg）。查体：神清，精神极差，慢性病容，半卧位，唇稍发绀，颈静脉稍充盈，双肺呼吸音稍粗，双肺底少许湿啰音，心尖搏动无弥散，叩诊心界向左下扩大，心率 140 次/分，闻及期前收缩 6 次/分，心尖区可闻及收缩期 4～6 级吹风样杂音，向左腋下传导。腹稍膨隆，腹软，肝右肋下 2 横指可及，叩诊呈移动性浊音，双下肢无浮肿。血生化检查：肌酐 249μmol/L，尿素氮 23.7mmol/L。心电图示心房扑动，频发室性期前收缩，心肌劳损。

中医诊断：心衰病。

西医诊断：扩张型心肌病，心功能 3 级；急性肾功能不全；休克。

邓铁涛会诊：症如上述。诊见：气促心悸，神萎困倦，气短息微，头晕，呕恶，纳食即吐，尿少，阙庭暗淡，准头晦滞，口渴欲饮，大便 3 天未行，肢体尚温。舌嫩色暗、苔浊，脉细尺弱。证属阴阳俱病，虚实夹杂，气阴两虚，痰瘀互结，闭阻于脉，枢机不利。

治法：益气养阴，化浊行瘀。

处方：橘红 6g，枳壳 6g，五味子 6g，法半夏 12g，黄芪 12g，茯苓 15g，麦冬 10g，竹茹 10g，三七末（冲服）3g，甘草 5g，白术 5g，生姜 2 片，党参 30g，益母草 30g。

5 剂，每天 1 剂，水煎服。

2001 年 1 月 16 日二诊：药后头晕、呕恶已除，气促、心悸大减，小便频数量多，口干饮多，双下肢始现浮肿，按之凹陷，腹稍膨隆，血压恢复正常，准头、阙庭转亮，舌质嫩暗，脉虚、尺弱。检查肾功能：血肌酐 156μmol/L，尿素氮 8mmol/L。心电图示阵发性室上性心动过速。邓氏认为，此属胃气来复之象，中焦脾胃功能渐复，枢机一转，诸症皆减，但反见肢肿，盖胃气来复，患者引水自救，而中焦运化、肾主水、心化气行水等功能仍未恢复，加之痰瘀未去，阻碍水液正常运化，津液泛于肢体。病机仍以脾胃失调、痰瘀阻络为主，守上方加石斛 12g，另以生晒参 10g 炖服，7 剂。药后患者小便量多，次数减少，肢肿腹胀尽退，无气促，纳食如常，口稍干，稍觉疲劳，大便正常。血压 130/70mmHg，心率 84 次/分。实验室检查：血肌酐 125μmol/L，尿素氮 8mmol/L。心电图示肢体导联低电压。治愈出院，续以二诊方调理。

按：邓氏注重四诊合参作为辨证依据，在长期的临证中，他对四诊有独到的体会。如望诊喜观其阙庭、准头，视其色泽的明暗、晦滞、润泽及神的有无以判断疾病病性，进而察舌体、舌质、舌苔，舌体胖属阳虚、气虚，舌瘦属阴虚，舌淡属气虚、血虚，舌色暗则有瘀或寒，舌苔浊为代谢产物不得转运，多属痰浊、瘀浊。切脉则细察其寸、关、尺，举、按、寻，三部九候，悉心体会，据其脉候，判其病位。侍诊中我们发现邓氏诊病，通过望诊和切诊，即可对疾病的证候形成做出大致判断，可见望诊和切诊的重要性。

本案反映了"五脏相关""痰瘀相关"的辨证理论。心衰病病位在心，但不局限于心，在心衰病的发生发展过程中，肺、脾、肝、肾功能失调都可能是诱发心衰病或使心衰病加重的因素。反之心衰病又可引起多脏腑的功能衰竭。心衰病虽关联五脏，但以心病为本，他脏为标。其中与脾肾关系密切，脾主运化，升清降浊，发挥中焦枢纽功能，肾主水，调节水液代谢，脾肾功能失常，易致津液不化，痰瘀阻脉，水泛肢体，使心阳、心阴更损，加重本虚标实的心衰病。在心衰病的发病中，痰瘀密切相关，痰浊内阻，血为之滞，停而为瘀，再者瘀血阻脉，则津液不化，亦变生痰浊。故痰瘀易于互结，且痰多兼瘀，瘀多兼痰。治疗应根据其病机特点，标本兼治，以益气化浊行瘀为法。

根据五脏、痰瘀相关的理论，邓氏认为，治脾胃可以安四脏，调四脏可以治一脏。何以心病需调脾胃，肾病亦需调脾胃？盖脾胃居于中焦，为全身气机之枢纽，枢机一开，则四脏气机皆得通达，邪有去路，气血运行得以通畅、调和，真气内从，病去正安。治疗心衰病可从调理脾胃着手，邓氏临证常选用温胆汤化裁，并以该方治疗冠心病、肾病、眩晕等疑难杂病获得良好疗效。根据广东地处岭南湿地，患病易损脾胃正气的特点，在温胆汤中常加益气健脾之品，如黄芪、五爪龙、党参、山药等，且以枳壳易枳实行气而不破气，加三七、丹参以活血祛瘀，二陈汤以橘红易陈皮化痰燥湿，竹茹泄浊。全方共奏化痰降逆、通瘀行浊之功。该方灵活加减，成为邓氏温胆汤，是对温胆汤的发展[3]。

七、流派争鸣

岭南扶阳派与经方流派认为，由已故名老中医李可先生创制的"破格救心汤"为治疗急性心力衰竭，难治性、顽固性终末期心力衰竭提供了重要的方法和手段。方剂由附子、干姜、炙甘草、高丽参（另煎浓汁兑服）、山萸肉、生龙骨、生牡蛎、活磁石、麝香（分次冲服）等药物组成，根据具体病证的缓急，煎煮方法不同，病势缓者，加冷水 2000ml，文火煮取 1000ml，5次分服，每 2 小时 1 次，日夜连服 1～2 剂，病势危急者，开水武火急煎，随煎、随喂，或鼻饲给药，24 小时内，不分昼夜频频喂服 1～3 剂。此方由李老在 20 世纪 60 年代创制，经 40 年临证实践，逐渐定型，现订制成真空包装袋，为抢救危重症患者提供了中医手段和路径。

李老指出，破格救心汤脱胎于四逆汤类方及民国医家张锡纯所创的来复汤，破格重用附子故而得名。附子，其毒性是其起死回生药效之所在，当心衰病垂危，患者全身功能衰竭，五脏六腑表里三焦，为重重阴寒所困时，生死存亡间，非破格重用附子不足以破阴回阳；炙甘草，既能监制、化解附子的剧毒，且蜜炙后又加强了扶正作用；山萸肉"尤能收敛元气，固涩滑脱，收涩之中，兼具条畅之性，故又通利九窍，流通血脉，敛正气而不敛邪气"，可助附子固守已复之阳，挽五脏气血之脱失；龙骨与牡蛎，生用为固肾摄精、收敛元气的要药；活磁石吸纳上下，维系阴阳；麝香，急救醒神要药，开中有补，对一切脑危象（痰厥昏迷）者有辟秽开窍之功。此方适用于内外妇儿各科危重急症，或大吐大泻，或吐衄、便血、崩漏，或久病气血耗伤殆尽，导致元气暴脱、阴竭阳亡。心衰病休克，生命垂危（一切心源性、中毒性、失血性休克及急症导致循环衰竭），症见冷汗淋漓，四肢冰冷，面色㿠白或萎黄、灰败，唇、舌、指甲青紫，口鼻气冷，喘息抬肩，口开目闭，二便失禁，神识昏迷，气息奄奄，脉象沉微迟弱或散乱如丝或真脏脉等，凡心跳未停，一息尚存者，均可考虑使用本方。

广东省中医院中医经典病房的实践表明，以真空袋为形式的破格救心汤，在治疗各类危急重症中显示了良好的安全性，血常规、肝肾功能、心电信号等多项监测数据均未见异常，未出现严重不良反应。在缩短急性心力衰竭患者住院时间、改善中医症状上显示了良好的作用。借助相关难治性终末期心力衰竭的案例报道，我们有理由相信，此方具有广阔的运用价值与开发前景，对其研究的进一步深入，将会让更多的患者获益[4-9]。

八、流派研究前沿

岭南邓氏内科流派工作室研究中药复方暖心胶囊对慢性心力衰竭的防治，先后立项"邓铁涛暖心胶囊延长心衰患者生存期的随机双盲对照研究"（广东省科技厅）、"暖心胶囊抑制慢性心力衰竭心室重构的研究"（广东省财政厅）等。多项研究结果表明，暖心胶囊治疗慢性心力衰竭有确切疗效，能够改善心力衰竭患者的症状、降低心力衰竭患者再次住院率、提高患者的 6 分钟步行距离，且未发生毒副作用。此外，暖心胶囊对左心收缩功能改善较优，降低 BNP 作用更著，从另外角度提示暖心胶囊对心力衰竭治疗的长期预后有益。

参 考 文 献

[1] 邹旭，吴焕林，邓铁涛. 邓铁涛教授治疗充血性心力衰竭经验选粹[J]. 中医药学刊，2004，（4）：583-590.

[2] 邓铁涛. 中国百年百名中医临床家丛书[M]. 北京：中国中医药出版社，2011.

[3] 吴焕林，严夏，刘泽银. 邓铁涛教授治疗扩张型心肌病验案[J]. 新中医，2001，7：13.

[4] 李可著. 李可老中医急危重症疑难病经验专辑[M]. 太原：山西科学技术出版社，2005：1-17.

[5] 卢晓鹏，徐国峰，温姗，等. 破格救心汤真空袋用法的用药安全性研究[J]. 广州中医药大学学报，2020，37（2）：213-220.

[6] 邝佳娜. 破格救心汤对急性心力衰竭患者脱机时间的影响[D]. 广州：广州中医药大学，2019.

[7] 徐国峰，刘真，颜芳，等. 破格救心汤治疗急性左心衰虚证的短期疗效评价[J]. 中国中医急症，2014，23（3）：428-429.

[8] 黄臻，温姗，颜芳，等. 破格救心汤治疗严重心力衰竭安全性研究[J]. 环球中医药，2012，5（7）：509-511.

[9] 邝晓莹. 破格救心汤治疗虚证急性左心衰的短期疗效研究[D]. 广州：广州中医药大学，2012.

（邹　旭　尚宝令　姚耿圳　管桦桦）

第三章　岭南岑氏杂病流派

第一节　岭南岑氏杂病流派总论

一、简　介

岭南岑氏杂病流派是广东省名老中医岑鹤龄老先生创立并由其弟子继承与发扬的一个中医临床研究学术分支。因擅长治疗温热病、肝病、溃疡性结肠炎、呼吸系统疾病及诸多内科疑难杂症而闻名于世。

二、历　史　渊　源

岭南岑氏杂病流派创始人岑鹤龄（1920—1995），祖籍广东顺德，自幼喜静爱文，多问好思，1933 年进入当时广东中医药最高学府——广东中医药专门学校学习五年，毕业后在广州行医。1952 年进入北京大学医学院攻读西医五年，后返回广州任职于广东省中医院，长期担任内科临床、教学、科研工作，先后被广州中医学院（现广州中医药大学）聘为教授、主任医师等。岑老学贯中西，临床经验丰富，中医临证思路专一，重视古方的搭配应用，尤其在岭南温病、肝病及中医保健养生等方面，造诣颇深。其著书立说，写作及主编教材甚多，学术著作先后在海内外发表和出版。基于对中医药事业做出的优异成绩，1978 年岑老获政府颁授"广东省名老中医"荣誉。岑老继承中医前贤学术思想，在岭南温病及内科杂病方面形成了自身的医学体系，确定了岭南岑氏杂病流派学术思想。

岭南温病是岭南医学的一个重要中医学术分支，其形成与发展受清代叶天士、吴鞠通、薛生白、王孟英等江浙温病名家学术体系的影响，同时又结合岭南地理、气候、环境特点，具有鲜明的岭南医学特色。岑鹤龄老先生以卫气营血辨证为理论基础，结合古今文献和反复的临床实践，提出应以"犯卫""在气""入血""伤阴""亡阳"作为温病的辨证纲领，并创立不同的方剂予以相应处理，其理法方药兼备，开创了岭南岑氏温病学派的学术思想。

岑老医德高尚，启迪后学不遗余力，以自己渊博的学识、丰富的经验运用辨证施治的特长帮助他们解决临床中碰到的各种疑难问题，他当年传承的弟子罗云坚、冯维斌等在各自中医学领域中，已经成为各专业的学科带头人，在专科专病的建设中担当着重要的角色。

三、岭南岑氏杂病流派传承脉络

第一代传承人：岑鹤龄，广东省名老中医，学贯中西，临床经验丰富，重视古方的搭配应用，在岭南温病、肝病及中医保健养生等方面造诣颇深。岑老继承中医前贤学术思想，在岭南温病及内科杂病方面形成了自身的医学体系，确定了岭南岑氏杂病流派学术思想。

第二代传承人：罗云坚，广东省名中医，岭南岑氏杂病流派工作室负责人。其擅长运用中医理论进行胃肠道疾病，尤其是急慢性胃炎、功能性消化不良、消化性溃疡病及急慢性肠炎、肠易激综合征等的诊治。

冯维斌，主任医师，擅长糖尿病及其各种并发症、甲状腺功能亢进症、甲状腺功能减退症等内分泌疾病，以及支气管炎、哮喘、支气管扩张、肺气肿、肺源性心脏病（肺心病）等内科杂病的诊治。目前其在香港执业行医。

第三代传承人：钟世杰，广东省中医院保健科主任，系统继承与发扬本流派学术思想与临床治疗经验，擅长治疗咳嗽、慢性阻塞性肺疾病、虚人感冒等呼吸系统疾病，对中医痹证及常见传染性疾病的预防保健也有丰富的经验。

第四代传承人：王进忠，副主任中医师，岭南岑氏杂病流派专职研究员，擅长治疗眩晕、头痛、中风、高血压、冠心病等心脑血管疾病及内科疑难杂病。

四、流派学术思想

1. "犯卫、在气、入血、伤阴、亡阳"为温病的辨证纲领

岑老认为，温病之营与血，一为血中之气，一为血中之血，其病位深浅关系不是很清晰，临床难以见到病邪只犯血中之气而不及血之本身的。营分与血分只提示病情的轻重不同，而无本质的区别，可把营分和血分合二为一，统称为"入血"。卫气营血类病证，只能反映邪气占主导情况而未能概括正气受损的表现。及至温病后期所出现的伤阴、亡阳是温邪入血以后出现的一系列严重证候，直接关系到温病的预后、患者的生死存亡，因此临证至关重要。同时岑老指出，前贤对温病的论述鲜有涉及伤阳，然而在温病危重症的救治中，多种原因均会形成亡阳之证。因此其主张在温病救治中，重视"伤阴""亡阳"的病证变化，温病的疗效可倍增。

2. 养肝活络佐以扶脾祛痰，补肝阴治肝炎

岑老认为，肝炎之病理机制主要乃肝气偏盛，肝阴不足，用酸肝化阴之品治疗慢性肝炎，制定了以养阴为主的"三子养肝汤"。关注扶脾抑木，常用北芪、党参、山药、扁豆、云苓等扶脾之品。而肝病日久入络致瘀，需以化瘀为主，但不宜攻伐太过，而喜用攻邪不伤正、通络化瘀之药，如三七、鳖甲、赤芍等。

3. 强调痰瘀同治

津血同源，痰与瘀关系密切，可因同一病因而产生，也可相互转化或互为因果。根据疾病中痰瘀相互关系之不同，发挥了治痰兼化瘀，或祛瘀兼化痰及痰瘀同治的临床救治方法，且临床取得了良好的疗效。

4. 治咳倡导调土治金

基于五行关系，倡导"调土治金"法治疗咳嗽，肺脾为子母关系，且对机体痰、饮、瘀等病理产物的产生有重要作用，疾病发展过程中可母病及子或者子病累母。治疗咳嗽常用橘皮、贝母、地龙、七叶莲、枇杷叶、威灵仙、木蝴蝶等归经及作用均同脾胃有密切关系的药物。

5. 重视古方研究与应用，尤其擅长芍药甘草汤的配伍应用

古方的精意在于配伍，有名古方就是以其精密而完美的配伍组合为基础去体现卓越疗效的。岑老以芍药甘草汤配合其他药物而成方颇多。在岑老的经验方中，芍药、甘草的用量均较大，临证中芍药甘草汤配伍其他药物可谓"用兵如神"，简便验灵，很多急症、顽症可迎刃而解。

6. 伏毒理论治疗溃疡性结肠炎

本流派主要传承人罗云坚教授通过长期研究，认为溃疡性结肠炎的宿根在于"伏毒"，主要是"热""湿""瘀"三个方面，提出"伏毒致病"的学说。治疗方面，以祛毒治疗为关键，贯穿病程之始终。其主张祛毒需顾及正虚，益气健脾扶助正气，同时注重调气行血、活血化瘀的作用，及从厥阴肝经论治溃疡性结肠炎，疗效显著。

（罗云坚　钟世杰　王进忠）

第二节　肝　着

肝着（或肝著）[1]之"着"有黏滞、留着之意，其名首见于《金匮要略·五脏风寒积聚病脉证并治》"肝着，其人常欲蹈其胸上，先未苦时，但欲饮热，旋覆花汤主之"。该病病位在肝，本意为风寒直中肝脏而未达，邪气留滞于肝之经脉。后世医家拓展对肝着的认识，认为寒凝、气郁、血瘀、湿滞、疫毒均可导致肝着，其具有病程长、迁延不愈的特性。岭南地区气候炎热，多湿多火，肝着病因多以湿滞、疫毒侵犯为主。

其症状方面，《金匮要略·五脏风寒积聚病脉证并治》言"肝中风者，头目瞤，两胁痛，行常伛，令人嗜甘如阻妇状""肝中寒者两臂不举，舌本燥，喜太息，胸中疼，不得转侧，食则吐而汗出"。即肝着有胸胁痛、头目眩晕、善太息、畏食、呕吐、喜甘等临床表现。

结合肝着之临床特征，现代医学中的慢性病毒性肝炎、肝纤维化、脂肪肝等可归属肝着范畴。本节内容主要论述岭南岑氏杂病流派名老中医岑鹤龄对以慢性乙型肝炎为代表的肝着病的诊治特点。

一、病因病机

肝着的病因病机，自古以来医家论述颇多，一般多集中于疫毒侵袭、湿热壅盛、正气虚衰、肝郁不畅、痰瘀内蕴等几个方面。结合现代医学对慢性乙型肝炎传染性的认识，普遍认为[2]肝着由湿热疫毒之邪内侵，当人体正气不足无力抗邪时，常因外感、情志、饮食、劳倦而诱发。根据岭南气候湿热之特点，其病机特点[3]为湿热疫毒隐伏血分，引发"湿热蕴结"；湿阻气机则肝失疏泄、肝郁伤脾或湿热伤脾，可导致"肝郁脾虚"；湿热疫毒郁久伤阴可导致"肝肾阴虚"；久病"阴损及阳"或素体脾肾亏虚感受湿热疫毒导致"脾肾阳虚"；久病致瘀，久病入络即可导致"瘀血阻络"。本病[3]的病位主要在肝，病性为本虚标实，本虚是肝血虚、脾气虚、肝肾两虚，标实是气滞、湿热、瘀血、痰浊。

岑氏认为，肝着的病机与疾病的严重程度和病程有一定关系。肝着[4]早期以乏力、腹胀、肝区疼痛、恶心为主要表现；后期肝脏质地变硬，肝大，出现黄疸、肝掌、脾大、肝功能异常等，直至发展为肝硬化、肝衰竭或原发性肝癌。因涉及并发症的出现，肝着在不同阶段对应的病机变化较为复杂。但总体而言，肝着有贯穿始终的共有病机，也有疾病不同时期的特有病机[5-7]。

1. 疾病早期多因感受疫毒、湿热之邪，导致肝胆、脾胃功能失常

该病早期多因疫毒、湿热侵及肝胆，导致肝胆湿热。病位在肝、胆、脾，以实证为主，湿热蕴结致肝胆疏泄失职，脾胃运化失常。

2. 肝阴不足为肝着贯穿疾病始终的共有病机

就肝着共有病机而言，与肝的生理特性有一定关系。肝居胁部，体阴而用阳，慢性肝炎病机多为阴虚阳（气）盛，表现为肝气的郁盛和肝阴的虚损，其中肝阴不足为主要致病因素和病理特征。阴虚阳盛中的主要矛盾在于肝阴不足，因肝阴不能制约肝阳，使肝阳亢盛，肝气郁结。因此肝阴不足是肝着贯穿疾病始终的共有病机。

3. 肝木克脾、久病致瘀为肝着后期阶段性特有病机

肝着为病，起始以肝阴不足合并实邪内侵为主，侧重在实的方面。随着疾病的发展，肝气亢盛日久则木盛侮脾，脾气必虚。此外久病入络，不论虚实，均可致瘀，肝病日久出现血脉瘀阻也是疾病发展的必然转归。因此，肝旺脾虚、瘀阻脉络同为肝着后期阶段的特有病机。

二、辨 证 要 点

1. 辨气血阴阳

肝着病位在肝，脏腑辨证，不外气血阴阳。肝体阴而用阳，慢性肝炎表现的病机主要在肝阴不足，病情后期也会出现阴损及阳，导致脾肾阳虚。阴阳辨证的要点需结合临床表现和舌脉情况。如患者合并黄疸，则需以晦暗之阴黄与色泽鲜明之阳黄的区别进行阴阳辨证。但总体而论，以肝之生理特性，早期总以肝阴不足为主要矛盾，日久才可伤阳，以阳虚为主证。

2. 辨脾虚与血瘀

肝着日久，肝木伐土，或疫毒直攻损伤脾胃，均会导致脾胃虚弱，甚至脾阳虚衰，导致病情日趋加重恶化，因此养肝之法，也要重视扶脾。脾衰之证可表现为畏寒肢冷、面色无华、食少脘痞、腹胀便溏等。如前所述，肝着日久气虚体弱，气机不畅，入络化瘀，而出现胁部刺痛，胁下痞块，面色晦暗等血瘀之证。辨别脾虚与血瘀，为治疗方面的扶脾及活络提供了参考。

三、治 疗 原 则[8]

1. 肝着为病，阴虚阳盛，以调补肝阴为基本治则

肝体阴用阳，肝着为病，久病化虚，主要为肝阴不足；肝气郁结，久而阳盛，主要为肝阳亢盛。阴虚阳盛的主要基础为肝阴不足，治疗的重点需以调补肝阴为主，且贯穿始终。

岑老认为，慢性肝炎调补肝阴着重在两个方面。其一，理气解郁不忘固护肝阴。肝属木，宜条达，肝气盛则郁结不适，《黄帝内经》云："肝欲散，急食辛以散之。"疏肝之法为医家所常用，也是治疗肝气郁结之正法。然而临床疏肝理气之品多属辛燥，容易耗阴，不符合慢性肝炎阴虚为主的病理状态。因此岑老常用素馨花、合欢花、厚朴花、佛手花等代替香附、枳实、青皮之属，以减其燥性。其二，胁痛肝郁者若疏肝理气之法效果不佳，可考虑敛肝气，补肝阴。气属阳，慢性肝炎中气盛肝郁也与肝阴虚损有关，辛药疏散是直接祛邪之法，而酸敛肝阴则是间接的扶正方法，如此除了疏肝之外，补阴以制阳也是一种治法。

2. 肝脾相克相传，重视扶脾与活络

肝木脾土，相克相传，《金匮要略·脏腑经络先后病脉证》云："见肝之病，知肝传脾，当先实脾。"慢性肝炎肝气亢盛日久侮脾，脾气必虚，治疗上要重视扶脾抑木。

《伤寒论》云："厥阴不治，取之阳明"，厥阴需"调其中气，使之和平"，所以慢性肝炎也需注意补脾。另外，脾气衰败，疾病难愈，甚至加重病情，而扶脾有助于中土运化，提高疗效。岑老补脾喜用北芪、党参、白术三药，认为这些药物可以改善机体蛋白代谢，对肝炎治疗有独特意义。

此外，岑老向来重视治疗慢性肝炎用活血通络疗法。他认为，久病入络，凡病日久，不论虚实，均可致瘀，并将血瘀成因归为四类：六淫、外伤与出血、内邪阻塞、虚劳和久病。肝病日久出现血脉瘀阻也是疾病发展的必然转归。岑老认为，慢性肝炎各个阶段均可适当活血治疗，即便无明显血瘀表现，也常在补脾药物中酌加活血化瘀之品。但考虑慢性肝炎患者体质较差，用药不宜攻伐太过，因而临床喜用三七、鳖甲、丹参、赤芍等药物，可攻邪而不伤正。

综上所述，慢性肝炎日久出现脾弱与血瘀并见的复杂病症，临床除了着重调补肝阴外，补脾与活络也是主要辅助手段。

四、辨 证 论 治

岑老[8]认为肝着为病，虚实夹杂，阴阳辨证，肝气郁结，阴虚阳盛者多见，治疗全程注重滋补肝阴，其辨证阴亏虚明显者更当如此。岑老调整肝阴之法有二，即疏肝与敛肝，以疏肝为主，倘若效果不佳，则考虑敛肝补阴血。

针对疏肝、敛肝二法分别创立不同方剂。疏肝采用丹芍三花汤，组成：丹参15g，白芍12g，素馨花4.5g，厚朴花6g，合欢花6g，川楝子9g。方解：丹参养血活血，白芍柔肝养肝，丹、芍共用为君。素馨花行气止痛散结，厚朴花宽中行气，合欢花调肝理气、安神散结，素馨花、厚朴花、合欢花三者合用疏肝理气，肝脾同调，且其性轻柔不燥，无辛燥伤阴之虞，三者为臣。川楝子入肝经，疏肝行气止痛，为佐使。诸药合用具有疏肝养血、行气止痛之效。

针对敛肝，采用三子养肝汤，组成：女贞子15g，楮实子30g，五味子6g，白蒺藜12g，熟酸枣仁30g，何首乌15g。方解：女贞子、五味子、酸枣仁味酸，养肝柔肝敛肝，为君；何首乌滋阴养血，配合白蒺藜平肝潜阳、散结祛瘀，二者为臣；楮实子味甘性寒，补肾清肝，为佐。诸药合用补血敛肝，清肝散结。

如前所述，岑老认为，肝着之病，脾虚、血瘀也是主要病机，尤其日久多发，因此扶脾与活络也是主要的辅助治疗方法，自拟扶羸散瘀汤以养阴扶脾活络。组成：熟酸枣仁30～45g，金樱子15g，女贞子15g，何首乌15g，鳖甲15～30g，北芪15～20g，白术12g，当归12g，白芍30g，赤芍15g，三七末（冲服）3g。方解：熟酸枣仁、金樱子、女贞子味酸，敛肝养阴；何首乌养血滋补肝肾，赤芍、白芍疏肝柔肝，北芪、白术补气健脾，调整日久肝郁侮脾之象；鳖甲软坚散结、滋阴潜阳，当归、三七活血化瘀。诸药合用以养肝补血，益气健脾，活血散结，起扶羸散瘀、养阴扶脾活络之效。

针对不同证型，以上三个方药可化裁使用。具体而言，各证型治疗[2,8]如下。

1. 肝胆湿热

证候：胁肋胀痛，纳呆呕恶，厌油腻，口黏口苦，大便黏滞秽臭，尿黄，或身目发黄。舌苔黄腻，脉弦数或弦滑数。

治法：清热利湿。

常用方药：茵陈蒿汤或甘露消毒丹加减（茵陈、豆蔻、藿香、滑石、木通、菖蒲、大黄、栀子）。

2. 肝郁脾虚

证候：胁肋胀痛，情志抑郁，纳呆食少，脘痞腹胀，身倦乏力，面色萎黄，大便溏泄，舌质淡有齿痕，苔白，脉沉弦。

治法：疏肝健脾。

常用方药：丹芍三花汤加减（流派经验方：丹参、白芍、素馨花、厚朴花、合欢花、川楝子、白术、怀山药、黄芪）。

3. 肝肾阴虚

证候：胁肋隐痛，遇劳加重，腰膝酸软，两目干涩，口燥咽干，失眠多梦，或五心烦热，舌红或有裂纹，少苔或无苔，脉细数。

治法：敛肝养阴。

常用方药：三子养肝汤（流派经验方：女贞子、楮实子、五味子、白蒺藜、熟酸枣仁、何首乌）。

4. 瘀血阻络

证候：两胁刺痛，胁下痞块，面色晦暗，或见赤缕红丝，口干不欲饮，舌质紫暗或有瘀斑瘀点，脉沉细涩。

治法：养肝扶脾，活血通络。

常用方药：扶羸散瘀汤（流派经验方：熟酸枣仁、金樱子、女贞子、何首乌、鳖甲、北芪、白术、当归、白芍、赤芍、三七末）。

5. 脾肾阳虚

证候：胁肋隐痛，畏寒肢冷，面色无华，腰膝酸软，食少脘痞，腹胀便溏，或伴下肢浮肿，舌质暗淡，有齿痕，苔白滑，脉沉细无力。

治法：养肝通络，温补脾肾。

常用方药：扶羸散瘀汤去赤芍，加温阳通络之品（熟酸枣仁、金樱子、女贞子、何首乌、鳖甲、北芪、白术、当归、白芍、三七末、熟附子、党参、淫羊藿、桂枝、干姜）。

五、养生调摄

岑老[9]认为，中西医对于慢性肝炎、肝硬化暂无根治性药物，治疗过程中肝功能状态易反复，但治疗贵在坚持，一般可以使疾病稳定，甚至有好转或恢复的可能。

平时生活要对生活饮食做出合理安排，避免过度劳累，不服用影响肝功能的药物。饮食方面：不宜饮酒；因甜品属甘，过食容易伤脾生湿，所以尽量避免食用过甜食物。此外结合酸以养肝的中医理论，建议日常可食用食醋，每天饭后 10ml 左右，有助于降低转氨酶，达到补肝的作用。可多摄入鱼类及滋阴食品，多吃水果与蔬菜。注意高蛋白、低脂肪摄入，一般以牛奶、鸡蛋、猪瘦肉、鸭肉、鱼肉为佳。因以上食物不辛燥，较为适合肝病患者。某些适宜食物[9]可作为药膳应用。下面简要介绍两种药膳。

1. 虫草枸杞炖水鱼

材料：冬虫夏草 9g，枸杞子 12g，带甲壳水鱼一只（约 500g）。

功效：滋阴降火。带甲壳水鱼味甘微咸，入肝、肾二经，乃滋阴佳品，凡阴虚火旺患者，最为适合。

适应证：适用于肝炎、肝硬化、肝癌阴虚患者。

烹制方法：加入冬虫夏草、枸杞子，隔水炖带甲壳水鱼（保留甲壳），炖熟后食用水鱼即可。

2. 泥鳅蒸豆腐

材料：泥鳅数条，豆腐一块（二三两）。

功效：暖中益气。泥鳅肉质细嫩，营养丰富，可焖、煮或做汤，具有暖中益气的作用。

适应证：适用于肝炎、肝硬化、肝癌、脂肪肝脾胃阳虚、畏寒肢冷患者。

烹制方法：先取泥鳅数条，置水盆中养1～2天，让其排净腹内粪便，然后取豆腐一块置盆中，再放入泥鳅，待泥鳅钻入豆腐中，即放入锅中蒸熟，然后调味食用。

此外，田鸡（青蛙）、紫菜、冬菇、黄花菜、南瓜、猕猴桃等均是肝炎患者滋补佳品，适宜服用。

六、名家医案节选

案　患者，男，45岁，军人[8]。

因"胁痛、失眠半年余"于1971年10月25日就诊于广东省某医院。患者自诉曾患慢性肝炎8个多月，住院治疗，转氨酶虽然转为正常，但症状未除。就诊时患者胁痛，烦躁失眠，口干苦，纳差腹胀，苔黄，脉弦缓。就诊时肝功能检查谷草转氨酶、谷丙转氨酶正常，无黄疸。乙肝两对半提示乙肝病毒表面抗原（HBsAg）阳性，其他为阴性。

西医诊断：慢性乙型病毒性肝炎。

中医诊断：肝着。

辨证：肝气郁盛，有化火之势。

治法：疏肝解郁，泻火凉肝。

初诊了解到患者之前屡服用丹栀逍遥散、龙胆泻肝汤症状并无好转。遂改用酸敛之法，敛肝气，养肝阴。岑老取三子养肝汤之意，加以扶脾。

处方：熟酸枣仁30g，山萸肉12g，桑椹18g，白芍12g，女贞子12g，党参12g，枸杞子12g，菊花12g，乌豆衣12g，楮实子30g。

嘱患者忌酒，注意休息。按方服用1个月后复诊，患者胁痛消失，腹胀缓解，口不苦，食欲及睡眠均正常。随访半年症状稳定。

按：肝着，病位在肝，肝体阴而用阳，对于肝气郁盛，多以疏肝为主。但疏肝之法无效，则以敛肝为要。疏肝、敛肝为肝气郁盛治疗二法，虽侧重点不同，但其治疗本质在于通过疏肝或敛肝达到调整肝阴亏虚的目的。肝阴不足是肝着的主要病机特点，在各证型中均有存在，调整肝阴之法贯穿肝着治疗的始终。除了常规养肝、柔肝之外，疏畅气机也能起到养肝的作用。肝主疏泄，其病理变化状态下，疏泄功能失调，主要表现为肝气郁结，甚则肝气郁盛。疏肝调畅气机，敛肝防止肝气涣散，二者均能调整肝脏疏泄功能，从而间接起到养肝的作用。

此外，结合该病例，还需要关注肝气郁盛有无化火倾向，如口干苦，烦躁，苔黄，脉数，则化火之象明显，需加以泻火凉肝之法。但治疗方面总以敛肝气，补肝阴之敛法为要。疏肝、敛肝有所不同，临床可参考应用。

参 考 文 献

[1] 张富永，叶青艳，刘旭，等. 病毒性肝炎中医病名再探[J]. 长春中医药大学学报，2019，29（3）：379-380.

[2] 中华中医药学会肝胆病专业委员会，中国民族医药学会肝病专业委员会. 慢性乙型肝炎中医诊疗指南

（2018年版）[J]. 中西医结合肝病杂志，2019，29（1）：后插1-后插6.

[3] 孙卫，曹爽，彭珂，等. 中医药治疗慢性乙型肝炎的研究进展[J]. 中医临床研究，2019，11（29）：139-141.

[4] 陈争春，黄勇进. 慢性乙型肝炎中医辨证与病理、病毒指标关系的研究[J]. 内蒙古医学杂志，2017，49（5）：604-606.

[5] 史宇广，单书健. 当代名医临证精华——肝炎肝硬化专辑[M]. 北京：中医古籍出版社，1988：207-211.

[6] 政协广东省委员会办公厅. 岭南中医药名家[M]. 广州：广东科技出版社，2010：41-51.

[7] 岑鹤龄. 中医争鸣[M]. 香港：鹤庐医社，1991.

[8] 王进忠，钟世杰，杨荣源. 岭南名医岑鹤龄养阴扶脾活络法论治慢性肝炎[J]. 广州中医药大学学报，2017，34（1）：123-125.

[9] 岑鹤龄. 肝病保健[M]. 香港：明窗出版社，2010.

（钟世杰　王进忠）

第三节　休　息　痢

休息痢是中医"痢疾"的常见类型之一，临床以反复腹痛、腹泻、黏液脓血便及里急后重为主要表现，契合现代医学溃疡性结肠炎（ulcerative colitis，UC）的临床症状及病因病机。

岭南岑氏杂病流派罗云坚教授为广东省名中医，长期从事溃疡性结肠炎的临床治疗和研究工作，积累了丰富的临床经验，形成了"伏毒致病"的独特学术思想和治疗方法，疗效显著。作为岭南岑氏杂病流派的主要研究病种和学术思想，本节对以溃疡性结肠炎为代表的休息痢进行系统阐述。

一、病　因　病　机

中医学理论认为，外邪侵袭、饮食不节、七情内伤和禀赋不足是溃疡性结肠炎的常见病因。湿热内蕴、气血壅滞、脾肾亏虚是本病的关键病机，其中脾肾亏虚为本，湿热瘀毒阻滞为标，总属本虚标实之证。其中活动期以湿热标实为主，缓解期以脾肾两虚为本。但该病的主要特征为易于复发，且重症患者治疗困难。据此根据其致病特点和临床表现，罗云坚教授通过长期研究，认为溃疡性结肠炎的宿根在于"伏毒"，主要从"热""湿""瘀"三个方面，提出"伏毒致病"的学说和临床治疗方法。

1."伏毒"的概念属性和病因的形成

历史上对于"伏毒"的认识首见于外感温病，如晋代王叔和认为"寒邪藏于肌肤，至春变为温病，至夏变为暑病"，清代雷少逸则认为"温毒者，由于冬令过暖，人感疫疠之气，至春夏之交，更感温热，伏毒自内而出，表里皆热"。后世医家对伏毒学说多有发挥，在白血病、强直性脊柱炎、肿瘤等疑难病的诊治中引入此概念。总体而言，认为伏毒具有隐伏、缠绵、暗耗、暴戾、杂合多变等特点。罗教授以伏毒学说探讨溃疡性结肠炎的诊治，认为伏毒是其发病的主要病理因素。

罗教授认为[1]，"伏毒"成因不外乎内、外两端。内生伏毒多因先天不足、脾肾两虚、饮食不慎、正气虚弱、情志不畅等导致内邪化生，久居体内，不得外泄，酝酿成毒。或由家族遗传之邪毒，潜藏体内，逾时而发。

外感伏毒多因风、寒、暑、湿、燥、火侵犯人体，深藏其中，缠绵不去，导致毒邪稽留，暗耗正气。不论外感、内生，毒邪久居体内，在溃疡性结肠炎缓解期，虽无临床表现，但当遇到情志刺激、饮食不慎、外感时邪时，伏毒遇感而发，则出现腹痛、便血一系列症状。至疾病后期，气血耗损，脏腑功能衰减，正虚邪恋，沉滞难解。伏毒发病多本虚标实，寒热错杂，可见伤络动血、痰瘀湿毒胶着难解之症。总结其发病特点为蛰伏、缠绵、暗耗、难治。总之，伏毒是导致溃疡性结肠炎反复发作、缠绵难愈的宿根。

2. "伏毒"病机构成特点以"湿、瘀、热、毒"为基础，重视"瘀"的作用

溃疡性结肠炎患者伏毒的病机构成以湿、瘀、热、毒为主，四者可相互转化，多种病理因素可兼杂出现，不同时期略有侧重，但毒邪贯穿始终。例如，活动期多见湿、热等阳毒表现，湿热共存，两者相搏，结于营血，交蒸于内，湿热下迫，而出现肛门灼热、里急后重、黏液脓血便。缓解期则多以湿、瘀等阴毒为主。湿性黏滞缠绵，宿根难除，一旦遇诱因而发，则湿邪郁而化热，转变为活动期。同时溃疡性结肠炎一般病程较长，反复不愈或复发，血滞于内，易生瘀血。王清任《医林改错》载："泻肚日久，百方不效，是瘀血过多"。《血证论》载："离经之血，虽清血鲜血，亦是瘀血。瘀血在经络脏腑之间，与气相斗，则郁蒸腐化，而变为脓"。从现代医学角度研究溃疡性结肠炎患者肠黏膜微循环呈现高凝状态，使用肝素不但不会加重出血反而增强疗效，由此可见瘀血阻滞也是本病的主要病机之一，尤其在疾病后期需要引起重视。

3. "伏毒"同气相求，潜伏在手阳明大肠经和足厥阴肝经[2]

溃疡性结肠炎病位在肠，与肝、脾密切相关。关于伏毒的潜伏位置，《黄帝内经太素》认为，"藏于血脉之中，分肉之间，久留而不去"。历代医家通过观察、分析，认为病邪潜伏位置大致有三处：肌肤、膜原、少阴。还有医家认为潜伏于任、督二脉，二者统帅阴阳二经，为全身之大络。罗教授从经络入手，认为伏毒同气相求，易于潜伏的位置为手阳明大肠经和足厥阴肝经。里急后重、腹痛、黏液脓血便均与大肠经有关。而足厥阴肝经"多血少气""两阴交尽"，乃阴尽阳生之经，虽阳少阴多，但阳气自此由收藏转为升发。溃疡性结肠炎病深日久，伤及血分，赤多白少，伏毒潜藏至深，易致阴尽阳生，寒热错杂，肝风内迫，里急后重。

二、辨 证 要 点

1. 辨分期

溃疡性结肠炎活动期患者以黏液脓血便、腹痛腹泻为主要症状，多属于湿热下注或脾虚湿阻证。脾虚湿阻，日久化热，湿热阻滞气血运行，灼伤肠络，又多夹瘀血而成脓血便。故湿、热、瘀为溃疡性结肠炎活动期的主要病理因素。缓解期患者，久伤耗散正气，以脾胃虚弱证多见。

2. 辨虚实

邪之所凑，其气必虚，久泻之本无不在脾胃，休息痢亦然。本病在于脾胃虚弱，但常虚实夹杂。在辨别分期的基础上，需明确虚实本质，标本兼顾，扶正祛邪。因脾虚气滞常致积滞内停，而积滞内停又导致气滞愈甚，以致虚实互为因果。岭南地区气候炎热，久病缠绵，脾胃虚弱也会出现虚寒之象，需引起重视。

3. 辨主次症

主要需分清痛与泻的关系。肝脾不和为主要病机，痛泻共存。若患者以痛为主，则为肝木太过，肝气郁滞，需以疏肝为要。若患者以泻为主，痛不太明显，则以脾土亏虚为主，需在疏肝的基础上着重加用健脾之法。

三、治 疗 原 则[1-3]

1. 祛毒治疗为关键，贯穿治疗之始终

溃疡性结肠炎伏毒为宿根。活动期，伏毒遇诱因而发病，治疗若中病既止，则邪滞未尽，宿邪未去，新邪又生。缓解期，伏毒潜藏，伺机再动，伏毒仍存。因此不管是活动期还是缓解期，都应配合祛毒治疗。清解伏毒需贯穿疾病治疗之始终，方能治本以获效。该病伏毒与正虚并见，治当攻补兼施。但在不同阶段，针对性有所差异。活动期祛邪须早，且除邪务尽，以期直达病所。不能在症状稍有缓解之后急于加用滋腻健脾之品，而应加入调气之品以助健运。病情转至缓解期，不应一味扶正，需攻补兼施。针对伏毒，罗教授喜用黄连、黄柏、炭母、白花蛇舌草、薏苡仁、白头翁等以解毒、托毒，祛除宿根，防止复发。

2. 祛毒需顾及正虚，益气健脾扶助正气

"壮者邪不能居"，伏毒得以潜伏的关键是正气已虚。脾居中焦，为后天之本、气血生化之源，固护脾胃，健脾益气尤为重要。黄芪味甘，有益气健脾、托毒生肌的功效，为疮家之圣药。罗教授擅重用黄芪（30g以上）补中气，升清气，以求益气托毒之功。此外，针对溃疡性结肠炎形体羸弱怕冷者，可选用连理汤以温中健脾、清热解毒。

3. 注重调气行血、活血化瘀

叶天士云"经几年宿疾，病必在络"，《血证论》云"故凡血证，总以去瘀为要"。溃疡性结肠炎病程日久，水湿盘踞肠间，气血运行不利，久之肠络瘀之。瘀血不去，新血不生，瘀血愈甚，气血愈虚，导致病程迁延，缠绵不愈。刘河间在治法上提及"行血则便脓自愈，调气则后重自除"。肠镜下观察，气滞血瘀也往往是溃疡性结肠炎的局部病理变化。医者采用收敛止血药往往效果不佳，而采用活血止血药反而能增强疗效。罗教授最喜用三七以破瘀、生新、止血，或在活动期使用以三七总皂苷为主要成分的血栓通注射液，均有较好疗效。而热毒明显之便血鲜红者，可适当加用牡丹皮以活血、凉血、止血。

4. 注重从厥阴肝经论治溃疡性结肠炎

罗教授认为，伏毒主要潜伏于大肠经和肝经，其中肝经为两阴交尽、阳气升发处。"厥阴之上，风气从之"，采用乌梅丸加减治疗久痢可切中病机，疗效显著。乌梅丸集辛、酸、苦于一方，本为治疗上热下寒的寒热错杂证。罗教授扩大此方治疗所有虚实夹杂，外寒内热，上热下寒的久痢患者，解阴阳错杂之邪。

四、辨 证 论 治[4-7]

1. 大肠湿热

主症：①腹泻，便下黏液脓血；②腹痛；③里急后重。

次症：①肛门灼热；②腹胀；③小便短赤；④口干；⑤口苦。

舌脉：①舌质红，苔黄腻；②脉滑。

证型确定：具备主症 2 项和次症 2 项，参考舌脉即可诊断为本证型。

治法：清热凉血，解毒清肠。

常用方药：白头翁汤加减（白头翁、黄连、黄柏、秦皮、薏苡仁、甘草、牡丹皮、黄芪、白花蛇舌草、木香、地榆、茯苓、藿香、槐花、炒山楂）。

对于症状轻者，可直接应用常用基本方：白头翁、牡丹皮各 15g，黄连 9g，薏苡仁、白花蛇舌草各 30g，木香（后下）、乌药各 12g，黄芪 20g。

2. 脾虚湿阻

主症：①黏液脓血便，白多赤少，或为白冻；②腹泻便溏，夹有不消化食物；③脘腹胀满。

次症：①腹部隐痛；②肢体困倦；③食少纳差；④神疲懒言。

舌脉：①舌质淡红，边有齿痕，苔薄白腻；②脉细弱或细滑。

证型确定：具备主症 2 项和次症 2 项，参考舌脉即可诊断为本证型。

治法：健脾益气，化湿助运。

常用方药：四君子汤加健脾伏毒之品（党参、白术、茯苓、炙甘草、黄芪、黄连、白头翁、薏苡仁、藿香、地榆、槐花、炒山楂、白花蛇舌草、木香、牡丹皮）。

方中加用黄芪，辅佐黄连、白花蛇舌草、牡丹皮等清解伏毒。亦可酌情加用藿香、肉豆蔻等化湿药及山楂、神曲等健胃消食药物。湿盛则阻滞中焦，湿浊内生，湿为阴邪，以藿香、肉豆蔻温中化湿，配合山楂、神曲健胃消食，促进脾胃运化，恢复中焦升降功能。其中山楂也具有行气活血的作用，炒用则能行气、化瘀、收敛、止痛、止泻，罗云坚教授常将其用于食滞、纳差、腹泻患者。

3. 寒热错杂

主症：①下痢稀薄，夹有黏冻，反复发作；②肛门灼热；③腹痛绵绵。

次症：①畏寒怕冷；②口渴不欲饮；③饥不欲食。

舌脉：①舌质红，或舌淡红，苔薄黄；②脉弦，或细弦。

证型确定：具备主症 2 项和次症 2 项，参考舌脉即可诊断为本证型。

治法：温中补虚，清热化湿。

常用方药：乌梅丸或连理汤加减，辅以健脾益气之品（黄连、炙甘草、炮姜、党参、地榆、白头翁、黄柏、乌梅、藿香、炒山楂、肉桂、熟附子）。

4. 肝郁脾虚

主症：①情绪抑郁或焦虑不安，常因情志因素诱发大便次数增多；②大便稀烂或黏液便；③腹痛即泻，泻后痛减。

次症：①排便不爽；②饮食减少；③腹胀；④肠鸣。

舌脉：①舌质淡红，苔薄白；②脉弦或弦细。

证型确定：具备主症 2 项和次症 2 项，参考舌脉即可诊断为本证型。

治法：疏肝理气，健脾化湿。

常用方药：逍遥散、四逆散、痛泻要方加减（柴胡、白芍、枳实、甘草、当归、茯苓、薄荷、白术、防风）。

以腹痛为主要症状者，痛泻要方合四逆散加减；以泄泻为主要症状，而腹痛不太明显者，以痛泻要方合四君子汤加减。活动期治疗后辅以香砂六君子汤加柴胡、白芍调理。

5. 脾肾阳虚

主症：①久病不愈，大便清稀或伴有完谷不化；②腹痛绵绵，喜温喜按；③腰膝酸软；

④形寒肢冷。

次症：①五更泻或黎明前泻；②食少纳差；③少气懒言；④面色㿠白。

舌脉：①舌质淡胖或有齿痕，苔白润；②脉沉细或尺脉弱。

证型确定：具备主症2项和次症1或2项，参考舌脉诊断为本证型。

治法：健脾温肾，温阳化湿。

常用方药：四君子汤加健脾温阳之品（党参、白术、茯苓、炙甘草、补骨脂、黄芪、干姜、山药、肉豆蔻、芡实、益智仁、陈皮、乌药、黄连、五味子）。

此外，针对溃疡性结肠炎，辨病与辨证结合，本病脾虚为本，结合肠镜所见病变黏膜充血水肿，甚至溃烂，病变范围弥漫，类似内痈。辨病治疗可在健脾益气基础上加用益气排毒之品，罗云坚教授以经验方制成肠炎清胶囊。药物包括：牡丹皮、黄连、薏苡仁、白花蛇舌草、木香、乌药、黄芪等。脾虚明显者可酌加党参、茯苓、白术、扁豆；偏虚寒者，酌加干姜、熟附子、补骨脂；湿热明显或有便血者，酌加地榆、槐花、白头翁；湿重者，加苍术、蚕沙；腹胀满者，酌加厚朴、槟榔。其他阴血亏虚或血瘀肠络等证可酌情加减。

五、养 生 调 摄[6]

1. 日常调摄

首先，心理压力的变化与溃疡性结肠炎的病情活动密切相关，长时间承受较大压力可能会导致溃疡性结肠炎患者的病情复发或加重。保持心理健康可以减少UC的复发。

其次，饮食方面活动期选择低脂流质或低脂少渣半流质饮食，如含优质蛋白的淡水鱼肉、瘦肉、蛋类等，但避免含乳糖蛋白食品，如牛奶。缓解期选择低脂饮食，摄入充足的蛋白质，避免食用容易胀气和刺激性的食物，如粗纤维和辛辣食品。湿热证患者慎食牛羊肉和烧烤等温性食品，虚寒证患者避免进食生冷食物如海鲜、冷饮、冷菜冷饭等。同时可配合食疗，脾虚证患者可服用山药莲子粥，阴虚证患者可用槐花百合粥，湿热体质患者可服用薏苡仁马齿苋粥等。

2. 中医外治法[3]

（1）中药灌肠——肠涤清灌肠液（院内制剂）

溃疡性结肠炎的特点为倒灌性，病变部位常见于直肠和乙状结肠，配合中药灌肠可以直达病所。

材料：大黄、黄柏、败酱草。

适应证：溃疡性结肠炎大肠湿热证活动期患者。

功效：清热祛湿，活血化瘀，止血生肌。

操作方法：每次150ml，保留灌肠，每日1次。便血较多者可加1支锡类散。疗程3个月左右。

（2）中药贴敷

材料：四黄散。组成：大黄、黄连、黄芩、黄柏各20g，研末。

功效：清热祛湿，活血解毒。

操作方法：四黄散加温开水与少量蜂蜜调和，外敷患者腹痛部位。

六、名家医案节选

案 曾某，男，22 岁，2018 年 10 月 22 日初诊。

溃疡性结肠炎病史 3 年，现大便日 1～2 次，不成形，夹杂黏液鲜血，左下腹隐痛，便后痛减，嗳气，偶胃脘胀满，肛门下坠感，纳可，眠一般，梦多，舌淡红，苔微黄腻，脉弦细。美沙拉嗪停药 1 年余。辅助检查：2017 年 7 月 11 日外院肠镜示溃疡性结直肠炎。2018 年 4 月 19 日外院胃镜示非萎缩性胃炎。

中医诊断：痢疾——休息痢。

西医诊断：溃疡性结肠炎。

辨证：大肠湿热证。

治法：清热凉血，解毒清肠。

处方：白头翁汤加减。白头翁 15g，炒黄连 10g，白花蛇舌草 30g，黄芪 20g，薏苡仁 15g，牡丹皮 15g，地榆 15g，槐花 15g，白术 15g，姜炭 10g，藿香 15g，炙甘草 10g，木香（后下）10g。14 剂，水煎服。

配合我院院内制剂调肠消炎片（肠炎清 1 号），口服，每次 5 粒，每日 3 次，服用 7 天。

连服 2 周后，大便较前成形，黏液血丝减少，继续上方加减治疗。2018 年 12 月 10 日复诊，患者大便成形，日 1～2 行，夹少许黏液血丝，腹痛、肛门重坠已经消失，考虑仍有直肠部分黏膜炎症，嘱患者在服用中药的基础上配合美沙拉嗪栓使用。

2019 年 1 月 9 日复诊，患者大便日 1 行，未见黏液鲜血，腹部无不适。

按： 患者溃疡性结肠炎病史，初诊处于活动期，湿热蕴结肠道，故见黏液血便。舌苔微黄腻，湿热阻滞，气机不畅，故见胃脘胀满，肛门重坠。而患者舌质淡，为本质虚寒，总体为寒热错杂之证，既要清热祛湿理气，亦需健脾温中。

白头翁、炒黄连清热利湿，地榆、槐花清肠止血，薏苡仁、藿香加强祛湿止泻之力，黄芪、白术健脾益气以固本，黄芪、薏苡仁兼有托毒排脓之功，姜炭温中兼止血。行血则便脓自愈，调气则后重自除，故用牡丹皮、木香以活血调气，白花蛇舌草以清热解毒。诸药合用共起清热凉血、解毒清肠之效。

七、流派研究前沿

近年来整理了罗云坚教授治疗溃疡性结肠炎的学术思想，同时开展创新成药临床与动物实验研究，申请到各级别课题多项。其中大鼠动物实验发现以清解伏毒法立方的调畅消炎片（肠炎清 1 号）能有效减轻慢性复发型 UC 大鼠结缔组织炎症，促进溃疡灶愈合，从而起到治疗慢性复发性 UC 大鼠的目的[7]。

参 考 文 献

[1] 李叶，张北平. 罗云坚教授从伏毒致病学说论治溃疡性结肠炎经验介绍[J]. 新中医，2011，43（3）：157-159.

[2] 李叶，梁灿，张北平，等. 罗云坚教授治疗溃疡性结肠炎经验[J]. 湖南中医药大学学报，2013，33（9）：64-66.

[3] 康宜兵, 罗云坚. 罗云坚治疗慢性非特异性溃疡性结肠炎经验[J]. 辽宁中医杂志, 2009, 36 (1): 58-59.

[4] 钟彩玲, 缪旺冬, 赵喜颖, 等. 基于数据挖掘方法罗云坚教授治疗溃疡性结肠炎用药规律研究[J]. 中医药学报, 2018, 46 (6): 20-24.

[5] 中华中医药学会脾胃病分会. 溃疡性结肠炎中医诊疗专家共识意见 (2017) [J]. 中华中医药杂志, 2017, 32 (8): 3585-3589.

[6] 中国中西医结合学会消化系统疾病专业委员会. 溃疡性结肠炎中西医结合诊疗共识意见 (2017 年) [J]. 中国中西医结合消化杂志, 2018, 26 (2): 105-111, 120.

[7] 缪旺冬, 张北平. 清解伏毒法治疗溃疡性结肠炎组方特色及作用机理研究[D]. 广州: 广州中医药大学, 2017.

（罗云坚　王进忠）

第四章 岭南梁氏脾胃病学术流派

第一节 岭南梁氏脾胃病学术流派总论

一、简 介

岭南梁氏脾胃病学术流派是以著名脾胃病医家梁乃津为创始人，历经四代传承，流派发展至今有近百年的历史，以善于诊治脾胃病著称于世。梁老所献治疗胃病金牌中成药胃乃安胶囊、金佛止痛丸疗效显著，广泛应用于临床。

二、历 史 渊 源

岭南梁氏脾胃病学术流派创始人梁乃津于 1915 年出生在广东省南海县，受曾祖父行医开药铺的影响，10 余岁时就已经通晓中医经典，青年时他并不满足于家传所学，于 1933 年考入上海中国医学院，真正开始了系统的习医生涯。在读期间梁乃津还先后跟师章次公、徐小圃、朱南山、朱子云等沪上名医，之后他分别在上海、韶关、广州等地行医，并与吴粤昌等在粤北韶关创办《广东医药旬报》，仁术济世，名噪一时。新中国成立后他历任惠行善院内科医席、广州医协副主席、中医学会理事长。1953 年任广东省中医院院长。1956 年广州中医药学院成立，梁老调任为教务长和医经教研室主任，他与邓铁涛、罗元恺、黄耀燊并称为广州中医药学院四大金刚。1963 年任中医药研究所业务所长、广东省中医学会理事长。1978 年被授予"广东省名老中医"称号。1984 年任广东省中医院名誉院长、顾问、教授，享有国务院政府特殊津贴专家的待遇。1991 年被国家中医药管理局定为首批全国老中医药专家学术经验继承工作指导导师。他曾代表广东省中医药界任第六、七届全国政协委员。

余绍源教授是梁老的同事，1957 年考入广州中医学院本科，毕业后任职于广东省中医院，并于 1984 年创办了脾胃病科，1986 年起任广州中医药大学第二临床医学院内科教研室主任，研制梁老献方胃药"胃乃安"成功，获广东省科技进步奖，1993 年获"广东省名中医"称号，后被评为享受国务院政府特殊津贴专家。

黄穗平是梁乃津的嫡传弟子，1984 年毕业于广州中医药大学，分配到广东省中医院内科工作，1986 年考取梁老的硕士研究生，1991 年成为首批全国名老中医药专家梁乃津学术经验继承人，跟师期间，黄穗平深入学习了梁老治疗脾胃疾病的经验及理论，并进行系统的分析、总结，在国家级中医学杂志上发表了近 20 篇梁乃津的临床经验论文。自 1995 年起任脾胃病科主任，2006 年被评为广东省优秀中医临床人才，2015 年被选为广东省名中医师承项目指导老师，2017 年荣获"广东省名中医"称号。作为国家重点专科脾胃病专科学科带头人，黄主任努力做好中医的传承、创新和发展工作，培养了一大批中医脾胃病专业优秀人才，使流派发展人才辈出。

三、岭南梁氏脾胃病学术流派传承脉络

第一代传承人：梁乃津（1915—1998），为第一批广东省名中医，主任中医师，广州中医药大学首批博士研究生导师，原广东省中医院院长，曾任广东省中医学会理事长。

第二代传承人：黄穗平（1959—），医学博士，主任中医师，教授，博士生导师，广东省名中医，广东省中医院脾胃病科主任导师、学术带头人，岭南梁氏脾胃病流派传承工作室负责人。兼任中华中医药学会脾胃病分会副主任委员、中国民族医药学会脾胃病分会副会长、世界中医药学会联合会消化病专业委员会副会长、广东省中医药学会消化病专业委员会主任委员等，他既是梁老的嫡传弟子，也是余绍源教授的博士研究生。

第三代传承人：陈延（1971—），医学硕士，主任中医师，硕士生导师，广东省中医院青年名中医，芳村分院脾胃病科主任，兼任广东省中医药学会消化病专业委员会副主任委员，中华中医药学会脾胃病分会委员，世界中医药学会联合会消化病专业委员会常委，他是黄穗平主任的硕士研究生。

张北平（1973—），医学博士，主任中医师，博士生导师，广东省中医院脾胃病科大科主任，兼任广东省中医药学会消化病专业委员会副主任委员，中华中医药学会脾胃病分会委员会常务委员，世界中医药学会联合会消化病专业委员会常委，她是黄穗平主任的博士研究生。

胡学军、李建华、张海燕、邝宇香、黄俊敏等都是黄穗平教授的研究生，在临床工作中长期跟随余绍源、黄穗平等老师学习。

第四代传承人：赵喜颖、钟彩铃、刘添文、欧阳博文、何家鸣等分别是张北平主任、陈延主任的硕士研究生，在临床中完成了完善的流派团队，努力发展壮大流派，造福广大患者。

四、流派学术思想

1. 学贯古今、博采众长，主张经典医籍和后世各家学说并重

本流派既重视《内经》《难经》和《伤寒杂病论》等四大经典，又熟练运用"金元四大家"刘完素的火热论、张元素的脏腑病机论、李杲的脾胃气之源论、朱震亨的阴常不足论，还有清代温病四大家叶桂、薛雪、吴瑭和王孟英等新学说的理论体系，以及近代如张锡纯、孔伯华、施今墨、邓铁涛、梁乃津、吉良晨等名医的学术经验，潜心研究以上历代医家的学说，集各家之长，形成了本流派独特的学术体系。

2. 衷中参西，病证结合，提倡以中医药为主，中西医结合

本流派严格执行"能中不西，先中后西，中西医结合"的诊治原则，坚持中医站在前沿，现代医学跟得上，在大力弘扬中医药、发挥中医药特色与优势的同时，重视掌握现代医学及新理论、新技术的运用，尤其在利用消化内镜先进诊治技术方面做出巨大努力，取长补短。

3. 病人为本，疗效为先，主张"三结合"治疗

（1）中医药与西医药疗法结合：在以中医药治疗为主题的基础上，对危、重、急之症，有必要结合使用应有的西医药，以取西医药之长补中医药之短。

（2）整体与局部相结合：通过内服或注射法给药，对某些病症结合局部用药法，如外敷法、灌肠法等。

（3）药物与非药物疗法结合：在使用各种药物的基础上，根据不同病种的需要，结合使用针灸、按摩、理疗、饮食疗法，及心理咨询与现代科学的介入疗法等。

4. 主张从"虚、瘀、毒"论治，逆转萎缩性胃炎及胃癌前病变

本流派认为，慢性萎缩性胃炎发病与脾虚、气滞、血瘀、毒结有关，主张以益气健脾、行气活血、祛瘀解毒为法治疗，并取得了显著的疗效。

5. 主张从"疮全赖脾土"论治，缓解克罗恩病发作

本流派遵循 "疮全赖脾土"的思想，以益气健脾为基本治法，运用甘温除热法、托里温阳法、健脾祛邪法、大补气血法、补脾生肌法等治疗克罗恩病，疗效满意。

6. 主张从"湿、瘀"论治，预防大肠息肉复发

本流派认为，大肠息肉与"湿""瘀"有关，湿瘀并治，以健脾化湿、理气化瘀为法，可显著减少息肉复发。

（黄穗平　黄俊敏）

第二节　胃　脘　痛

胃痛是指以上腹胃脘部近心窝处疼痛为主症的病症，又称为胃脘痛。脾胃居中焦，脾主运化，胃主受纳、腐熟水谷，升降相因，共同完成水谷的纳运。本病多由于外邪犯胃、情志不畅、饮食积滞等导致气机郁滞，不通而痛；也可由禀赋不足、久病之后导致阳虚阴亏，不荣而痛。现代西医学中急性胃炎、慢性胃炎、消化性溃疡、功能性消化不良等病以上腹部疼痛为主要症状者，属于中医学胃痛范畴。

岭南地区气候炎热多潮湿，岭南人平日喜食肥甘厚腻之品，且岭南人体质多为脾虚，致脾阳困阻，痰湿内生。外来湿热与脾胃内湿交争，形成脾虚湿困脾胃或脾胃湿热的体质。

一、病　因　病　机

胃痛病机，可分为不通则痛和不荣而痛。不通则痛的主要病机为气滞，外邪侵袭，六淫皆可致病，以寒邪凝滞脏腑经络常见，食积、痰饮、瘀血停滞中焦，以及忧思恼怒导致气机失常均可出现胃痛；不荣则痛的病机主要为脾胃虚弱或虚寒及胃阴不足以致胃络失养。

1. 外邪犯胃

外感寒、热、湿诸邪，内客于胃，皆可致胃脘气机阻滞，不通则痛。其中尤以寒邪为多。如脘腹受凉，寒邪直中，寒食伤中，致使寒凝气滞，胃气失和，胃气阻滞，不通则痛。

2. 饮食伤胃

饮食不节，暴饮暴食，损伤脾胃，饮食停滞，致胃气失和，胃中气机阻滞；或五味过极，辛辣无度，或恣食肥甘厚味，或饮酒如浆，则伤脾碍胃，蕴湿生热，阻滞气机，以致胃气阻滞，不通则痛。如《医学正传·胃脘痛》曰："致病之由，多因纵恣口腹，喜好辛酸，恣饮热酒煎煿，复餐寒凉生冷，朝伤暮损，日积月深……故胃脘疼痛。"

3. 脾胃虚弱

若平素体虚，或劳倦过度，或饮食所伤，或过服寒凉药物，或久病脾胃受损，均可引起脾胃虚弱，中焦虚寒，致使胃失温养，发生胃痛。若热病伤阴，或胃热火郁，灼伤胃阴，或久服香燥理气之品，耗伤胃阴，胃失濡养，也可引起胃痛。

黄穗平教授认为，由于岭南气候炎热潮湿，湿热之邪为六淫致病之首。脾喜燥恶湿，而湿邪最易伤脾。气候湿热，又多贪凉饮冷，喜饮凉茶，更容易损伤脾胃，使脾气受损，不能运化水湿，又多病迁延日久，失治误治，因此在岭南地区的脾胃病中，脾虚气弱，运化无力者最为常见，四季皆有。

4. 情志失调

忧思恼怒，情志不遂，肝失疏泄，肝郁气滞，横逆犯胃，以致胃气失和，胃气阻滞，即可发为胃痛。所以《杂病源流犀烛·胃病源流》谓："胃痛，邪干胃脘病也……唯肝气相乘为尤甚，以木性暴，且正克也。"肝郁日久，又可化火生热，邪热犯胃，导致肝胃郁热而痛。若肝失疏泄，气机不畅，血行瘀滞，又可形成血瘀，兼见瘀血胃痛。

本病的病位在胃，与肝、脾关系密切。胃痛早期由外邪、饮食、情志所伤者，多为实证；后期常为脾胃虚弱，但往往虚实夹杂。胃痛的病理因素主要有气滞、寒凝、热郁、湿阻、血瘀。其基本病机为胃气机阻滞，胃失和降，不通则痛。因实致虚，或因虚致实，皆可形成虚实并见证。

胃痛可以衍生多种变证，如胃热炽盛，迫血妄行，或瘀血阻滞，血不循行，或脾气虚弱，不能统血，而致便血、呕血。或日久成瘀，气机壅塞，胃失和降，胃气上逆，致呕吐反胃。本病日久，痰瘀互结，壅塞胃脘，可形成胃癌。

二、辨 证 要 点

梁乃津认为，辨治本病，当分寒热、虚实、阴阳、在气在血。若久病可因实致虚或因虚致实，虚实夹杂，属本虚标实。

1. 辨虚实

虚证病程较长，多见于久病体虚者，其胃痛隐隐，痛势徐缓而无定处，或摸之莫得其所，时作时止，痛而不胀或胀而时减，饥饿或过劳时易诱发疼痛或致疼痛加重，伴有食少乏力、脉虚等症；实证胃痛病程较短，多见于新病体壮者，痛势急剧而拒按，痛有定处，食后痛甚，伴有大便秘结、脉实等症。

2. 辨寒热

寒证胃痛多见胃脘冷痛，因饮冷受寒而发作或加重，得热则痛减，遇寒则痛甚；热证胃痛多见胃脘灼热疼痛，进食辛辣燥热食物易于诱发或加重，喜冷恶热，得寒则痛减。

3. 辨气血

初痛在气，久痛在血。胃痛且胀，以胀为主，痛无定处，时痛时止，常由情志不舒引起，伴胸脘痞满，喜叹息，得嗳气或矢气则痛减者，多属气分；胃痛久延不愈，其痛如刺如锥，持续不解，痛有定处，痛而拒按，伴食后痛增，舌质暗，舌下脉络紫暗纡曲者，多属血分。

三、治 疗 原 则

胃痛的治疗，以理气和胃止痛为基本原则。旨在疏通气机，恢复胃腑和顺通降之性，通则不痛，从而达到止痛的目的。胃痛属实者，治以祛邪为主，根据寒凝、食停、气滞、郁热、血瘀、湿热之不同，分别用温胃散寒、消食导滞、疏肝理气、泻热和胃、活血化瘀、清热化湿诸法；属虚者，治以扶正为主，根据虚寒、阴虚之异，分别用温中益气、养阴益胃之法。虚实并见者，则扶正祛邪之法兼而用之。

根据胃痛的病因，梁乃津教授辨治胃病主张从肝脾胃入手，遣方用药往往同施多法，通补并用，标本兼顾。他提出治疗胃病五大法则，"调肝理气是遣方的通用之法，活血化瘀是遣方的要着之法，清热祛湿是遣方的变通之法，健脾和胃是遣方的固本之法，其他治法是遣方的辅助之法"[1]。灵活运用"大四味"和"小四味"辨治慢性胃病。

四、辨 证 论 治

1. 寒邪客胃
证候：胃痛暴作，恶寒喜暖，得温痛减，遇寒加重，口淡不渴，或喜热饮，舌淡苔薄白，脉弦紧。

治法：温胃散寒，行气止痛。

常用方药：香苏散合良附丸加减（高良姜、吴茱萸、香附、乌药、陈皮、木香）。

2. 饮食伤胃
证候：胃脘疼痛，胀满拒按，得食更甚，嗳腐吞酸，或呕吐不消化食物，其味腐臭，吐后痛减，不思饮食，大便不爽，得矢气及便后稍舒，舌苔厚腻，脉滑。

治法：消食导滞，和胃止痛。

常用方药：保和丸加减（山楂、神曲、莱菔子、法夏、陈皮、茯苓、连翘）。

3. 肝胃不和
证候：胃脘胀痛，胁肋胀痛，症状因情绪因素诱发或加重，嗳气频作，胸闷不舒，舌苔薄白，脉弦。

治法：疏肝理气。

常用方药：柴胡疏肝散加减（柴胡、香附、枳壳、白芍、陈皮、佛手、百合、乌药、甘草）。

梁老在治疗慢性胃病中重视疏肝理气之法，提出了"调理肝气，遣方通用之法"的治疗原则[2]。临床上常常可以疏肝解郁与抑肝缓解两法先后或同时运用。梁老的常用方"金佛止痛方"，就是由郁金、佛手、延胡索、白芍等中药组成。方中郁金、延胡索善入肝经，辛散苦降，疏解肝气，行气活血，佛手亦入肝经，功专理气快膈，唯肝脾胃气滞者宜之；白芍主入肝经，重用之以敛肝柔肝见长，取酸以抑肝之旺。诸药相伍，既可辛散解郁，又可酸柔敛肝，体验了疏敛并用的组方原则。刚中寓柔，柔中有刚，旨在调肝之用，使肝之病态恢复于动态平衡中。肝疏泄功能正常，气顺则通，胃自安和，即所谓"治肝可以安胃"。

"气为血帅"，气行则血行，气滞则血瘀。慢性胃病多兼有血瘀，即"久病入络"，"胃病久发，必有聚瘀"。梁老认为"活血化瘀，遣方得要之法"，梁老常选用入肝经、辛散苦降且能行血中之气药，如郁金、延胡索、香附、三七等。尤其郁金、延胡索两味既活血，又行气。气行血活，血脉通畅，通而不痛，确为治胃病良药。三七除了活血祛瘀外，尚可活血止血，止血不留瘀，最适用于伴有黑粪、吐血者。

4. 脾胃湿热
证候：脘腹疼痛，食少纳呆，口干口苦，身重困倦，小便短黄，恶心欲呕，舌质红，苔黄腻，脉滑或数。

治法：清热化湿。

常用方药：连朴饮加减（黄连、厚朴、法半夏、黄芩、芦根、茵陈、生薏仁）。

当患者出现口干口苦，舌苔变黄之时，此不必热象俱悉，亦属郁热。治疗可适当选用清热药，如蒲公英、黄芩、黄连、柴胡、天花粉等。

5. 寒热错杂

证候：胃脘隐痛，灼热感，口干或口苦，大便溏或硬，疲倦乏力，纳呆，舌淡，苔黄腻，脉细或滑。

治法：健脾祛湿，清胃和中。

常用方药：半夏泻心汤加减（法半夏、黄芩、黄连、党参、干姜、甘草、厚朴、延胡索、鸡内金）。

对于虚实夹杂者，健脾养胃法可与行气活血清热祛湿法等同用，这既可防止辛散药的伤津耗气和苦寒药的损气伤阳之弊，又可调整人体阴阳气血，增强抗病能力，对整个病情的恢复和防止其复发均非常有利。按梁老[2]的经验方所研制的全国著名胃药"胃乃安胶囊"，就是以健脾清热活血的中药为主组成。对于慢性胃病的"湿"，梁老认为此多因脾胃虚弱（气虚或阴虚），脾虚夹湿，胃失和降，气机壅滞，水谷精微反变为湿，湿浊内生。如患者表现为舌苔厚浊或腻，治疗可配合燥湿、渗湿，如用厚朴、藿香、薏苡仁等。但胃喜润恶燥，若过用祛湿，易损脾胃。同时不能一概用清热之品，且要适可而止，过用苦寒，势必损伤脾胃，弊大于利。

6. 脾胃气虚

证候：胃痛隐隐，餐后明显，饮食不慎后易加重或发作，纳呆，疲倦乏力，少气懒言，四肢不温，大便溏薄，舌淡或有齿印，苔薄白，脉沉弱。

治法：健脾益气。

常用方药：香砂六君子汤加减[党参、炒白术、茯苓、陈皮、木香（后下）、砂仁（后下）、法半夏、炙甘草]。

慢性胃病病程长，病情缠绵。梁老认为，从气病原因看，本病多在脾胃虚弱的基础上而发，指出"健脾养胃是遣方固本之法"。临床上我们还常常发现患者可同时存在脾气虚弱和胃阴不足两型，即兼具气阴两虚的证候。此主要辨舌脉，可见到舌红少津而脉弱无力不数，或舌淡苔干，脉细。治疗时梁老注重益气养阴、健脾养胃并举，补气生津，气阴两顾，脾胃得升，胃得润降，升清降浊，出入有序，胃则安和。具体药物可用黄芪、党参、沙参，麦冬，称之"大四味"（相对于郁金、佛手、延胡索、白芍此"小四味"而言）。

7. 脾胃虚寒

证候：胃痛隐隐，绵绵不休，喜温喜按，劳累或受凉后发作或加重，泛吐清水，神疲纳呆，四肢倦怠，手足不温，大便溏薄，舌淡苔白，脉虚弱。

治法：温中健脾。

常用方药：黄芪建中汤合理中汤加减（黄芪、桂枝、干姜、白术、法半夏、陈皮、党参、茯苓、炙甘草）。

8. 胃阴不足

证候：胃脘灼热疼痛，胃中嘈杂，似饥而不欲食，口干舌燥，大便干结，舌红少津或有裂纹，苔少或无，脉细或数。

治法：养阴益胃。

常用方药：益胃汤加减（北沙参、生地、麦冬、白芍、佛手、石斛、甘草）。

治阴虚所为者，通过甘凉阴柔，滋润增液，可化生胃阴，濡畅胃络，寓滋阴养胃于润降畅血之中。梁老常用叶天士的甘凉润燥法，推崇选用沙参麦门冬汤，常用沙参、麦冬。

9. 脾虚瘀毒内阻

证候：病程长，有病理支持萎缩性胃炎伴有或不伴有轻中度不典型增生。胃脘胀满或胃痛隐隐，餐后明显，饮食不慎后易加重或发作，纳呆，疲倦乏力，舌淡暗，或舌下络脉纡曲，苔薄白或微黄，脉细或涩。

治法：健脾益气，活血解毒。

常用方药：萎胃复元汤[余绍源教授创立，由黄芪、太子参、茯苓、白术、砂仁（后下）、木香（后下）、半枝莲、蒲公英、三七、炙甘草组成]。

余绍源教授认为慢性萎缩性胃炎（CAG）发病与脾、胃、肝关系最为密切，以脾胃运化失常、脾胃虚弱为本，脾胃虚弱又以脾气虚为多；而气滞血瘀则贯穿病程始终。CAG 的病机属本虚标实，本虚以脾胃气虚为主，标实有血瘀、热毒等，因此益气健脾法、活血化瘀法、清热解毒法几乎贯穿于治疗的始终。余教授以此法治疗 CAG 虚实夹杂者，方用自拟萎胃复元汤加减：本方以黄芪、党参健脾益气；益以白术、砂仁、陈皮、稻麦芽健脾醒胃，和胃消导，为臣；半枝莲、白花蛇舌草、竹茹、蒲公英清热解毒，散瘀定痛，以解瘀毒之交结，为佐，三七止血、消肿、散瘀，为使。全方扶正祛邪，两者兼顾，使气滞解，湿阻化，郁热清，血瘀除，而中气渐复，胃络和畅，胃气来复。余老认为，本方从病论治，临床时如无特殊偏热偏寒者皆用本方，不事加减[3-4]。

五、养 生 调 摄

胃脘痛患者如能做到药食相须，寒温相宜，五味相适，就能提高疗效，加速康复。患者饮食、情绪、劳逸结合等方面对疾病恢复也起到至关重要的作用，宜忌食肥甘厚味，生冷辛辣，忌烟酒和刺激的药物，饥饱适中，宜清淡而具营养的食物。应针对患者的具体情况，与患者详细说明，以提高疗效，减少复发[5]。

精神因素是诱发肝疏泄失常的常见因素，在使用调肝理脾药物治疗的同时，尚需配合心理疗法、饮食调理、睡眠充足、动静有度等。

六、名家医案节选

案 林某，女，50 岁，2017 年 4 月 11 日初诊。

反复上腹部疼痛 1 个月余。缘患者反复上腹部疼痛 1 个月余，食后嗳气，纳可，大便干结，粒状，2 日 1 次；眠差，易早醒。舌淡红，苔薄白，脉弱。辅助检查：2017 年胃镜提示十二指肠球部溃疡（A2），幽门管溃疡（A1），胃窦溃疡（A2）。

中医诊断：胃痛。

西医诊断：①复合性溃疡；②慢性胃炎。

辨证：脾胃虚弱。

治法：益气健脾，理气止痛。

处方：白术 15g，黄芪 20g，茯苓 15g，木香（后下）5g，炙甘草 5g，延胡索 15g，陈皮 10g，党参 15g，法半夏 15g，海螵蛸 20g，砂仁（后下）5g，三七粉（冲服）1 袋。

7 剂，日一剂，水煎服。

2017年4月18日二诊：胃痛好转，无反酸，纳可，大便干结，粒状，2日1次，眠欠佳。舌淡红，苔薄白，脉弱。处方：白术15g，黄芪20g，茯苓15g，木香（后下）5g，炙甘草5g，延胡索15g，陈皮10g，党参15g，法半夏15g，枳实15g，厚朴15g，火麻仁30g。7剂，日1剂，水煎服。

2017年4月25日三诊：胃痛缓解，无反酸，纳可，大便干结，粒状，2日1次，舌淡红，苔薄白，脉弱。处方：白术15g，黄芪20g，麦冬15g，玄参15g，炙甘草5g，延胡索15g，生地黄20g，党参15g，法半夏15g，枳实15g，厚朴15g，火麻仁30g。7剂，日1剂，水煎服。

按：患者为中年女性，年过七七，脏腑功能渐衰，加之患者久居岭南湿热地区，长期饮食生冷刺激之品，脾胃易受损伤，脾胃气虚，收纳失职，气机不畅，久郁不通，不通则痛，故见胃痛不适；脾胃亏虚，中土无力斡旋，脾不能主升清，而胃失降浊则嗳气。方选香砂六君子汤加减，方中党参甘，温，益气，健脾养胃；白术苦，温，健脾燥湿，加强益气助运之力，佐以茯苓甘、淡、平，健脾渗湿，茯苓、白术合用，则健脾祛湿之功更显；陈皮辛行温通，行气止痛，健脾和中；法半夏燥湿化痰，降逆止呕；木香辛香性温，善散胸腹阴寒，行气止痛，味苦降泄，温胃散寒，降逆止呕；砂仁化湿醒脾，行气温中；黄芪益气补中；加用海螵蛸制酸止痛；三七、延胡索化瘀止痛；炙甘草益气和中，调和诸药。纵观全方，补脾胃，理气机，补而不滞，温而不燥。针对消化性溃疡，梁老主张在以辨证为主的基础上，还应结合辨病。选用一些经严格科学研究证实具有这方面作用的中药配伍遣方，如选用具有中和胃酸作用的药物（海螵蛸、浙贝母、瓦楞子、珍珠层粉等）、具有保护胃黏膜作用及生肌的药物（白及、三七末、云南白药等），而且最好也根据辨证及中药药性去选用这些有针对性作用的中药。这样，辨证与辨病有机结合，才能提高治愈率。

二诊时，胃痛好转，大便干结，考虑肠腑不通亦影响中焦气机，故原方去砂仁、海螵蛸、三七，加厚朴、枳实、火麻仁以行气通腑，润肠通便；三诊时胃痛已缓解，仍大便干结，考虑此时辨证为脾胃虚弱，气不化津，气阴不足，故前方去茯苓之利水渗湿药物以防伤阴，去木香、陈皮等偏于温燥之品，加麦冬、生地黄、玄参，取增液承气汤之意以润肠通便，服药后效果显著。

七、流派研究前沿

梁老转让给广州中一药业生产制成治疗胃脘痛的良药——"胃乃安胶囊"曾获广东省科技进步奖。黄穗平教授在继承梁老经验的基础上进一步创新，创立黄氏健脾理气方，针对治疗功能性消化不良、慢性胃炎等疾病，能显著改善患者的临床症状，改善患者的生活质量。

参 考 文 献

[1] 黄穗平，罗振华. 梁乃津治疗慢性胃病的经验[J]. 中华中医药杂志，1993，（4）：59.

[2] 黄穗平. 岭南中医药名家梁乃津[M]. 广州：广东科技出版社，2010：38-42.

[3] 赵霞. 余绍源教授辨治慢性萎缩性胃炎经验[J]. 四川中医，2004，22（4）：1-2.

[4] 连建伟. 中华当代名中医八十家经验方集萃[M]. 北京：知识产权出版社，2019：350.

[5] 黄穗平，胡学军，黄俊敏. 黄穗平教授治疗胃脘痛经验[J]. 实用中医内科杂志，2009，23（2）：9-10.

（黄穗平　黄俊敏）

第三节 痞 满

痞满是指以自觉心下痞塞，胸膈胀满，触之无形，按之柔软，压之无痛为主要症状的病证。"痞"乃闭、塞不通畅之意，"满"乃胀满不行之意。东汉张仲景在《伤寒杂病论》中言："满而不痛者，此为痞。"根据痞满的临床表现，相当于西医学的慢性胃炎、功能性消化不良、胃下垂等疾病。

岭南土卑地薄，天人感应，且岭南襟山带海，炎热潮湿，具湿热之邪特点的岭南地区之人喜好寒凉清热之饮食物、药物，日积月累，易内生寒湿、痰湿之邪，损伤脾胃，阻碍脾胃的运化功能，同时岭南人性格相对内敛，肝失疏泄，肝木横脾，肝脾不调导致气机升降失调，发为痞满。

一、病 因 病 机

中焦气机不利，脾胃升降失司为本病的病机关键。脾胃同居中焦，脾主升清，胃主降浊，共司水谷的纳运和吸收，清升浊降，纳运如常，则胃气调畅。若因感受外邪、饮食不节、情志失调等各种原因导致脾胃损伤，中焦气机不利，脾胃升降失司，从而发生痞满。

1. 感受外邪

外感六淫，表邪入里，或误下伤中，邪气乘虚内陷，结于胃脘，阻滞中焦气机，升降失司，遂成痞满。如《伤寒论》曰："脉浮而紧，而复下之，紧反入里，则作痞，按之自濡，但气痞耳。"

2. 内伤饮食

暴饮暴食，或恣食生冷，或过食肥甘，或嗜酒无度，损伤脾胃，纳运无力，食滞内停，痰湿阻中，气机被阻，而生痞满。如《伤寒论》云："谷不化，腹中雷鸣，心下痞硬而满。"

3. 情志失调

抑郁恼怒，情志不遂，肝气郁滞，失于疏泄，横逆乘脾犯胃，脾胃升降失常，或忧思伤脾，脾气受损，运化不力，胃腑失和，气机不畅，发为痞满。即如《景岳全书·痞满》所谓："怒气暴伤，肝气未平而痞。"

4. 脾胃虚弱

素体脾胃虚弱，中气不足，或饥饱不匀，饮食不节，或久病损及脾胃，纳运失职，升降失调，胃气壅塞，而生痞满。此正如《兰室秘藏·中满腹胀门》所论述的因虚生痞满："或多食寒凉，及脾胃久虚之人，胃中寒则胀满，或脏寒生满病。"

总之，痞满的病位在胃，与肝脾有密切相关。中焦气机不利，脾胃升降失职为导致本病发生的病机关键。痞满的病机有虚实之分，实即实邪内阻（食积、痰湿、外邪、气滞等）；虚为脾胃虚弱（气虚或阴虚），虚实夹杂则两者兼而有之。因邪实多与中虚不运，升降无力有关，而中焦转运无力，最易招致病邪内阻。

二、辨 证 要 点

1. 首辨虚实

外邪所犯、食滞内停、痰湿中阻、湿热内蕴、气机失调等所成之痞皆为有邪,有邪即为实痞;脾胃气虚,无力运化,或胃阴不足,失于濡养所致之痞,则属虚痞。痞满能食,食后尤甚,饥时可缓,伴便秘,舌苔厚腻,脉实有力者为实痞;饥饱均满,食少纳呆,大便清利,脉虚无力者属虚痞。

2. 次辨寒热

痞满绵绵,得热则减,遇寒则甚,口淡不渴,苔白,脉沉者,多为寒;痞满势急,胃脘灼热,得凉则舒,口苦便秘,口渴喜冷饮,舌红苔黄,脉数者,多为热。

三、治 疗 原 则

痞满的治疗总以调理脾胃升降、行气除痞消满为基本法则。根据虚实分治,实者泻之,虚者补之,虚实夹杂者补消并用。扶正重在健脾益胃,补中益气,或养阴益胃。祛邪则视具体证候,分别施以消食导滞、除湿化痰、理气解郁、清热祛湿等法。

1. 健脾理气,升降脾胃为第一大法

本病病机不离脾胃虚弱,气机郁滞,运化失司,升降失常。治疗以通为要,以降为顺,以调理脾胃升降为法,关键在于健脾理气,升脾降胃[1]。实痞病机虽以邪实为主,但临床所见实痞者除实证之外,还有不同程度的脾胃受损现象,只是虚损较轻,治疗实痞除以疏理气机、化痰消积、疏肝除痞为主外,还要适当加用固护脾胃之品。治疗实痞的方剂以祛实为主,但均辅以1~2味健脾益胃之品,以防克伐太过,反伤中土。

2. 寒热错杂者,治以辛开苦降、寒热并用

本病的病程长,病情缠绵,既有邪实,更有正虚,往往虚实夹杂,寒热错杂。虚有气虚、阳虚、阴虚,甚则血虚;实有气滞、食滞、湿阻、热郁、血瘀等。所以梁老临证强调本病"痞满多属寒热错杂,治宜温清并用",故治疗宜通补兼用,寒热并用。

3. 肝脾相关,活用柴胡汤剂

肝疏泄太过,肝强凌弱,横逆脾土,或疏泄不及,木不疏土,土壅失运,均可致脾失健运,从而导致痞满。黄穗平教授治以疏肝理气、开郁散滞,擅用小柴胡汤、四逆散、柴胡疏肝散,选方升中有降、降中有升、升降相因。

4. 灵活运用调气诸法

余绍源名老中医认为,痞满总由气运失常,故治痞满不外治气,提出了"调气十法",逆者抑之,滞者疏之,寒者温之,热者泄之,陷者升之,虚者补之,郁者解之,乱者平之,浊者化之,秘者通之。另有兼夹者,则视其所有而调节之[2]。

四、辨 证 论 治

1. 实痞

(1)饮食内停

证候:胃脘痞闷而胀,进食尤甚,嗳腐吞酸,恶心呕吐,厌食,大便不调,矢气频作,味臭如败卵，苔厚腻，脉弦滑。

治法：消食和胃，行气消痞。

常用方药：保和丸加减（山楂、神曲、莱菔子、法半夏、陈皮、茯苓、连翘）。

（2）痰湿中阻

证候：脘腹痞满，闷塞不舒，胸膈满闷，头重如裹，身重肢倦，呕恶纳呆，不思饮食，口淡不渴，小便不利，舌苔白厚腻，脉沉滑。

治法：除湿化痰，理气和中。

常用方药：二陈汤合平胃散（法半夏、苍术、藿香、陈皮、厚朴、茯苓、甘草）。

（3）湿热阻胃

证候：胃脘痞满，灼热急迫，恶心呕吐，口干不欲饮，口苦，按之满甚，心中烦热，渴喜饮冷，身热汗出，大便干结，小便短赤，舌红苔黄，脉滑数。

治法：清热化湿，和胃消痞。

常用方药：泻心汤合连朴饮（大黄、黄连、黄芩、厚朴、蒲公英、法半夏、芦根、栀子、豆豉）。

余老认为，幽门螺杆菌（Hp）与胃炎关系密切，临床所见存在 Hp 感染的慢性胃炎以实证、热证多见，治疗上当以清热解毒、化湿疏郁为主。余老喜用黄连、蒲公英、竹茹、芦根、黄芩。黄连功效清热燥湿、泻火解毒，蒲公英功效清热解毒、消肿散结，两药配伍可起到协同作用，清热利湿效果明显加强。

（4）肝胃不和

证候：胃脘痞满闷塞，脘腹不舒，胸膈胀满，心烦易怒，喜太息，呕恶嗳气，或吐苦水，大便不爽，常因情志因素而加重，舌质淡红，苔薄白，脉弦。

治法：疏肝解郁，和胃消痞。

常用方药：越鞠丸合枳术丸（香附、川芎、苍术、神曲、栀子、枳实、白术、荷叶）。

临床上常常可以疏肝解郁与抑肝敛肝两法先后或同时运用。梁老的常用方"金佛止痛方"，就是由郁金、佛手、延胡索、白芍等中药组成，诸药相伍，既可辛散解郁，又可酸柔敛肝。调肝之品多属于辛散理气药，理气药可行气消痞、降气消胀，最适用于胃病之脘痞、嗳气恶心者。正所谓有"治胃病不理气非其治也"之说。所以，梁老遣方必用理气药，如胃痛用郁金、延胡索；脘痞用枳壳、川朴；嗳气用紫苏梗、香附；恶心用法半夏、陈皮、竹茹。

2. 虚痞

（1）脾胃虚弱

证候：胃脘痞闷，胀满时减，喜温喜按，纳呆便溏，身倦乏力，少气懒言，舌质淡，苔薄白，脉细弱。

治法：补气健脾，升清降浊。

常用方药：补中益气汤（黄芪、党参、白术、炙甘草、升麻、柴胡、当归、陈皮）。

梁老常用李东垣的升阳益气法以健脾益气，方用补中益气汤加减，重用黄芪、党参，选用升麻、柴胡、白术等以升清阳降浊气。梁老研制的"胃乃安胶囊"是以健脾清热活血为主法，由于脾胃气虚，失于运化，水湿内生，郁久化热，气机不通，气滞血瘀，发为痞满。其中主要是黄芪、红参、三七、珍珠层粉、人工牛黄等。全方配伍，寒温并用，气血同调，能补气健脾，宁心安神，行气活血，消炎生肌。在脾胃气虚的基础上，脾胃虚寒者可加干姜、吴茱萸等以温中祛寒。但脾以运为健，健脾先运脾，运脾可调气，选用砂仁、木香、枳壳、陈皮、法半夏等芳香辛散药。胃为谷海,纳食磨谷。脾失健运,胃失和降,谷积食停于中州,阻滞气机,则胃痞加重,故梁老常配伍消食导滞之品,选用鸡内金、谷芽、麦芽、山楂肉、枳实等。针对胃阴不足之慢性胃炎,梁老选用叶天士的甘凉润燥法以养阴益胃,方用沙参麦冬汤加减,常用沙参、麦冬、石斛等养阴又不过于滋腻有碍脾胃之品[3-4]。

黄教授认为,应遵"虚则补之""脾以升为健,胃以降为和"之法,但所谓的虚痞,多数都会兼杂实的因素,故虚中必有实。宜标本同治,以健脾益气、理气消胀为基本治法,善用香砂六君子汤治痞满,使脾胃气机升降如常,恢复中焦气机枢纽之职,则胃脘胀满、食后腹胀、嗳气等痞满症自然解除[1]。

(2)胃阴不足

证候:脘腹痞闷,嘈杂,饥不欲食,恶心嗳气,口燥咽干,大便秘结,舌红少苔,脉细数。

治法:养阴益胃,调中消痞。

常用方药:益胃汤加减(生地黄、沙参、麦冬、冰糖、玉竹)。

余教授根据"胃喜润,以通为用,得降则和"的特点,强调养阴不碍胃,清热不伤阴的原则。药物多选取甘平甘凉之品,如沙参、麦冬、玉竹等,并加乌梅、木瓜、山楂等酸味之品,酸甘合化,使"酸得其助而阴生"。同时注意兼证的治疗,如肺胃阴虚者,投以甘寒凉润药物,常用麦冬、生地黄、沙参、玉竹、石斛等;肝胃阴虚者,投以酸甘生津之品,常用阿胶、生地黄、白芍、麦冬、知母、人参等;久病伤阴后胃阴虚损及脾气虚者,投以甘平微凉微温之药,常用沙参、玉竹、扁豆、山药、莲子肉等。此外,"善补阴者,必于阳中求阴,则阴得阳升而泉源不竭",故在养阴益胃时佐以五爪龙、太子参等益气之品,以求阳生阴长[5]。

五、养 生 调 摄

1. 预防

预防慢性胃炎的发生比治疗更重要,应注意下面几个原则。

(1)保持精神愉快:精神抑郁或过度紧张和疲劳,容易造成幽门括约肌功能紊乱,胆汁反流而发生慢性胃炎。

(2)戒烟忌酒:烟草中的有害成分能促使胃酸分泌增加,对胃黏膜产生有害的刺激作用,过量吸烟会引起胆汁反流。过量饮酒或长期饮用烈性酒能使胃黏膜充血、水肿甚至糜烂,可使慢性胃炎发生率明显增高。

(3)慎用、忌用对胃黏膜有损伤的药物:此类药物长期滥用会使胃黏膜受到损伤,从而引起慢性胃炎及溃疡;同时对重症患者及萎缩性胃炎患者,要定期复查,以防癌变。

(4)忌过酸、过辣等刺激性食物及生冷不易消化的食物:饮食时要细嚼慢咽,使食物充分与唾液混合,有利于消化和减少对胃部的刺激。饮食宜按时定量,常食营养丰富,含维生素A、B、C多的食物。忌服浓茶、浓咖啡等刺激性的饮料。

2. 中医外治法

(1)灸法或艾箱灸:取中脘、下脘、气海、关元、足三里、双上巨虚,每次选用3～5个穴位,每穴每次施灸10～20分钟,每日灸治1～2次,5～10次为1个疗程。本法适用于脾胃虚弱或脾胃虚寒的患者。

(2)莱菔子热奄包(或川朴热奄包)外敷法:将中药莱菔子250g装入自制小布袋内,扎紧袋口,放入家用式微波炉(900W)中,用高火加热2～3分钟。取出待温度适宜,置患者腹部痛点热敷。患者采取仰卧位，每次治疗 20～30 分钟，每天 1 次。本法对慢性胃炎辨证属肝胃不和型、脾胃虚弱型、脾胃虚寒型疗效明显。

六、名家医案节选

案 周某，男，65 岁，1987 年 9 月 2 日初诊。

胃胀反复 5 年，纳差、消瘦 2 个月。患者 5 年前因饮食不慎出现经常性胃胀痛，进食后明显。曾在中山市某医院做胃镜，提示慢性浅表性胃炎。口服维酶素等西药，效果不显，症状逐渐加重。纳差，近来与一年前相比体重减轻了 5kg，1 周前来院行胃镜复查并活检，诊断为萎缩性胃炎伴肠上皮化生。现患者胃胀，纳差，消瘦，疲乏，口苦。舌暗红，苔黄厚，脉细弱。

中医诊断：痞满。

西医诊断：萎缩性胃炎伴肠上皮化生。

辨证：脾胃气虚，兼气滞血瘀、湿郁化热证。

处方：黄芪 30g，党参 30g，白芍 30g，白花蛇舌草 30g，谷芽 30g，麦芽 30g，佛手 15g，半枝莲 30g，厚朴 15g，乌梅 15g，郁金 15g，延胡索 15g，三七末（另冲）3g，人工牛黄（另冲）1g。

共 7 剂，配合胃乃安胶囊口服。

此后随症加减，配合服用胃乃安胶囊，连服 4 年半，患者胃部症状消失，面色红润，体重增加 6kg。后来复查胃镜及病理活检，提示慢性浅表性胃炎，嘱继续口服胃乃安胶囊以巩固疗效。

按： 中医认为，本病属于"胃痞""痞满"等脾胃病的范畴。西医诊断为萎缩性胃炎伴肠上皮化生，认为此属胃癌前病变，治疗无特效药。梁老认为此类病患乃脾气胃阴不足，纳化失常，易感湿热，或肝疏泄失常，脾胃不和，均可致胃中气机壅滞，不通则痛，不降则痞，上逆则嗳气、恶心、呕吐等。本病发病与肝、脾、胃三脏相关，虚实夹杂，本虚标实，以脾气虚弱、胃阴不足、肝疏泄失常为本，以胃中气滞、热郁、湿阻为标。梁老采用健中调肝方治疗许多患者，取得显著疗效。

七、流派研究前沿

黄穗平教授研究发现，梁氏健中调肝汤治疗功能性消化不良能显著改善患者的临床症状，改善机体精神状态，增强胃黏膜的防御力，抑杀幽门螺杆菌。

本流派团队对黄穗平教授的健脾理气方进行研究，发现黄氏健脾理气方治疗功能性消化不良、慢性胃炎等疾病，能显著改善患者的临床症状和生活质量，协调患者上消化道功能。在基础实验研究中发现[6]，健脾理气方可以改善脾虚气滞型功能性消化不良大鼠的胃排空功能、促进小肠推进功能、提高血清胃动素及胃泌素水平等，这可能是其治疗功能性消化不良的作用机制之一。

参 考 文 献

[1] 胡学军，李玉玲，钟子劲，等. 黄穗平治疗功能性胃肠病经验[J]. 广州中医药大学学报，2016，33（5）：749-751.

[2] 孔小云. 余绍源辨治慢性胃炎用药特点分析[J]. 上海中医药杂志, 2008, 42 (8): 1-2.

[3] 黄穗平. 岭南中医药名家梁乃津[M]. 广州: 广东科技出版社, 2010: 37-42.

[4] 黄穗平. 罗振华. 名老中医梁乃津辨治慢性胃病经验拾萃[J]. 新中医, 1993, 25 (5): 2-4.

[5] 赵霞. 余绍源教授辨治慢性萎缩性胃炎经验[J]. 四川中医, 2004, 22 (4): 1-2.

[6] 胡学军, 黄穗平, 邓时贵, 等. 健脾理气方对功能性消化不良大鼠胃肠运动功能及胃动素、胃泌素的影响[J]. 中国实验方剂学杂志, 2011, 17 (8): 214-217.

（黄穗平　叶振昊）

第四节　吐　酸

凡酸水由胃中上泛，若随即咽下者，称为吞酸；不咽下而吐出者，则称吐酸。吐酸病名首见于《素问·至真要大论》，其谓："诸逆冲上，皆属于火"，"诸呕吐酸……皆属于热。"本病临床主要表现为胃灼热，反酸，嗳气，胸骨后不适或疼痛，或伴有吞咽困难，甚至咳嗽、咽喉梗阻感等。本病可见于西医学中的多种疾病，如胃食管反流病、消化性溃疡、慢性胃炎等。

岭南地卑土湿，岭南人腠理疏松，汗液外泄偏多，伤及阴津，炼液为痰，故岭南人多为痰湿体质；又"外感暑热燥气，增助内气成热"，多见于痰湿体质热化，病理体质以痰湿为主；加之四季炎热，湿热胶着，疾病具有多湿、偏热、多虚的特点。黄穗平教授结合患者久居岭南潮湿之地，湿邪侵袭人体易伤脾土，患者体质多脾虚夹湿，兼证或气滞，或有郁热，或有痰瘀等。其病机多为素体脾胃虚弱，或肝气郁滞化热或湿邪内蕴化热，致使脾气虚弱，当升不升，胃气不降而上逆。

一、病因病机

情志不畅、饮食失调、劳累过度或久病伤脾，肝、脾、胃功能失调，胃失和降，从而出现吐酸。本病中医的病因病机关键是脾胃气机升降失调，胃气上逆，病位在食管，与肝、肺、脾、胃关系密切，常夹痰、热、瘀等病理产物。

1. 饮食不节

过食生冷、肥甘、辛辣热烫之品，或暴饮暴食，或烟酒过度，或服用了对食管有损伤的药物，损伤脾胃，健运失司，腐熟无权，气不得下行而上逆，所以嗳腐吞酸，甚则呕吐。如《寿世保元·吞酸》曰："饮食入胃，被湿热郁遏，食不得化，故作吞酸。"说明饮食可导致吞酸。

2. 情志失调

情志不畅，忧思恼怒，致气机乖戾，气郁伤肝，肝失疏泄，肝气横逆，克脾犯胃，气机升降失调，胃失和降，浊气上逆；或肝郁气滞，郁久化热，火灼胃阴，胃失润降，可致泛酸。故《医学摘粹·吞酸》云："土经木克始吞酸，此病根原总属肝，饮食停留脾不运，腹中嘈杂最难安。"

3. 劳累过度或久病伤脾

劳累过度，或久病伤脾，脾气虚弱，内外之邪乘虚而入，湿热内生，脾失健运，胃失和降，气逆于上，故嗳气吞酸。《内科摘要·脾胃亏损吞酸嗳腐等证》云："脾胃亏损，吞酸嗳腐。"

4. 感受外邪

起居失宜，外感寒热之邪，气机运行不畅，胃失和降，气逆于上，则可致吐酸。《景岳全书·吞酸》云："凡肌表暴受风寒，则多有为吞酸者，此其由息而入，则脏气通于鼻，由经而入，则脏俞系于背，故凡寒气一入，则胃中阳和之气被抑不舒，所以滞浊随见而即刻见酸。"由此可见，吐酸与外邪相关。

本病初起多实证，继而由实转虚。临床上多为虚实夹杂之候，在疾病的发展过程中常以气郁为先导，由气郁可导致痰凝、血瘀，即初病在气，久病必入血。气滞不通是本病发生发展的重要环节。无论肝气犯胃或脾胃虚弱，均可先致胃气阻滞，而血络郁滞、血络瘀阻与痰湿、食积、寒凝、热郁等多在气滞的基础上产生。

二、辨证要点

1. 辨寒热

本证有寒热之分，以热证多见。属热者，多由肝郁化热犯胃所致；属寒者，可因寒邪犯胃，或素体脾胃虚寒而成；饮食停滞而泛酸嗳腐者，是食伤脾胃之故。

2. 辨虚实

实证呕吐多由外邪、饮食、情志所伤，起病较急，常突然发生，病程较短，吐酸量多，甚则伴呕吐，吐物多酸腐臭秽，脉实有力。虚证常因脾胃虚弱所致，起病缓慢，病程较长，时发时止，常伴有精神萎靡、倦怠乏力等虚弱证候，脉弱无力。

三、治疗原则

1. 和胃降逆为治疗关键，佐以制酸

气逆是本病基本病机，因此以和胃通降为治疗关键，"通""降"二法贯穿治疗始终。胃为受纳水谷之腑，以通为用，以降为顺。食管下承于胃，其理亦然。所谓"通"，就是调畅气机复其通降，疏其壅塞，消其郁滞，并承胃腑下降之性而推陈出新，导引食浊瘀滞下降，给邪以出路。"通"能使气滞消而免生血瘀之变，又可因气行则血行而有助血瘀消散。胃腑实者，宜消积导滞，专祛其邪，不可误补；胃气虚者，气机不运。虚中有滞，宜补虚行滞，不可壅补。

现代医学认为，本病的发生与胃酸反流有关，因此余老在方中必加具有制酸作用的中药，如瓦楞子、海螵蛸等。尤其善用乌贝散，余教授认为，此方仅两味药，且药性平和，制酸止痛效果明显，无论虚实均可加之，不必拘泥于证型[1]。

2. 注意标本虚实兼顾

对于本病的虚实论治，张景岳《景岳全书·吞酸》中云："治吞酸、吐酸，当辨虚实之微甚，年力之盛衰，实者可治其标，虚者必治其本。"本病初起以标实为主，邪实为标，正虚为本，邪实明显，适当祛邪，以理气、化痰、消瘀为法。后期以正虚为主，而对本虚的治疗应贯穿始终，时时不忘调补脾胃，恢复其生理功能。

本病病理特点为虚实夹杂，治当虚实兼顾，标本兼治。虽以正气虚馁为主，多因虚中夹滞，亦宜通补为要，即在补益之中加入通调气、郁、寒、热、痰、食、瘀之药，使补而不壅，通勿伤正。应用通补法治疗气虚、血虚、阴虚之胃食管反流病时，要注意调节通与补的比例，标实较著者加大通调药物剂量，本虚为主者减少通调药物比重。

3. 调畅肠腑之气

《素问·五脏别论》曰："魄门亦为五脏使，水谷不得久藏。"大便情况，往往反映了机体气机的通畅与否，脏腑功能的协调与否。六腑以通为用，以降为和，临床多数患者存在大便干燥，腑气欠畅，气机不降，降则和，不降则滞，反升则逆，故临证必调其肠道气机，达到腑通胃降的目的，余教授常以四磨汤顺气降逆，通畅腑气，则胃气得降。

四、辨证论治

1. 肝胃不和

证候：胸骨后疼痛、顶胀感，双胁疼痛，胸闷脘堵，嗳气频繁，泛酸呃逆，食欲不振，大便不畅，舌苔薄白，脉弦。

治法：疏肝和胃降逆。

常用方药：四逆散合小半夏汤（柴胡、白芍、生姜、延胡索、枳壳、法半夏、木香、陈皮、炙甘草等）。

加减法：若伴吐酸者加乌贼骨、浙贝母，或煅瓦楞子以抑酸和胃；若嗳气频繁者，加沉香、白蔻仁以顺气降逆；若心烦易怒者，加合欢皮、炒山栀以安神除烦；若伴呕吐者，加代赭石、柿蒂以降逆止吐；若胸骨后或剑突下灼热者，加黄连、蒲公英以清胃热。

梁乃津教授认为本病多因气郁不疏、痰气交阻等，从而出现反酸、吞咽不顺、胸骨后疼痛，与情绪因素关系密切，常因情绪波动而时轻时重，为肝郁不畅所致。当胸骨后呈烧灼样痛，则为气郁化热，灼伤脘管。治疗上重视用辛开苦泄法。辛开可宣通气机，苦泄可清泻郁热，两者合用调和寒热。常用辛开药有郁金、法半夏、橘皮、香附等；苦泄药有黄连、黄芩、蒲公英、枳壳等。本法之运用，难免有伤阴之弊，因而遣方之中可适加柔润之品以防过燥，如麦冬、花粉、白芍等[2]。

2. 肝胃郁热

证候：剑突下或胸骨后烧灼感或烧灼样疼痛，胃脘胀满不舒，进食后胸骨后疼痛加重；反酸嗳气，呃逆，急躁易怒，口苦咽干，大便干燥，舌苔黄腻，脉弦数。

治法：疏肝泻热和胃。

常用方药：左金丸合丹栀逍遥散（柴胡、丹皮、黄连、吴茱萸、海螵蛸、白芍、黄芩、栀子、枳实、延胡索、浙贝母、乌贼骨、炙甘草、煅瓦楞子）。

加减法：疼痛较重者，加川楝子以加强疏肝止痛之力；若腹胀便结者，加大腹皮、大黄以通便消胀；如有脘腹胀满，嗳腐吞酸，或呕吐，大便不爽，臭如败卵等，属于饮食积滞之证，可加谷芽、麦芽、六神曲、山楂等消导药物。

余绍源教授主张从火热论治本病，提出应先去其火势。胃食管反流的热证多为虚热与实热夹杂，临证须分清实火、虚火之主次。对于肝火内盛实证，则用苦寒降泄之品清泄肝火，寒以泻火，苦降火势，如牡丹皮、栀子、龙胆草、黄芩、夏枯草、菊花、蒲公英等清泻肝火之品；同时配伍辛散疏达之品，调畅气机，清疏并用，常佐以柴胡、佛手、川楝子、香附、延胡索、郁金等疏肝之品。肝为血脏，体阴而用阳，肝火易伤肝阴、灼胃阴，临床中还要注意甘缓柔肝、甘润和胃，药用白芍、木瓜、枸杞子、生地黄、沙参等。

对于肝阴虚火旺者，则以养肝阴、敛肝阳为主，余老首推一贯煎，以生地黄、枸杞子滋水涵木，以沙参、麦冬养阴益胃，佐川楝子疏泄肝气，调畅气机，尤其当归一味，入肝养血活血，气味辛香善于走散，为血中气药，使诸药补而不滞，为滋肝、清肝、疏肝之良方[3]。

中焦蕴热患者，常夹杂湿、滞等病理因素，在清热的同时应着重疏通气机，消其湿滞，并承胃气下降之性推陈致新，引湿浊食滞下行，给邪以出路。方药选黄连温胆汤、泻心汤类为主，常用竹茹、蒲公英、芦根等甘寒之品，清胃热化湿而不伤胃阴。余老喜用芦根配竹茹。若胃火亢盛，伴牙龈肿痛、口腔溃疡热痛、大便难解等热象明显，则用石膏、知母、黄连等苦寒之品以泻胃火。

3. 脾胃虚寒

证候：胃脘隐痛，泛吐酸水或清涎，进食后胸膈噎塞感，胸骨后疼痛不适，疲乏无力，喜温喜按，食欲不振，手足不温，大便溏泻，舌苔薄白，脉细弱或缓。

治法：健脾温阳降逆。

常用方药：香砂六君子汤。党参、茯苓、陈皮、砂仁、白术、法半夏、木香、炙甘草。

加减法：胸膈满闷甚者，加薤白、厚朴以增强宽胸理气之力；脘腹满闷，纳呆便溏者，加苍术、藿香、白蔻仁以和胃化浊；若兼手足不温，脘腹胀闷，喜暖喜按，可加干姜、吴茱萸、补骨脂以温补脾肾。

对于中虚生热者，虽有内热之象而又兼疲倦乏力、纳呆便溏、不耐寒温等虚象，可参李东垣"以辛甘温之剂，补其中而升其阳，甘寒以泻其火"之法，当补中升阳，健脾助运，所谓"厚土敛火"，方选香砂六君子汤、丁蔻理中汤、黄芪建中汤等，余老认为补法须补中兼通，避免呆补碍胃[3]。

五、养 生 调 摄

1. 生活调护

胃食管反流病的发病原因，有很多与不良的生活习惯和嗜好有关，改变不良的生活习惯及饮食方法，可防止本病的发生。同时，对于胃食管反流病的预防应该避免导致食管下端括约肌功能减弱的有关因素（即减低胃内或腹内的压力）。

（1）肥胖患者需要减轻体重，因为肥胖后腹内压力明显增大，特别在仰卧时尤甚。

（2）减少增加腹内压的活动，如不要穿太紧的内衣裤，避免大便时过度用力，避免经常弯腰及体力劳动等。

（3）将床头提高10～20cm，以减少夜间食物反流。

（4）要戒烟，因吸烟可降低食管下端括约肌的张力。

2. 饮食情绪调理

情志内伤、饮食劳倦损伤是胃食管反流病反复发作的主要病因，须鼓励引导患者保持积极乐观的心态。饮食方面，建议患者规律饮食，避免暴饮暴食，尽量少食酸、甜、辣等刺激胃的食物。河粉、肠粉等属于黏滑之品，难以消化，控制摄入含淀粉多的碳酸类食物。只有饮食有节、情志调畅，配合药物治疗，才能有效控制病情不复发。

3. 精神调理

情志失调是胃食管反流病的主要致病因素，因此，预防本病，应避免七情内伤，保持心情舒畅，愉快乐观，劳逸结合，加强体育锻炼，如太极拳、气功等。对于患者，若出现情绪忧郁，不思饮食，应予积极开导，鼓励其多进食，与病邪做斗争。

六、名家医案节选

案　患者，男，67 岁，2016 年 9 月 30 日初诊。

反复胃脘部灼热感 1 年余。胸骨后疼痛，反酸，嗳气，口干，胃纳一般，大便时偏干，舌偏红，苔白微腻，脉弦细。曾于外院就诊，予抑酸西药治疗症状可减轻，仍反复发作。2016 年 7 月 13 日行胃镜检查：①慢性浅表性胃炎伴胆汁反流；②胃多发息肉（已钳除）。

中医诊断：嘈杂。

西医诊断：①胃食管反流病；②慢性胃炎。

辨证：肝胃不和。

治法：疏肝和胃降气，清热祛湿。

处方：川楝子 10g，吴茱萸 1g，法半夏 10g，黄连 10g，竹茹 10g，蒲公英 30g，紫苏梗 15g，枳壳 10g，延胡索 15g，浙贝母 10g，海螵蛸 15g。

7 剂，日 1 剂，水煎服，早、晚分 2 次服用。并予院内中成药制剂胃炎清片口服，每次 4 片，每日 3 次。

2016 年 10 月 13 日二诊：胃脘部灼热感好转，嗳气、反酸基本缓解，胃纳改善，仍有胸骨后不适，口干，大便干，舌偏红，苔黄腻。考虑现湿热之象明显，阴津有伤，原方去法半夏以防燥热伤阴，加芦根、黄芩以清热祛湿养阴，去川楝子、枳壳，改予厚朴以降胃气，予 14 剂。并予埃索美拉唑镁肠溶片口服，每次 20mg，每日 2 次，抑酸护胃。

2016 年 11 月 1 日三诊：胃灼热症状基本缓解，胸骨后疼痛明显改善，嗳气、反酸缓解，口干减轻，大便较前改善。舌偏红，苔微黄腻，方去紫苏梗，加川楝子以加强疏肝之气，续予胃炎清片清胃热，续服 14 剂而主症痊愈。停药 1 个月后电话随访未见复发。

按　本病以胃灼热感为主症，胃镜未见明显异常，外院予抑酸剂症状能改善，考虑为非糜烂性胃食管反流病，胃脘部灼热感乃热象，嗳气、反酸均为胃气上逆表现，胸骨后疼痛乃气滞不疏表现，大便干难解与胃气不降有关，结合舌红、苔黄腻、脉弦细，余教授认为是肝胃郁热兼有湿滞，因此治疗重在疏肝理气和胃、清热化湿。湿热胶着，易伤阴津，故选择甘寒淡渗之芦根清热利湿。全方共奏疏肝降逆、和胃化湿之功，获得佳效[3]。

七、流派研究前沿

余绍源教授认为，本病的典型症状是反酸、胃灼热，病位在食管，而关键脏腑在肝、脾、胃，病机关键应抓住一个"逆"字，尤其强调肝气（火）上逆、胃气（火）上逆，其中火热占了重要的地位，提出从火论治胃食管反流病，今后将对胃食管反流病进行更进一步研究，形成更加完善的理论体系，从而指导临床实践。

我们使用寒热平调法——半夏泻心汤治疗寒热错杂型胃食管反流病，通过健运脾胃、恢复中焦气机升降，可有效缓解患者焦虑、抑郁状态并提高患者的睡眠质量。

参 考 文 献

[1] 张学斌，陈延. 脾胃续论—名中医余绍源传薪路[M]. 广州：广东人民出版社，2008.

[2] 黄穗平. 梁乃津治疗食管贲门失弛缓症的经验[J]. 新中医，1996，2：12-13.

[3] 邝宇香. 余绍源教授从火热论治胃食管反流病经验[J]. 中医药导报，2018，24（3）：50-51.

（黄穗平 黄俊敏）

第五节 泄 泻

泄泻是以排便次数增多，粪质稀溏，甚至泄如水样为主症的病证。多因饮食所伤、感受外邪、情志失常而致脏腑虚弱、功能失常，影响到脾主运化水湿、大肠传导失司而发本病。本病可见于西医学中的多种疾病，如急慢性肠炎、肠易激综合征（IBS）、吸收不良综合征等。

岭南地区气候炎热，降雨量充沛，热易夹湿邪而困脾土，致聚湿内生，而脾胃为气血生化之源，脾为湿困，脾气不运；同时，岭南之人喜食鲜美肥甘之物，夏天空调常开，喜冷饮，损伤脾阳，易致湿邪内留，故常形成脾气虚、湿邪内蕴的病机状态。广东地区经济发达，工作、生活压力较大，人际关系变得紧张，人们容易出现肝气郁滞，肝木克脾土，肝脾不调。

一、病因病机

泄泻的基本病机是脾虚，肝失疏泄、横逆乘脾，可使泄泻加重；而病程日久，必伤及肾阳，导致脾肾虚泻，反之，肾阳亏虚，不能温煦脾阳，又致泄泻滑脱不固。梁老认为，本病与五脏均有密切联系，脾胃虚弱为发病的根本因素，脾胃虚弱则水湿内生，谷滞不行，清浊相混，发为泄泻，肝气横逆，气机郁滞，不通则痛，故出现腹痛。肝失条达为发病之标，脾胃虚弱为致病之本，即内因，情志失调，肝失条达为发病之标，即外因。

1. 感受外邪

外感寒湿暑热之邪均可引起泄泻，其中以湿邪最为多见。湿邪易困阻脾土，寒邪和暑热之邪，既可侵袭皮毛肺卫，从表入里，使脾胃升降失司，亦能夹湿邪为患，直接损伤脾胃，导致运化失常，清浊不分，引起泄泻。

2. 饮食所伤

饮食所伤或饮食过量，停滞肠胃；或恣食肥甘，湿热内生；或过食生冷，寒邪伤中；或误食腐馊不洁，食伤胃肠，化生食滞、寒湿、湿热之邪，致运化失职，升降失调，清浊不分，而发生泄泻。

3. 情志失调

凡忧思恼怒，木郁不达，肝气横逆乘脾，脾胃受制，运化失常，而成泄泻；或忧思伤脾，致土虚木乘亦可致泄泻；或素有脾虚湿胜，或逢怒时进食，更易成泄泻。以上说明情志失调，肝郁乘脾，在泄泻发病中，亦甚为重要。

4. 脾胃虚弱

胃主受纳，脾主运化，一降一升，主宰消化吸收，若先天禀赋不足或后天饮食失调，劳倦内伤，久病缠绵均可导致脾胃虚弱，或中阳不健，或中气下陷，不能受纳水谷和运化精微，水谷停滞，清浊不分，混杂而下，遂成泄泻。

5. 肾阳虚衰

久病及肾，或年老体衰，肾之阳气不足，肾阳虚衰，命火不足，不能助脾胃以腐熟水谷，则水谷不化而为泄泻。盖肾主大小二便，又司开阖。肾阳虚衰则内寒生，命门火熄，值五更此阳气始萌，阴气盛极之际，阳气抑而不至，阴气盛而下行，则发为五更泄泻，故久泻与肾的关系十分重要[1]。

梁乃津教授提出从肝论治腹泻型 IBS。肝属木，脾属土，肝脾之间具有相克关系。若肝疏泄太过，肝强凌弱，横逆脾土，或疏泄不及，木不疏土，土壅失运，均可致脾失健运，出现泄泻。腹泻型 IBS 以慢性腹泻、腹痛及精神神经症状的交替或综合出现为特点，梁老[2]认为本病的发生与肝密切相关。

（1）腹泻与肝的关系：正常生理情况下，脾的运化功能有赖于肝之疏泄。肝疏泄有度，则水谷精微正常输布全身，残余糟粕正常下传大肠；若情志所伤，肝疏泄失常，肝气乘脾或土失木疏，均可导致脾失健运，肠排泄糟粕异常，泄泻乃作。

（2）腹痛与肝的关系：IBS 以乙状结肠激惹为多，故常伴左下腹痛。中医称"少腹痛"。少腹为足厥阴肝经循行部位，其痛多与肝有关。而腹痛的发生，有"不通则痛"和"不荣则痛"之说。若情志所伤，肝失疏泄，气机不畅，经脉不通，不通则痛。若肝郁日久，内耗阴血，或肝阴素虚，经脉失养，不荣亦痛。

余绍源教授强调，在本病的发生发展过程中因常兼夹湿、滞、风邪等病理因素，而使病情缠绵难愈[3]。余教授认为，慢性泄泻病机以脾虚为本且贯穿始终，脾虚则泻难止而大便长期水谷并下、清浊不分，又可导致脾失温养、本虚更甚，所以久泻、脾虚二者又互为因果，导致病情缠绵不愈。因此，慢性泄泻病机以脾虚为本，肾阳虚衰、肝木乘逆亦是重要影响因素。同时，余老认为，久泻原因复杂，在病程中寒热夹杂、虚实互见者常有之，本虚者，责之脾、肝、肾三脏也；标实者，强调湿、滞、风等病理因素。

二、辨 证 要 点

1. 辨暴泻与久泻

暴泻多起病急骤，猝然势急，多见于急性渗出性腹泻，常伴有腹痛，有发热等表证存在，大多经治疗后痊愈，通常不超过 2 个月。久泻一般超过 2 个月，来势较缓，有反复，或慢性持续过程，常伴消瘦、贫血及营养不良体征，但部分肠神经运动性腹泻则虽病情反复而无特异变化。

2. 辨虚实寒热，注意寒热夹错，虚实兼见需辨明标本

急性暴泻，腹痛明显，腹痛拒按，泻后痛减，多属实证；慢性腹泻，病程较长，腹痛不甚，喜温喜按，神疲肢冷，多属虚证。大便清稀，五更泄泻，甚则完谷不化，多属寒证；大便臭秽，泻下急迫，肛门灼热者，多属热证。

久泻多虚，常理也。但久泻原因复杂，在病程中寒热夹错，虚实互见者常常有之；应在复杂多变的症状中把握辨证关键，从而辨明何者为标，何者为本。

三、治 疗 原 则

根据泄泻脾虚湿盛、脾失健运的病机特点，治疗应以运脾化湿为原则。急性泄泻以湿盛为主，重用化湿，佐以分利，再依寒湿、湿热的不同，分别采用温化寒湿与清化湿热之法。兼夹表邪、暑邪、食滞者，又应分别佐以疏表、清暑、消导之剂。慢性泄泻以脾虚为主，当以健脾，

并根据不同证候，分别施以抑肝扶脾、温肾健脾升提之法，久泻不止者，宜固涩。同时还应注意暴泻不可骤用补涩，以免闭留邪气；久泻不可分利太过，以防耗其津气；清热不可过用苦寒，以免损伤脾阳；补虚不可纯用甘温，以免助湿。虚实相兼者，又宜补虚祛邪并用，寒热错杂者，又宜温清并行；若病情处于寒热虚实兼夹或互相转化时，当随证而施治。

在久泻的诊治过程中，用药宜"通""化"。"通"者，指时刻不忘胃肠功能应以通畅下行为正常，若壅阻痞塞，则不"通"。"化"者，指脾气以运化为正常，若呆滞板涩，则不"化"。治久泻，过用苦寒而伤脾胃之阳气，过用甘腻则湿邪反重，盖太苦伤脾，太甘生湿，有碍通化。

四、辨 证 论 治

1. 暴泻

（1）寒湿内盛

证候：泻下清稀，甚则如水样，腹痛肠鸣，脘闷食少，或兼恶寒发热，鼻塞头痛，肢体酸痛，舌苔薄白或白腻，脉濡缓。

治法：芳香化湿，疏表散寒。

常用方药：藿香正气散加减（藿香、白术、茯苓、陈皮、法半夏、厚朴、木香、大腹皮、紫苏、白芷、甘草等）。

（2）湿热伤中

证候：腹痛即泻，泻下急迫，或泻而不爽，粪色黄褐，气味臭秽，肛门灼热，或身热口渴，小便短赤，舌质红，苔黄腻，脉滑数或濡数。

治法：清热利湿。

常用方药：葛根芩连汤加减（葛根、黄芩、黄连、木香、甘草、车前草、苦参、火炭母）。

（3）食滞肠胃

证候：腹痛肠鸣，泻下粪便臭如败卵，伴有不消化食物，脘腹胀满，泻后痛减，嗳腐酸臭，不思饮食，舌苔垢浊或厚腻，脉滑。

治法：消食导滞。

常用方药：保和丸加减（神曲、山楂、莱菔子、半夏、陈皮、茯苓、连翘、谷芽、麦芽）。

2. 久泻

（1）脾胃虚弱

证候：大便时泻时溏，迁延反复，因稍进油腻食物或饮食稍多，大便次数即明显增多，伴有不消化食物，饮食减少，食后脘闷不舒，面色萎黄，神疲倦怠，舌淡苔白，脉细弱。

治法：健脾益气，渗湿止泻。

常用方药：参苓白术散加减（党参、白术、茯苓、炙甘草、扁豆、薏苡仁、山药、莲子、砂仁）。

"湿"是泄泻的主要原因，尤以久泻为甚，临床治疗久泻应注意两个方面。①健脾化湿：脾失健运则运化失常，脾为湿困，故"湿"胜则泻；②运脾化湿：脾为湿困，则气化遏阻，清阳不升，清浊不分，因而泄泻，此时应以运脾胜湿为务。运脾者，燥湿之谓，即芳香化湿、燥能胜湿之意。

健脾者如参苓白术散、四君子汤之类；运脾者，如苍术、厚朴、藿香、白豆蔻者是也。临床中以脾虚致泻者，健脾；以湿困脾致泻者，运脾。脾为湿困，中气下陷，则需振奋脾气，宜加入升阳药，使气机流畅，恢复转枢。如升麻、柴胡、羌活、防风、葛根之类，少少与之，轻可去实，若用量大则反而疏泄太过而泄泻更甚。

（2）肝气乘脾

证候：每逢抑郁恼怒，或情绪紧张之时诱发，肠鸣攻痛，腹痛即泻，泻后痛减，腹中雷鸣，矢气频作，胸胁胀闷，嗳气食少，舌淡，苔薄白或薄腻，脉细弦。

治法：抑肝扶脾。

常用方药：痛泻要方合柴芍六君汤加减（柴胡、白芍、防风、党参、白术、陈皮、茯苓、扁豆、山药、甘草）。

梁老认为，本病的根本在肝体，变化在肝气，表现在脾、胃、肠，着重从肝论治本病。肝实者宜疏泄肝气，肝虚者宜养暖肝体，旨在调肝之用。因肝为风脏，肝气常夹风，且肝性刚烈，肝郁日久可化热，而肝经虚寒，寒自内生；脾因肝疏泄失常而健运失职，可生湿成痰致滞。故IBS 患者常因不同的证型而兼有风、热、寒、湿、痰、食滞诸证。兼风者，肠鸣如雷，腹痛窘迫欲便，大便稀烂，脘痞口渴，舌红、少苔，脉弦细。宜加用防风、地龙、钩藤等以泻肝之风；兼热者，泻下不爽，大便黄褐臭，肛门灼热，烦热口渴，小便黄短，舌红、苔黄，脉数，腹泻腹痛时加黄连，救必应；兼湿者，泄泻水样，胸闷食少，肢体倦怠，舌苔白腻，宜加苍术、白术、茯苓、车前、藿香等以燥湿化湿；兼痰者，大便夹大量白色黏液，状如冻胶，宜加法半夏、陈皮、石菖蒲等以导痰化浊；兼食滞者，大便含未消化之物，脘腹痞满，嗳腐酸臭，不思饮食，舌苔厚腻，脉滑，宜加谷芽、麦芽、神曲、布渣叶等以消食导滞[4]。

（3）脾肾阳虚

证候：黎明之前脐腹作痛，肠鸣即泻，泻下完谷，泻后即安，小腹冷痛，形寒肢冷，腰膝酸软，舌淡苔白，脉沉细。

治法：温补脾肾，涩肠止泻。

常用方药：理中汤合四神丸加减（补骨脂、肉豆蔻、吴茱萸、五味子、肉桂、熟附子、干姜、党参、山药、黄芪、炒白术、陈皮、炙甘草）。

针对脾肾亏虚型久泻，余绍源教授创立了"久泻抚肠方"，方选理中汤合二神丸加减温补脾肾，收敛止泻。方中煨肉豆蔻辛温，与补骨脂联用温补脾肾，肉桂温肾助阳，干姜振奋中阳，党参、山药健脾益气，黄芪补气升阳止泻，炒白术燥湿醒脾，兼以甘味悦脾，五味子收涩止泻，陈皮理气止痛，甘草调和诸药。诸药合用，共达温肾健脾、醒脾化湿、涩肠止泻之功用。

如果久病泄泻，出现水样大便，泄泻失禁，有伤阴趋向者，或经过一般的辨证治疗疗效不佳者，可使用一些石榴皮、乌梅炭、诃子、山楂炭、赤石脂等收涩之品，且在使用固涩药时，常与陈皮、木香等理气药配合使用，以求止泻而不留寇之功。

五、养生调摄

1. 饮食宜忌

久泻乃脾胃功能障碍所致，久泻必虚亦常见证候，是以恢复脾胃功能为要旨，尤其应先注重胃气，胃气的存亡是关键所在。盖久泻能食，形体不致日渐消瘦者易治；如泻而不能食，日渐消瘦者难治。临床用药需顾其胃气，可辅以清淡、易消化、富含营养之食品，避免生冷水果、油甘厚味、黏滑甜品或不洁食物，使脾胃功能逐渐恢复。

2. 外治法

神阙穴隔盐灸

材料：艾条、细盐。

功效：温补肾阳，健脾止泻。

操作方法：用 70%酒精棉球消毒脐窝，待干后，填满食盐，使之略高出皮肤，直径约为 2.0cm，取艾炷 1 壮，放于食盐正中，用火柴点燃，待感觉皮肤灼痛时，用镊子夹住除去，再换下一个艾炷，每灸 1 个艾炷为 1 壮，每次连灸 5~15 壮，每日 1 次，连灸 7 天为 1 个疗程[5]。

六、名家医案节选

案　伍某，女，40 岁，2008 年 3 月 18 日初诊。

因"腹泻腹痛 3 年"就诊。患者诉大便溏烂，带黏液，伴有左下腹痛，每天 3~4 次，常有排不尽感，稍有饮食不慎即出现左下腹痛剧，腹泻如水样，完谷不化，纳少，食后腹胀，时感疲惫，口淡口苦，舌淡胖有齿印，苔黄滑，脉弦滑。肠镜示乙状结肠呈慢性炎症改变。一直采用中西药治疗未见好转。慕名而来求诊。

中医诊断：泄泻。

西医诊断：慢性结肠炎。

辨证：脾虚气滞，湿热蕴结。

治法：健脾行气导滞，清化湿热。

处方：白术 15g，苍术 12g，茯苓 30g，香附 10g，陈皮 10g，木香（后下）10g，藿香 10g，黄连 12g，火炭母 30g，猪苓 15g，神曲 15g，山楂炭 15g。

共 7 剂，水煎服，每天 1 剂。

2008 年 3 月 25 日二诊：自诉药后大便每天 2~3 次，偏烂，腹痛腹胀减轻，口淡，舌淡胖苔白腻，脉弦滑细。将上方调整为党参 15g，白术 15g，苍术 10g，煨肉豆蔻 10g，神曲 10g，茯苓 15g，陈皮 10g，山楂炭 10g，猪苓 15g，木香（后下）10g。

2008 年 4 月 25 日三诊：上方服用 17 剂，现诸症减轻，大便已成形，每天 1~2 次，舌淡胖有齿印，苔白，脉细滑。续以参苓白术散合理中汤加减善后：党参 15g，黄芪 15g，干姜 10g，白术 15g，苍术 10g，藿香 10g，陈皮 10g，炒扁豆 30g，薏苡仁 30g，砂仁（后下）15g，炙甘草 6g。

坚持服药治疗 2 个月，大便转为正常，无腹痛不适，纳可。随访至今，未有复发。

按　本病案起病日久，现主要症状为腹痛，腹泻，夹黏液便，大便不尽感。其属脾胃气虚，水湿不运，湿邪积滞蕴结，蕴而化热。余老强调凡病之治，当究标本，分主次，明缓急。故第一方以急则治其标为原则，以行气导滞、清化湿热为主。因此热乃湿遏阻滞而成，故以祛湿为主，清热次之。余老以木香、香附、陈皮行气止痛，白术、苍术、藿香健脾燥湿，茯苓、猪苓渗湿健脾，黄连、火炭母清利湿热，神曲消积导滞，酌加山楂炭既能开胃助运，又增止泻之功。二诊时余老认为诸症改善，湿热之邪已去，遂以缓则治其本为原则，以四君子汤、参苓白术散、理中汤方加减以取其益气健脾，和中渗湿之效。余老认为治疗久泻着眼点应在于脾虚和湿浊，治疗的重点在于如何使脾胃恢复其运化水湿的功能，因此遣方用药应注意对脾胃功能的维护，不能过用苦寒或香燥之品，以免重伤脾胃。对于湿浊之邪，认为湿为阴邪，非温不化。故大凡泄泻，必用甘温辛燥除湿之苍术。苍术多与白术配对使用，以增加其健脾运湿之功；亦常与黄连配对，则取辛散泻热之效；与陈皮、藿香配对，则能化湿辟秽止泻[1]。

七、流派研究前沿

黄穗平教授对腹泻型肠易激综合征分别从证候研究、临床研究、胃肠动力、胃肠激素等方面展开深入全面研究，临床疗效处于省内领先。通过研究发现肠易激综合征的基本病机为肝疏泄失常，肝脾气机失调，对本病治疗主张从肝脾论治 IBS 取得显著的效果。在治疗的同时显著提高了患者的生存质量。

2015 年岭南梁氏脾胃病学术流派工作室立项了"脾肾阳虚型功能性腹泻的代谢组学及余老久泻方的干预机制研究"（广东省科技厅），从唾液角度来研究脾虚证，通过临床观察，本方可明显改善泄泻症状及患者的生存质量。

参 考 文 献

[1] 刘敏. 余绍源教授治疗慢性腹泻的临床经验[J]. 广州中医药大学学报，2009，26（3）：308-314.

[2] 黄穗平. 梁乃津从肝论治肠易激综合征经验[J]. 新中医，1996，5：9-10.

[3] 李建华. 余绍源教授治疗慢性泄泻经验撷英[J]. 广州中医药大学学报，2013，30（4）：591-595.

[4] 黄穗平. 岭南中医药名家梁乃津[M]. 广州：广东科技出版社，2010：70-72.

[5] 公方宏. 神阙穴隔盐灸治疗脾虚泄泻 65 例[J]. 中国社区医师，2003，19（22）：371.

（黄穗平　黄俊敏）

第六节　便　　秘

便秘是指外感六淫、内伤七情、饮食劳倦、阴阳气血不足等导致粪便在肠内滞留过久，秘结不通，排便时间延长，或周期不长，但粪质干结，排出艰难，或粪质不硬，虽有便意，但便而不畅的病证。本病相当于西医学功能性便秘、直肠及肛门疾病引起的便秘、内分泌及代谢性疾病引起的便秘。

岭南气候多湿热，岭南之人久居潮湿之地，易感受湿邪，湿困脾土，人们平素喜食生冷易伤脾阳，并且岭南地区经济发达，社会生活压力较大，岭南之人疲于工作，疏于运动，以致岭南人体质多脾胃虚弱甚至脾胃虚寒，特别是以气虚为主。因此认为便秘的基本病机为脾胃气虚、脾失健运、大肠传导失司。正如《脾胃论》所言："大肠主津，小肠主液，大肠小肠受胃之营气……胃气不及，大肠小肠无所禀受，故津液涸竭焉"[1]。

一、病 因 病 机

外感六淫、内伤七情、饮食劳倦、阴阳气血不足等皆可形成便秘。其直接原因不外热、冷、虚、实四种，而且四种便秘的证候表现常有相兼或演变。饮食入胃，由脾胃纳运转输，吸收精微之后，其所剩糟粕即为粪便，由大肠运送排出。若脾胃运纳功能和大肠传导功能失职，肠腑不通则成便秘。便秘的基本病机为大肠传导失常，其病位在大肠，发病则与脾、胃、肺、肝、肾等脏腑功能失调密切相关。

1. 饮食不节

平素饮酒过多，过食肥甘厚味、辛辣煎炸食物，导致积热于胃肠，耗伤津液而大便干结，大肠干燥难以排便。或恣食生冷，阴寒凝结，致传导失常，肠腑不通而成便秘。李东垣《兰室秘藏·大便燥热》中指出："夫肾主五液，津液润则大便如常，若饥饱失常，劳役过度，损伤胃气及食辛热味厚之物而助火邪，伏于血中，耗散真阴，津液亏少，故大便燥结"。

2. 平素体虚

素体虚弱，或病后、产后及年老体虚之人，阴阳气血亏虚，阴津不足，大肠传导失司，导致便秘。梁乃津教授认为，年老脾肾阴虚，大肠燥涩，热自内生，传导失职，导致大便结硬、排便艰辛；或脾肾气虚，肾阳虚损，推动无力，肾不能主二便司开阖，肠道失职，不能通导糟粕，致大便不结、排便不畅。本病虽脾肾虚弱、大肠失司为多，但也有不少为虚中夹实，兼肝气郁结或大肠热结。阴虚便秘常夹燥热，气虚便秘常夹气滞，气阴两虚者则两者兼有。

3. 情志失调

《症因脉治·大便秘结论》曰："诸气怫郁，则气壅于大肠，而大便乃结。"六腑以通为用，尤赖于气机的升降浮沉，因此，若情志不畅，肝气不疏，一方面肝失疏泄，气机阻滞，另一方面郁久化热、化火，津液受损。腑气不通，加之糟粕内停，燥屎内结，所以导致便秘产生；若忧思伤脾，气血生化乏源，则气机升降之力虚弱，大肠传导无力，则糟粕内停；又或者久坐久卧，气机失和，无力通降肠道，日久便秘形成。

4. 气血津亏

气血津液是肠道通导糟粕的物质基础，因此，如果素体气血阴津亏损、发汗太过、出血过多、通利太过、久病体虚可以导致气血亏虚，津液不足，大肠一方面失于濡润，肠道干涩，另一方面，气虚无力推动肠道通导，故而形成便秘。诚如李东垣所言："劳役过度，损伤胃气……津液亏少，故大便结燥。"《景岳全书·秘结》[2]云："秘结证，凡属老人、虚人、阴脏之人及产后、病后、多汗后，或小水过多，或亡血失血大吐大泻之后，多有病为燥结者，盖此非气血之亏，即津液之耗。"

余绍源教授曾指出"热证，火证也[3]"，认为便秘的形成及发展与火证有着密切关系，大肠传导失司是便秘的基本病机[4]。根据火证的性质将其分为实火证、虚火证。实火证之便秘是因内外之邪客于大肠，大肠夹热，邪火有余，耗伤津液，以致大肠传导失司；或因感受风、寒、湿、热等外邪，失于正治，入里化火，灼伤大肠津液；或因嗜食辛辣、煎炸、酒肉、厚腻等以致胃肠积热，耗伤津液；或因五脏不调，气有余化火，火邪内生，伤津耗液，致使大便秘结。虚火证分为虚火亢盛和真火亏虚，多由于阴血、津液亏虚，使阳无以附，以致阴火内动，下注大肠，耗伤津液，以致肠腑干涸；或气血、津液亏虚，大肠失于濡润，以致粪如羊屎。命门之火亏虚，大肠失于温煦所致的便秘属于虚火证，且属于真火亏虚。

二、辨　证　要　点

1. 辨虚实

年轻气盛，腹胀腹痛，矢气频作，面赤口臭，舌红苔厚，多属实证。年高体弱，久病新产，粪质不干，欲便不出，排便费力，神疲乏力，腰膝酸软，四肢不温，舌淡苔白，多属虚证。

2. 辨寒热

粪质干燥坚硬，便下困难，肛门灼热，舌红苔黄燥或厚腻，属于热证；面色㿠白，四肢不温，腹中拘急冷痛，得热痛减，大便排出艰难，舌淡苔白滑，多属寒证。

三、治 疗 原 则

便秘的基本病因在于肠腑不通，气机不降。根据"六腑以通为用"的理论，对于便秘的治疗注重理气通腑，以通为主，以降为顺，从整体出发。治疗当分虚实而治，原则是实证以祛邪为主，据热、冷、气秘之不同，分别施以泻热、温散、理气之法，辅以导滞之品，标本兼治，邪去便自通，脏腑论治多从脾、胃、肺、大肠论治。虚证以养正为先，依阴阳气血亏虚的不同，主用滋阴养血、益气温阳之法，酌用甘温润肠之药，标本兼治，正盛便通。

六腑以通为用，对于糟粕内结严重或者顽固性便秘患者经过治疗后仍然迁延不愈者，亦用承气类汤方或大黄、虎杖、番泻叶之品泻下导滞，及时攻下有形之实邪，从而使得邪去正安。峻下药物虽图一时之效，却并非治其根本。运用峻下消导之药时常中病即止，以固护根本为主，以通导泻下为辅，从而不致徒用峻下之品致中气下陷、耗气伤阴。切忌一味峻下而滥用番泻叶、大黄、芒硝、决明子等药物。

四、辨 证 论 治

1. 实秘

（1）热秘

证候：大便干结，腹胀腹痛，面红身热，口干口臭，心烦不安，小便短赤，舌红苔黄燥，脉滑数。

治法：泻热导滞，润肠通便。

常用方药：麻子仁丸加减（大黄、枳实、厚朴、火麻仁、杏仁、槟榔、甘草等）。

余教授[4]认为，实火证之便秘当以泻火为要，去其火势，常用大黄、虎杖、玄明粉、黄芩、黄连等苦寒之品泻其火势，枳实、厚朴、槟榔、火麻仁、郁李仁、莱菔子、瓜蒌仁等通腑润肠之品因势利导，使邪去则正安。因苦寒攻逐之品易伤阳气，余教授特别强调用药须有的放矢，中病即止，攻伐有节。

（2）气秘

证候：大便干结，或不甚干结，欲便不得出，或便而不爽，肠鸣矢气，腹中胀痛，胸胁满闷，嗳气频作，饮食减少，舌苔薄腻，脉弦。

治法：顺气导滞，降逆通便。

常用方药：六磨汤加减（槟榔、枳实、大黄、木香、台乌、厚朴、甘草）。

便秘的基本病因在于肠腑不通，气机不降。余教授根据"六腑以通为用"的理论，对于便秘的治疗注重理气通腑，善用木香、厚朴、枳实、槟榔、乌药等以降气通腑。

（3）冷秘

证候：大便艰涩，腹痛拘急，胀满拒按，胁下偏痛，手足不温，呃逆呕吐，舌苔白腻，脉弦紧。

治法：温里散寒，通便止痛。

常用方药：温脾汤合半硫丸加减（熟附子、大黄、党参、干姜、甘草、当归、肉苁蓉、乌药）。

2. 虚秘

（1）气虚秘

证候：粪质并不干硬，也有便意，但临厕排便困难，需努挣方出，挣得汗出短气，便后乏力，体质虚弱，面白神疲，肢倦懒言，舌淡苔白，脉弱。

治法：健脾益气，行气润肠通便。

常用方药：补中益气汤加减（党参、黄芪、白术、炙甘草、厚朴、枳实、升麻、木香、火麻仁）。

黄穗平[1]教授认为，便秘的最常见病因为脾胃气虚、脾失健运、肠道津亏，大肠传导失司，临床治疗以健脾行气、滋润大肠为法，以补为主，行气为辅，补行兼施。脾胃虚弱者，津液无法上承下达或久病缠绵日久出现气阴两虚则注重气阴双补，临床喜用补中益气汤与增液汤二方合用以益气养血、滋阴润燥。此法与吴鞠通治疗便秘"寓泻于补，以补药之体，作泻药之用，既可攻实，又可防虚"有异曲同工之妙。

（2）阴虚秘

证候：大便干结，如羊屎状，形体消瘦，头晕耳鸣，心烦失眠，潮热盗汗，腰酸膝软，舌红少苔，脉细数。

治法：滋阴增液，润肠通便。

常用方药：增液汤加减（玄参、麦冬、生地黄、当归、玉竹、沙参、厚朴、枳实）。

对于老年性便秘，梁老[5]认为主要为年老脾肾阴虚，大肠燥涩，热自内生，传导失职所致。阴虚便秘常夹燥热，治宜健脾滋肾，润肠通便，兼以清热。常用药：熟地黄、生地黄、麦冬、肉苁蓉、郁李仁、火麻仁、蜜糖、太子参、西洋参、枳实、黄柏，甚或大黄。增液润肠是余教授治疗便秘的基本法则，常用瓜蒌仁、火麻仁、郁李仁等质润多脂之物润肠通便。

（3）阳虚秘

证候：大便或干或不干，或数日不解，排出困难，或欲便不得，便而不畅，小便清长，面色㿠白，四肢不温，腹中冷痛，得温痛减，腰膝冷痛，口淡不渴或渴喜热饮，舌淡苔白，脉沉迟。

治法：补肾温阳，润肠通便。

常用方药：济川煎合理中汤加减（肉苁蓉、干姜、白术、党参、黄芪、当归、牛膝、升麻、枳实、炙甘草）。

余教授认为，命门之火亏虚，大肠失于温煦所致的便秘属于虚火证，当治以温阳补火，以补为攻，常用干姜、熟附子、肉桂、肉苁蓉、补骨脂、黄芪、党参、五指毛桃等补真火之亏虚或补气化火，以求益火之源，以消阴翳。

（4）血虚秘

证候：大便干结，排出困难，面色无华，心悸气短，健忘少寐，头晕目眩，口唇色淡，脉细。

治法：养血滋阴，润燥通便。

常用方药：润肠丸加减（当归、生地黄、火麻仁、枳实、桃仁、阿胶）。

五、养生调摄

除了应用药物治疗便秘外，还应注重对患者的心理和生活习惯的指导。在心理上对患者进行疏导。消除患者因便秘而造成的紧张情绪，鼓励患者养成良好的排便习惯。多饮水、多食含粗纤维较丰富的食物，平时加强身体锻炼，多运动，经常进行腹部的按摩，都有助于预防和减轻便秘症状。

六、名家医案节选

案 朱某，女，43 岁，2015 年 12 月 10 日初诊。

自诉便秘 2 年余。患者 2 年前出现便秘，未予积极治疗，3 个月前引产，引产后便秘加重，无便意，大便数日一行，质如羊屎状，临厕时需竭力努挣，常需开塞露等药物辅助排便。无腹胀腹痛，平素畏寒肢冷，易汗出，经期提前，月经量少，小便调，胃纳可，舌淡嫩，苔薄白，脉沉细。肠镜检查未见器质性病变。

辨证：虚火证便秘。

治法：滋阴降火、理气润肠通腑，兼以温阳补火。

处方：生地黄 30g，玄参 30g，白芍 30g，甘草 10g，当归 10g，黄芪 30g，干姜 10g，熟附子 10g，枳实 15g，厚朴 15g，大黄 10g。

2015 年 12 月 17 日二诊：便秘，仍无便意，主动 1~2 天解大便 1 次，排便较前通畅，质稍硬，细条状，汗出减少，畏寒肢冷，舌淡嫩，苔薄白，脉沉细。辨证：虚火证便秘。治法：温阳补火，理气润肠通腑。处方：熟附子 10g，干姜 10g，白芍 30g，甘草 10g，黄芪 30g，木香（后下）10g，肉苁蓉 30g，火麻仁 30g，厚朴 15g，枳实 15g，大黄 10g。

后继续治以温阳补火，润肠通腑，坚持服药 1 个月余，便秘症状改善，达到患者满意效果，3 个后电话随诊，便秘未见反复。

按：患者平素畏寒肢冷，此属肾阳不足，命门之火亏虚，无以温煦四肢百骸；肠腑失于温煦，易致阴寒内凝，糟粕不行；阳气卫外不固则易汗出；引产导致耗气亡血伤津，阴血不足，肠腑失于濡润，血虚火旺，火邪耗伤津液，故大便燥而坚；气虚大肠无力传送，则临厕努挣。综上可知，此患者证属虚火证便秘。初诊患者大便羊屎状，临厕努挣，以阴虚火旺为主要表现。急则治其标，故治以滋阴降火为主，予生地黄、玄参、白芍以滋阴泻火；当归、白芍养血滋阴；黄芪、甘草补气健脾，使气血生化有源；枳实、厚朴、大黄理气通腑，使火邪从大便去。因其素有真火不足之表现，故以熟附子、干姜温阳补火，使阴血生化无穷。二诊时见大便细条状，排便无力，畏寒肢冷，阴虚火旺之证不甚明显，故减生地黄、玄参，防真火不足无以化生阴血以致余邪留恋；因其以命门之火不足，阴寒内凝为主要表现，故治以温阳补火为主，在前方基础上加木香以理气通腑，肉苁蓉、火麻仁润肠通便。余教授指出，临床上便秘多见虚实夹杂之证，故临证应审时度势，或攻或补，或攻补兼施，不可猛攻峻泻，应攻伐有度，做到扶正而不留邪，攻邪而不伤正[4]。

七、流派研究前沿

通过分析比较岭南梁氏脾胃病学术流派内四位医家治疗功能性便秘的用药规律，可知岭南梁氏脾胃病学术流派重视脾胃的学术思想，"脾胃虚弱，脾失健运，大肠传导无力""气血不足，津亏血少，肠道干枯失润""六腑以通为用，以降为和""虚则补之、实则泻之"是岭南梁氏脾胃病学术流派治疗功能性便秘的理论依据。该流派医家认为，气血亏虚、脾胃虚弱、阴虚津亏、气机郁滞为根本病机，湿热阻滞、脾肾阳虚、胃阴不足、瘀血阻滞、肾阴亏虚、食滞、脾胃不和是对功能性便秘病因病机的补充。健脾益气、理气降气、润肠通便、滋阴养血是岭南梁氏脾胃病学术流派治疗功能性便秘的基本原则。各医家用药、治法的异同体现出岭南梁氏脾胃病学术流派体系内的学术思想存在着传承与变迁。

参 考 文 献

[1] 胡学军. 黄穗平治疗便秘经验[J]. 中国中医基础杂志，2018，24（2）：269-271.

[2] 张介宾. 景岳全书[M]. 上海：第二军医大学出版社，2006：715-717.

[3] 余绍源. 从《伤寒论》烦躁症谈火证的转归和预后[J]. 广州中医学院学报，1987，4（1）：19.

[4] 周湘云. 余绍源从火证论治便秘经验[J]. 广州中医学院学报，2018，35（3）：529-531.

[5] 黄穗平. 梁乃津教授治疗老年病经验[J]. 新中医，1995，5：1-3.

（黄穗平　黄俊敏）

第五章　岭南补土流派

第一节　岭南补土流派总论

一、简　介

"补土派"成型于"金元四大家"之一的李东垣，是中医历史上最负盛名的中医学术流派之一。岭南补土流派工作室成立于 2013 年，本流派立足于李东垣的补土理论与岭南地域特点，与临床紧密结合，以促进临床疗效。

二、历　史　渊　源

补土流派思想萌芽于《易经》，起源于《黄帝内经》，发展于仲景，鼎盛于东垣，对后世产生了非常深远的影响。

关于中土的生理功能、病理状态，早在《黄帝内经》中就有论述，随着历史的更迭，固护中土的思想也在逐步发展。东汉时期在张仲景的《伤寒论》中，固护中土、保胃气的思想更是随处可见，到了金元时期，作为"金元四大家"之一的李东垣创立了"内伤脾胃，百病由生"的学术思想，自此，补土派的学术理论达到了医学史上的巅峰，有关中医补土派的源流，医学界也倾向于将李东垣作为其代表人物。

中医学术流派传承一般以家传或者师传为主，这样流派的传承脉络清晰，便于界定和区分。从这个角度来看，补土学术流派的传承问题还存在争议，目前比较公认的师承关系为李东垣、王好古、罗天益。后世医家如薛己、李中梓、赵献可、张景岳等都比较推崇李东垣的补土理论，但现在将这些医家归入了温补学派范畴；明代徐春甫、清代吴楚都曾私淑东垣之说，但现在将其归入了新安学派范畴；所以，从传统意义上讲，补土流派在传承人员方面是存在断层的。

但中医学术流派的核心价值在于其理论体系，也有一些流派是有别于家传或者师传而以理论体系作为其传承标识的，比如伤寒派、温病派、经方派等；虽然补土流派在人员传承方面存在着断层情况，但其理论体系是完整的，有理论阐述（《内外伤辨惑论》《脾胃论》），有具体的方药运用指导（《兰室秘藏》《东垣试效方》），首创"外感、内伤有别"之说，为后世温补学派的发展奠定了理论基础，其首创的补中益气汤、黄芪人参汤、羌活胜湿汤、枳实消痞丸等方剂也为后人广为应用，所以，从这个角度来看，补土流派在理论传承方面是完整的、连续的。

岭南补土流派就是以李东垣补土理论为核心进行传承的中医学术流派传承研究团队，我们以中焦脾胃为着眼点，以固护脾胃元气为宗旨，以调整脾胃升降为手段，重点解决岭南地区"土薄湿盛"相关的临床问题。

三、岭南补土流派传承脉络

卢传坚（1964—），国家中医药领军人才支持计划"岐黄学者"，国家卫生计生突出贡献中青年专家，广东省中医院岭南补土流派学术带头人。临床30年余，对银屑病、湿疹、特应性皮炎、荨麻疹、带状疱疹、痤疮、脂溢性皮炎、脱发等皮肤病有着独到的见解。她认为，皮肤病的发生，多因本虚标实，本在于脾虚失运，标在于湿邪为患，湿邪缠绵，蕴于肌肤，郁而不发，日久生瘀，是诸多皮肤病反复迁延的内在原因；在治疗方面，她主张立足健脾固本，认为脾虚为湿邪形成的重要原因之一，故从健脾补土的角度立法是治疗皮肤病的一大关键。

陈延（1971—），广东省中医院青年名中医，广东省中医院岭南补土流派负责人。其主要学术思想为运用补土理论治疗克罗恩病，以"疮全赖脾土"的认识为基础，率先提出了升阳补土法治疗克罗恩病的新观点。

刘奇（1983—），中医博士、博士后，广东省中医院岭南补土流派工作室专职人员，师从全国首批名老中医药专家卢传坚教授。他认为，现代人不健康的生活方式，损伤了中土的化源，导致出现了"未老先衰"的亚健康状态，"内伤脾胃，百病由生"，故改善患者的体质，固护中土、调理脾胃更为重要。临证擅长治疗湿疹、银屑病、颈肩腰腿痛。

郭洁（1989—），广东省中医院岭南补土流派工作室专职人员，师从全国首批名老中医药专家卢传坚教授。其在临床中重视以中土为治疗核心，以调理升降为治疗切入点，擅长痤疮、慢性荨麻疹、湿疹、银屑病、带状疱疹等常见皮肤病的中西医诊治。

黄智斌（1989—），广东省中医院岭南补土流派工作室专职人员，师承全国第三批名老中医药专家陈延主任及第六届"杏林寻宝"谭燮尧、张浣天老中医。其在临床中重视气机升降出入及五行生克的逻辑规律，运用补土理论及阳掌疗法治疗炎症性肠病、难治性反流性食管炎等内科杂病。

四、流派学术思想

补土的"土"，指的是脾胃中土，补土的"补"，并非单指补益药品，李东垣在《内外伤辨惑论·饮食劳倦论》中讲到："然而与外感风寒所得之证颇同而理异。内伤脾胃，乃伤其气；外感风寒，乃伤其形。伤外为有余，有余者泻之；伤内为不足，不足者补之。汗之、下之、吐之、克之，皆泻也；温之、和之、调之、养之，皆补也。"结合李东垣的论述及后世医家的经验，我们认为："补土"的内涵，意为恢复脾胃中土之气化功能，因此一切能够使脾胃中土恢复正常生理功能的治疗手段都可以称为"补土"法，具体阐述如下。

1. 土居中央，是东垣补土理论的基础

内伤脾胃论，是李东垣补土理论的核心。李东垣认为，中气的充足、水谷的运化、脾精的升散为其他脏腑的运行提供了物质基础，"则元气之充足，皆由脾胃之气无所伤，而后能滋养元气；若胃气之本弱，饮食自倍，则脾胃之气既伤，而元气亦不能充，而诸病之所由生也"（《脾胃论·脾胃虚实传变论》），这一认识的产生，与脾胃中土居五脏之中心有关，《素问·太阴阳明论》中提到"脾不主时何也？岐伯曰：脾者土也，治中央，常以四时长四脏，各十八日寄治，不得独主于时也。脾脏者常著胃土之精也，土者生万物而法天地，故上下至头足，不得主时也"，从而确定了脾胃中土居于中央的地位。

2. 土化四象，是东垣补土理论的核心

脾胃中土对于其他四脏的生理功能有着关键性的调节作用，这一调节功能是通过中土的气化作用来实现的。《四圣心源·脉法解》曰："土者，四维之中气也。脾以阴土而含阳气，故脾阳左升则化肝木，胃以阳土而胎阴气，故胃阴右降则化肺金。金降于北，凉气化寒，是谓肾水，木升于南，温气化热，是谓心火。肺、肝、心、肾，四象攸分，实则脾胃之左右升降而变化者也。"象主要是指脏腑的生理功能活动或病理变化表现于外的现象，以土为中心的元气的升发、浮散、敛降、沉潜可以调节肝、心、肺、肾的生理功能，这是补土理论的核心，也是补土流派与温补学派的不同之处。

3. 调控升降，是东垣补土理论的途径

中土对其他四脏的调整主要是通过元气的升发、浮散、敛降、沉潜来实现，要想充分发挥这种调控，就要从调控脾胃的升降入手，李东垣在《脾胃论·天地阴阳生杀之理在升降浮沉之间论》中说道："盖胃为水谷之海，饮食入胃，而精气先输脾归肺，上行春夏之令，以滋养周身，乃清气为天者也；升已而下输膀胱，行秋冬之令，为传化糟粕，转味而出，乃浊阴为地者也。"《素问·六微旨大论》也指出，"出入废则神机化灭，升降息则气立孤危。故非出入，则无以生长壮老已；非升降，则无以生长化收藏"。生长化收藏是中土的功能体现，而这种功能体现无升降则不能实现。脾气升清，才能将精微物质源源不断地输送至心肺，心得气血滋养，则主血脉生理功能正常；肺得精微滋润，才能行其主气司呼吸之职。胃气降浊，水谷才得以正常消化、吸收、输布。小肠的泌别清浊，大肠传导糟粕的功能亦赖于胃气的下降，是胃气降浊功能的延续。五脏六腑各有升降，但脾胃升降对脏腑气机升降起着协调作用，是气机升降运动的枢纽。

4. 升阳化湿，是岭南补土理论的关键

"土薄湿盛"是岭南地区的地域特色，患者多为湿邪所困，常用的祛湿方法以发汗、利小便、通大便为主，效果虽然尚可，但与岭南地域特色不符。发汗多则伤阴，岭南气候炎热，阴液受损则易上火，通下多则伤脾，脾运化失权，则无法运化水湿，使湿邪去而复聚，利水为祛湿之要法，但李东垣认为："今客邪寒湿之淫，从外而入里，以暴加之，若从以上法度，用淡渗之剂以除之，病虽即已，是降之又降，是复益其阴，而重竭其阳气矣，是阳气愈削，而精神愈短矣，是阴重强而阳重衰矣，反助其邪之谓也。故必用升阳风药即瘥"（《脾胃论·调理脾胃治验治法用药若不明升降浮沉差互反损论》），可见利水之剂虽起效迅速，但阻碍阳气生发，反使疾病迁延。

所以要想解决"土薄湿盛"的问题，升阳化湿是关键，以升阳风药化湿，首先符合《黄帝内经》中"风胜湿"的基本认识，另外升阳之药可以升举脾气，使脾得升清，恢复其运化功能，也有利于解决"土薄"的问题。所以，升阳化湿法是东垣补土理论中最适合岭南地域的方法，是岭南补土理论研究的关键问题。

（陈　延　黄智斌）

第二节　腹　痛

腹痛是指胃脘以下、耻骨毛际以上部位发生疼痛为主症的病证。腹部范围较大，与三脏（肝、脾、肾）六腑（胆、胃、大肠、小肠、膀胱、中下焦）及其所属之经络相关[1]，所以与腹痛相关的疾病非常复杂，涉及内科、外科、妇科等多个系统；从其发病原因来分，又有外感六淫、内伤七情、饮食劳倦、素体不足之不同，从其临床证型来看，则见寒凝、热壅、食滞、气郁、血瘀、中虚之各异；鉴于本书的宗旨及要求，以下论述难以面面俱到，仅从补土理论的认识角度出发，结合岭南地区的环境与气候特点，提出有地方特色的中医诊治腹痛之法。

《景岳全书》曰："岭南既号炎方，而又濒海，地卑而土薄。炎方土薄，故阳燠之气常泄；濒海地卑，故阴湿之气常盛。"据此可见，腹痛之虚虽有五脏六腑之别，但在岭南，腹痛的发生与中焦脾胃中土的关系最为密切；腹痛之实虽有六淫之扰，但在岭南，腹痛的发生与湿邪的关系最为密切。基于这样的认识，本节主要是从脾虚与湿盛两个方面来论述腹痛的证治。

一、病因病机

1. 湿邪困阻，不通则痛

湿邪之来源有三，具体介绍如下。

（1）地域环境：岭南是我国南方五岭以南地区的概称，以五岭为界与内陆相隔，位于中国最南部，属东亚季风气候区南部，具有热带、亚热带季风海洋性气候特点，高温多雨为其主要气候特征。所以久居岭南之人，即使本身没有疾病，也多可见舌苔偏腻、身重体倦、纳呆便溏等湿重之象。

（2）饮食因素：岭南近海，当地人多喜食海鲜，尤其有食用鱼胶、燕窝等高蛋白食物调补身体的习惯，但高蛋白食物多滋腻黏滞，从中医来看属于偏湿性之物，多吃、久吃则易致体内湿邪停留。岭南地区目前经济发达，很多人平素喜食膏粱厚味、喜饮酒应酬，久则湿从热化，湿与热结，而成湿热体质。

（3）外邪因素：岭南气候炎热，所以很多人久居有空调之处，反易感寒；加之喜饮冰冻饮品，又使寒邪内侵，湿为阴邪，易与寒合，而成寒湿困阻之象。

湿邪停留于体内，本已阻滞气机，若与外感之寒邪或内入之寒邪相合，则阳气被郁，不通则痛，发为寒湿困阻之腹痛；湿邪停留于体内，虽有不适，但未必发病，因内有脾胃之运化调节，若此时进食滋腻之物，阻碍脾胃运化，则水反为湿，谷反为滞，两湿相合，腑气不通，发为湿困气滞之腹痛；湿虽为阴邪，但岭南天气炎热，有化热之机，若此时进食膏粱厚味，或恣食酒物，则湿从热化，湿热阻滞，不通则痛，发为湿热阻滞之腹痛。

2. 中土虚损，不荣则痛

造成中土虚损的原因有二，分述如下。

（1）饮食习惯：粤菜是中国的四大菜系之一，故有"食在广州"之美誉。在饮食方面，岭南人素以善吃、喜吃、敢吃而闻名，在《淮南子》与《史记》中就已有南方越人吃蛇与贝壳类动物的记载，在广东发掘的多处文化遗址的堆积层里，均发现有大量的蚬蚌蛤蚶蛳螺的遗骸。但凡事有利就有弊，岭南人饮食多没有节制，常一日数餐，或恣食生冷，或喜饮凉茶，这些都对脾胃运化功能有影响，《岭南卫生方》有言："盖土人……且恣食生冷酒物，全不知节。外人之至此者，饮食有节，皆不病。若因酒食之贱而狼餐，必不免于病矣。"《脾胃论》曰："故夫饮食失节，寒温不适，脾胃乃伤。"

（2）情志失调：改革开放以后，岭南地区（尤其是广州、深圳等大中型城市）经济高速发展，所以岭南人工作压力巨大，情绪紧张较为常见，情志不畅，肝气不疏，横逆犯脾，导致脾土受损；或久思多虑，也会损伤脾胃，造成中土虚损。

李东垣在《内外伤辨惑论·饮食劳倦论》中提到："苟饮食失节，寒温不适，则脾胃乃伤；喜怒忧恐，劳役过度，而损耗元气。"损伤之初，以脾虚为主，脾虚则气弱，推动无力，气机不运，则发为脾虚气弱之腹痛；损伤日久，气损及阳，阳与气俱虚，温煦不能，则发为中虚脏寒之腹痛；木郁克土，或土虚木乘，气机逆乱，则发为肝脾不调之腹痛。

二、辨 证 要 点

1. 辨虚实
《评琴书屋医略·腹痛（中脐及脐上下痛同考）》曰："凡一切痛症，虚者喜按，得食则止，脉无力；实者拒按，得食愈痛，脉有力。"

腹痛之实证，痛处拒按，或按之加重，进食后加重，脉象有力。

腹痛之虚证，痛处喜按，或不拒按，或按之不加重，进食后缓解，脉象无力。

2. 辨寒热
寒证：腹痛，遇寒痛甚，得温则缓，小便清长，舌淡。

热证：腹痛，恶热喜凉，口渴喜冷饮，小便黄，舌红。

三、治 疗 原 则

"不通则痛"是所有痛证的核心病机，"通则不痛"是所有痛证的治疗关键，腹痛也不例外；但具体来说，还是需要根据病证的寒热虚实，确定相应治法。

实则泻之，寒湿宜温，湿热宜清，湿邪为主者宜祛湿，在具体的治疗过程中，还应关注李东垣升阳化湿法的特点，也需结合岭南地方草药的运用；虚则补之，气虚者宜健脾益气，虚寒者宜温中补虚，肝脾不调者以调和肝脾为主，还需要根据肝与脾的虚实比例进行调整。

四、辨 证 论 治

1. 寒湿困阻
证候：腹部疼痛，以拘急疼痛或者绞痛为主，压之疼痛，遇寒痛甚，得温则缓，伴见腹胀，口淡不渴，大便偏烂，小便清，舌淡，苔白腻，脉濡。

治法：祛寒除湿止痛。

常用方药：真方不换金正气散（《岭南卫生方》：厚朴、姜制半夏、橘红、草果、藿香、苍术、甘草、生姜、大枣）。

加减：若寒湿为外感所致，兼有表证而并见恶寒发热、呕吐腹泻者，可加用紫苏叶、桔梗、白芷等解表之品或给予成药藿香正气丸；若寒邪较盛，腹部发凉，可加吴茱萸、肉桂、小茴香。

2. 湿困气滞
证候：腹部疼痛，以胀痛为主，按之加重，进食后加重，得矢气或者嗳气则缓，大便量少，排出不畅，舌淡，苔白腻，脉弦。

治法：祛湿行气止痛。

常用方药：祛湿行气方（流派经验方：防风、羌活、陈皮、青皮、厚朴、枳实、木香、槟榔）。

加减：夹有食滞，见嗳腐吞酸、大便臭秽者，可仿枳术丸之意，加用白术、鸡内金、谷芽、麦芽。

3. 湿热阻滞

证候：腹部疼痛，以胀痛为主，拒按，进食后加重，恶热喜凉，口苦，口渴喜冷饮或烦渴不欲饮，或胸闷不舒，大便秘结或泻而不爽，大便色黄而臭，小便黄，舌红，苔黄腻，脉濡数或滑数。

治法：清热祛湿止痛。

常用方药：达原饮（《温疫论》：槟榔、厚朴、草果、知母、白芍、黄芩）。

加减：湿热阻滞有湿重、热重、湿热并重之别，达原饮适用于湿热并重者；若以湿重为主而见肢体困倦，胸闷口腻，渴不喜饮，苔白腻为主者，可用藿朴夏苓汤理气化湿，和中止痛；若以热重为主而见大便秘结，口干口苦，渴喜冷饮，舌红，苔黄腻，脉滑实有力，可仿《温病条辨》中通下之法，以大承气汤、小承气汤或者调胃承气汤加减；救必应为岭南地方草药，味苦性寒，有清热解毒、消肿止痛之效，腹痛湿热证者均可加用；布渣叶也为岭南地方草药，味酸性凉，有清热利湿、消食化滞之效，对于湿热证夹有食滞者可加用。

4. 脾虚气弱

证候：腹部疼痛，以隐痛为主，痛处按之不加重，病程较长，时发时止，进食不慎容易诱发，食少纳差，大便溏薄，舌淡，苔薄白，脉细弱或弦。

治法：健脾益气止痛。

常用方药：香砂六君子汤（《古今名医方论》：木香、砂仁、陈皮、法半夏、党参、白术、茯苓、炙甘草）。

加减：若伴畏寒喜暖，可加干姜，或用理中丸温运脾阳；若兼胃下垂者，可用补中益气汤升阳举陷；夹有气滞者，可加柴胡、枳壳。

5. 中虚脏寒

证候：腹痛绵绵，时作时止，遇寒痛甚，得温则缓，痛处喜按，饥饿、劳累后加重，进食后可缓解，神疲乏力，形寒肢冷，大便溏薄，小便清，纳食不佳，舌质淡，苔薄白，脉沉细。

治法：温中补虚，缓急止痛。

常用方药：小建中汤（《伤寒论》：桂枝、白芍、炙甘草、生姜、大枣、饴糖）。

加减：若腹中冷痛，形寒肢冷，大便偏烂，辨证为脾肾阳虚者可改为附桂理中汤加减；若兼有寒凝气滞者，可合用大建中汤以温通阳气。

6. 肝脾不调

证候：腹部疼痛，呈阵发性，以绞痛为主，但不剧烈，部位不定，冲窜顶胀，或有腹泻，便前腹痛，泻后痛减，舌淡红，苔薄白，脉弦。

治法：和肝理脾。

常用方药：痛泻要方（白术、白芍、防风、陈皮）。

加减：肝与脾二者的虚实比例不同会呈现出不同的证候特点。肝气盛而脾气不虚者为肝郁克脾证，表现以胀痛为主，部位不定，冲窜顶胀，大便多成形，宜四逆散加减；肝气不盛而以土虚明显者为土虚木乘证，表现以隐痛为主，遇情绪变化而诱发，部位不定，但冲窜之感不明显，宜柴芍六君子汤健脾平肝；痛泻要方则主要适用于肝木偏旺、脾土亦虚的情况；腹痛明显者，可加金铃子散以行气止痛。

五、养 生 调 摄

1. 药膳[2]

茴香胡椒猪肚汤：小茴香 10g，胡椒 10g，研末。将猪肚 1 个切去肥油，用少许细盐擦洗一遍，并腌片刻，再用清水冲洗干净，放入热水锅内拖过。将茴香、胡椒放入猪肚内，与蜜枣一齐放入砂煲内，加清水适量，武火煮沸后，改用文火煲 2 小时，调味食肉饮汤。此汤有散寒理气止痛的功效，适用于脾胃虚寒所致的腹痛。

2. 中医外治法[2]

（1）吴茱萸粗盐热奄包外敷法：将吴茱萸 250g 与 250g 粗盐混合，装入自制小布袋内，扎紧袋口，放入家用式微波炉中，用高火加热 2～3 分钟。取出待温度适宜，置患者腹部痛点热敷。每次治疗 20～30 分钟，每天 1 次。本法有祛寒止痛的作用，适用于寒证的腹痛。

（2）莱菔子热奄包（或川朴热奄包）外敷法：将中药莱菔子或厚朴 250g 装入自制小布袋内，扎紧袋口，放入家用式微波炉中，用高火加热 2～3 分钟。取出待温度适宜，置患者腹部痛点热敷。每次治疗 20～30 分钟，每天 1～2 次。本法有行气止痛的作用，适用于气滞证的腹痛。

六、名家医案节选（广东省名中医余绍源教授验案）

案 陈某，男，54 岁，2005 年 9 月 23 日初诊。

左下腹部疼痛 3 个月。患者 3 个月来时有左下腹部疼痛，以胀痛为主，伴大便烂及肛门重坠感，里急后重感，无脓血，体重略减轻，纳一般，精神疲倦，睡眠可，小便可，舌淡红，有齿印，苔薄，脉弦。体格检查：左下腹部轻压痛，无反跳痛，肠鸣音正常。

中医诊断：腹痛。

西医诊断：慢性结肠炎。

辨证：脾虚气滞夹湿型。

治法：健脾行气，佐以祛湿。

处方：柴芍六君子汤加减。党参 15g，白术 15g，茯苓 15g，木香（后下）10g，砂仁 5g，陈皮 10g，柴胡 10g，枳壳 10g，白芍 15g，炒扁豆 15g，炙甘草 10g。

2005 年 11 月 25 日二诊：患者取药后未见复诊，直至 11 月 25 日再次见到患者，问及上次用药后情况，患者诉上次取药服用后症状改善，于是未再诊治，按上方自行取药，连续服用 3 周后临床症状基本消失。

按： 从病位归经来看，左下腹部疼痛似乎与足少阳胆经、足厥阴肝经、足阳明胃经、足太阴脾经等经络关系密切，总与木、土有关，病变偏于一侧，且有肛门下坠感及里急后重感，似乎从少阳、厥阴论治更为合适，余老为何从太阴入手呢？

首先，从临床症状来看，患者纳差、便溏、舌淡，太阴之证明确，《伤寒论》有言："自利不渴者，属太阴。"而无少阳之"口苦、咽干、目眩"，无厥阴之"消渴、气上撞心、心中疼热、饥而不欲食"，所以，证候的关键在于太阴脾土，虽有肝气不疏之象，应属土虚，木来乘之，而非木郁克土之象，故仍坚守中州，以柴芍六君子汤为主方以健脾平肝。

其次，《金匮要略》有言："见肝之病，知肝传脾，当先实脾。"对于有肝脾不调之证，若肝郁较甚，自当以疏肝解郁为主，但如果脾土亏虚者，也可扶脾以抑肝。

从方剂的选择来看，一般认为柴芍六君子汤多用于胃痛，而腹痛较少用及本方，常规教材中腹痛的诊治未提及本方，余老为何会选择本方呢？

柴芍六君子汤出自《医宗金鉴·惊风门》："脾虚肝旺痰盛者，青州白丸子、柴芍六君子汤主之。方歌：脾虚木旺风痰盛，四君人参术草苓，痰盛陈半因加入，肝风更用柴芍藤"。从此方组成来看，与患者"脾虚气滞夹湿型"的证型是符合的。

本患者不仅使用了柴芍六君子汤，还用了木香和砂仁，应该是柴芍六君子汤与香砂六君子汤的合方。香砂六君子汤出自《古今名医方论》："治气虚中满，痰饮结聚，脾胃不和，变生诸症者。"柯韵伯曰："经曰：'壮者气行则愈，怯者著而为病。'盖人在气交之中，因气而生。而生气总以胃气为本。食入于阴，长气于阳。昼夜循环，周于内外。一息不运，便有积聚，或胀满不食，或生痰留饮。因而肌肉消瘦，喘咳呕哕，诸症蜂起，而神机化绝矣。四君子气分之总方也，人参致冲和之气，白术培中宫，茯苓清治节，甘草调五脏。诸气既治，病安从来。然拨乱反正，又不能无为而治，必举夫行气之品以辅之。则补品不至泥而不行，故加陈皮以利肺金之逆气，半夏以疏脾土之湿气，而痰饮可除也；加木香以行三焦之滞气，缩砂以通脾肾之元气，膹郁可开也。四君得四辅而补力倍宣，四辅有四君而元气大振。相须而益彰者乎。"由此可见，木香可行三焦之滞气，砂仁可通脾肾之元气，并非仅能治疗胃痛，所以虽然本患者以下腹部疼痛为主，但仍可用之。

本患者脾虚为本，气滞为标，又夹有湿邪为患，这种体质特点在岭南地区非常常见，所以本方也是我科诊治脾胃病使用频率最高的方剂。

参 考 文 献

[1] 邓铁涛. 邓铁涛医集[M]. 北京：人民卫生出版社，1995：26-30.

[2] 罗云坚，黄穗平. 专科专病中医临床诊治丛书·消化科专病中医临床诊治[M]. 第3版. 北京：人民卫生出版社，2013：220-240.

（陈　延　黄智斌）

第六章　岭南林夏泉学术流派

第一节　岭南林夏泉学术流派总论

一、简　介

岭南林夏泉学术流派起源于 20 世纪 30～40 年代，以林夏泉先生为学术创始奠基人，开拓发展阶段是全国名中医刘茂才、广东省名中医黄培新、黄燕教授等为代表的传承人在脑病学科领域的传承与发展。经过几代人 80 多年的传承与发展，尤其在中医脑病方向，形成"重湿邪，调体质，治未病""固本调肝护脑脉"的学术思想与临证特色，在治疗脑病中重视脏腑气血失调，认为肝脾肾虚、风痰瘀血、痰瘀互结为脑病的核心病机，创立中风急性期阴阳类证辨证治疗体系，形成具有独特中医脑病诊疗体系的学术流派。本流派代表性著作有《神经科专病中医临床诊治》《刘茂才脑病学术思想与临证经验集》《实用中医临床脑病学》等。

二、历史渊源

在中医学发展的历史长河中，岭南医学流派因其地理、气候、文化因素的独特性而独树一帜，本学派上溯至晋代葛洪，堪称"岭南医祖"，著《肘后备急方》，记载了"青蒿截疟"，促进了当代世界抗疟药青蒿素的诞生。岭南医派名医辈出，已故"广东省名老中医"林夏泉先生（1908—1980），广东台山人，是广东省中医院历史上九大名医之一，为本流派的创始人。林夏泉祖上世代为农，他的从医之路没有家族背景，只是接受中医科班教育，得到温病大家陈任枚赏识，师从岭南妇科名医吕楚白先生。林夏泉 1927～1931 年就读于广东中医药专门学校，新中国成立前在岭南行医。1950 年新中国成立之初，在广东省中医实验医院工作并参与医院筹建。1951 年 11 月～1952 年 12 月于第二届广州市中医进修班深造一年，中医理论有了较大提高，于1953 年前后任广东省中医实验医院、广东省中医进修学校（同年改为广东省中医院）医务处副主任、门诊部主任，1961 年任广东省中医院副院长，直至 1980 年去世。1956 年加入中国农工民主党，并任该党省委常委，曾选为广州市第六届人大代表、全国中医学会广东分会理事。林老是中医院内科的元老，医术精湛、医德高尚，擅长内科、妇科、儿科，享誉岭南，1978 年 12月与当时的邓铁涛、罗元凯等 67 位名中医被广东省政府授予"广东省名老中医"称号。

刘茂才、黄培新是本流派第二代代表性传承人，他们先后于 1963 年、1970 年以优异的成绩毕业于广州中医学院，是新中国第一代接受中医高等教育的优秀毕业生。到广东省中医院工作后，先后在中山医学院进修内科、神经科，接受中西医教育，成为中医院内科的骨干力量，两人均师承院内名中医林夏泉先生。刘茂才教授于 1979 年创立广东省中医院脑病科，该科室在国内中医院属于较早成立的脑病专科。受林老学术思想的影响，刘茂才教授毅然选择攻坚脑血管病，在设备、环境、技术、人员有限的情况下，展开脑病救治，艰难探索，勇于开拓，并大胆实践，逐渐形成以中风、头痛、眩晕、癫痫等中医脑病为特色的主攻病种。经过半个多世纪的不懈努力，他取得了中医脑病的突出成就，学验俱丰，是现代岭南最具代表性的名中医之一。刘教授是中医脑病"阴阳为纲，类证辨治"理论体系的第一人，他治学严谨，传承创新，具有深厚的理论造诣和精湛的临床技术，在中医内科尤其是脑病领域取得杰出成就，在他们的带领下，开拓传承，培养出了一大批中医脑病骨干。在第三代传承人黄燕、蔡业峰教授带领下，岭南林夏泉学术流派现已逐渐成为人才技术力量雄厚、中西医结合脑病学术国内领先的一流团队，传承精华，守正创新，坚持发挥中医特色，为中医药和中西医融合的发展做出贡献。

三、岭南林夏泉学术流派传承脉络

创始人林夏泉（1908—1980），广东省名中医，是以善治内、妇、儿科病而闻名的岭南中医大家，被收录入《岭南中医世家》《岭南中医药名家（二）》。治病以"固脾肾、养肝血"为理念；在治疗情志病、妇科病方面，注重滋补肝肾，调肝养肝血，善用花类药物；儿科病仍以"肝脾"为重，以"平肝泻心健脾"六字大法为准绳；内科病尤善治癫痫、眩晕、中风等中老年病。

刘茂才（1937—），是中医脑病流派及学科的开拓者和奠基者之一，广东省名中医，2017年授予首届"全国名中医"称号。他是国内最早提出活血化瘀法治疗急性出血性中风的中医专家，他系统总结中风病理论，率先提出"气血失调，痰瘀为患"，通过长期实践，确立中风病阴阳类证辨证体系，提出"益气血，健脾胃，祛痰瘀，护血脉，合调肝，安脑神"中医脑病防治思想。

黄培新（1945—），中医脑病学科的奠基者之一，2012年获得"广东省名中医"的称号。他提出了中风病以"痰瘀为本、腑实常候"为特点，"出血中风风火居多，缺血中风气虚为主"为病理基础的观点。临床重视"痰瘀"在脑病发病中的作用，后期则强调补益气血、滋补肝肾，通补结合。

本流派第三代传承人广东省名中医黄燕教授、脑病大科主任蔡业峰教授，同时还有华荣、雒晓东、孙景波、王立新、杜宝新、连新福等一批中青年骨干专家，第四代传承人有卢明、郭建文、招远琪、尤劲松、苏巧珍等，第五代传承人如文龙龙、马朝晖、郑春叶、张新春、卢爱丽、谢才军、林浩、程骁、许浩游、乔利军、倪小佳、赵敏、卢鸿基、乔寒子等一大批青年中医代代传承，与时俱进，在科研和临床中形成了完善的学术团队，立足岭南，在全国脑病领域领先，守正传承，创新发展，为岭南林夏泉流派中医学术发展壮大贡献力量。

四、流派学术思想

1. "重湿邪，调体质，治未病"

岭南地区濒临南海，属于亚热带海洋性气候，特别是珠江三角洲地区，常年受到偏东或偏南暖湿气流影响，空气相对潮湿。岭南人以湿热质、阴虚质、气虚质多见，夹湿明显，本质脾胃虚弱。岭南医学在临床上有着特殊的规律，内邪以"湿"为重，六淫致病以"湿"邪最为常见。林夏泉老先生师从岭南温病大家陈任枚，对外感病研究颇深，认为湿邪多与"风、寒、暑、热"等邪气兼合，治之当以湿为重，用药选取以化湿、燥湿、祛湿为主，针对岭南人脾虚的体质，善从脾胃入手，调整患者的体质，以达到未病先防的效果。

2. "固本调肝护脑脉"

本流派医家学术思想注重固护脾肾，调肝活血通脉。强调以"脑为元神之府"为生理基础，提出"益气血、健脾胃、祛痰瘀、护血脉、合调肝、安脑神"的脑病防治大法。回顾研究总结历代本流派先贤医家经验，概括本流派学术思想为"固本调肝护脑脉"。固本，指固脾肾先后天之本，固元气，脾为元气之本，肾为元气之根；调肝，谓肝主疏泄，肝藏血，肝肾亏虚则肝风内动，肝阳上亢则风火痰瘀互结上扰脑窍，阻滞脑脉而发病，因而调肝在脑病中有着重要地位。在固本调肝基础之上，重视活血化瘀、破瘀涤痰，通过痰瘀同治、通腑醒脑通脉达到护脑脉之宗旨，所以固脾肾之气，调畅肝气，使气血条达，是始终贯穿于脑病治疗法则中的根本，刘教授创立中风阴阳类辨证体系，立"清热平肝/温阳益气、破瘀涤痰、通腑醒神"的治则，他的经验方院内制剂"脑脉Ⅰ号"（后易名"益脑康胶囊"）、"脑脉Ⅱ号"（后易名为"益脑脉胶囊"），为脑病学科流派的代表性院内制剂。他在总结传承林夏泉先生"除癫散"治疗癫痫经验的基础上，立"调肝养血，息风化痰"为法。"益脑安胶囊"，主要用于癫痫治疗。黄培新教授重视"风痰"在脑病发病中的地位，提倡辨病与辨证结合，为广东省中医院中医脑病的临床、科研、教学及人才培养做出了历史性贡献。

（华　荣　丘宇慧）

第二节　眩　晕

眩晕是以头晕、眼花为主症的一类病症。眩即眼花或眼前黑矇；晕即头晕，感觉到自身或外界景物旋转，两者常同时并见，故统称为"眩晕"。其轻者闭目可止，重者如坐舟船，旋转不定，不能站立，或伴有恶心、呕吐、汗出、面色苍白等症状，严重者可突然跌倒。

一、病因病机

老年性眩晕以内伤为主，多由年老、久病等所致，以年老体虚、气阴两虚、肝肾阴虚临床多见。现代人多进食肥甘厚腻之品，易酿生痰浊之邪；又喜卧少动，多用电脑手机，工作方式改变，导致血脉不畅，血流凝滞而生瘀血；生活、工作、学业等压力大，由情志、饮食、劳倦、先天脑血管发育变异等原因而导致的眩晕更为常见，中青年发病多见。

1. 年老久病，肝肾亏虚，精不充脑髓[1]

《素问·六节藏象论》等云："肾主骨髓""脑为髓之海""肾气通于脑""肾主藏精"，脑为髓之海，肾主骨生髓，脑髓依赖肾精的充养。张景岳主张"无虚不作眩"，脑窍失常则发为眩晕，可因脏腑虚衰，阴阳气血不足。如年老体衰，肾精不足，或房劳、纵欲过度，肝肾亏虚，精不生髓，则脑髓失于充养，发为眩晕。

2. 外感、饮食，痰湿困脾，清阳不升

《灵枢·五癃津液别》曰："五谷之津液和合而为膏者，内渗于骨空，补益脑髓。"脾胃为后天之本、气血生化之源，其化生的气血用以充养脑髓。脑为清阳之府，脾胃为气血之源，保证脑髓营养，同时又为气机升降的枢纽，有升清降浊的作用，若脾胃失调，则清气不能上升濡养脑窍，浊气不能下降，痰浊阻滞，则发为眩晕。

（1）感受湿邪：《景岳全书》指出岭南地区"炎方土薄，故阳燠之气常泄；濒海地卑，故阴湿之气常盛。"岭南人素体脾虚，遇"回南天"或长夏之季，气候潮湿，湿气困脾，脾阳不升，脑窍空虚，导致眩晕；或湿邪上蒙清窍而发生眩晕。

（2）饮食所伤：岭南人素体脾虚，气候炎热，"凉茶"成为南方地区风俗文化重要的一部分，多数凉茶为苦寒之品，直中脾阳，脾胃受损，或过食肥甘厚味，或嗜酒，损伤脾胃，脾胃运化失常，升清降浊功能减退，不能化生水谷精微，脑窍失养，则发为眩晕。

3. 情志不畅，肝失条达，清窍受扰

肝体阴而用阳，其气升发，主疏泄，喜条达而恶抑郁。素体阳盛，急躁易怒者，易化火生风，或肝郁化火，风升火动，上扰清窍，则发为眩晕；或长期心情抑郁，肝气郁滞，气机阻滞，气血失调，清窍受扰而引发眩晕；或者素体肝阴不足，肝失所养，阴不敛阳，肝阳上亢导致眩晕。

4. 外伤跌仆，瘀血阻滞脑脉

跌仆坠损，头颅外伤，瘀血停留，阻滞经脉，导致气血不能上荣头目，发为眩晕。

本病病位在脑髓，与肝、脾、肾相关，其中以脾、肾为根本，肝为诱发和启动因素。肾主骨生脑髓，为元气之本，脾为后天气血之源，气机升降枢纽，滋养先天肾气，为元气之根。脑为清灵之窍，清阳之气生生不息，若脾肾亏虚，又遇肝风内动，疏泄失常，发为眩晕。

本病一般为本虚标实，在发病初期及发病急性期风挟痰火上扰清窍，形成风火上扰、风痰上扰之眩晕，或是痰浊上蒙，清阳不升，则是以脾虚痰浊中阻，上蒙清窍，升降失常所致眩晕，此时以脾虚为演变的关键，多为实证突出，以风、火、痰、瘀标实表现为主；病证后期或缓解期，仍需谨守病机，本虚证逐渐显现，如气血不足、脑髓不充、肾精亏损等。

眩晕在发病过程中，风、火、痰、瘀、虚单独致病者少，合邪致病者多，其中各种病因各有侧重，相互影响，相互转化，形成虚实夹杂。演变及发展或肝风痰火上蒙清窍，阻滞经络，而形成中风；或突发气机逆乱，清窍暂闭或失养，而引起眩晕。

二、辨 证 要 点

1. 辨分期

眩晕病有缓解期和发作期之别。发作期一般以标实为主，内风夹痰夹瘀上扰则发为眩晕；缓解期主要以肝、脾、肾三脏亏虚为主，兼有痰瘀阻滞脑络。

2. 辨轻重

眩晕为临床多发病，其发作有轻、重、缓、急之不同，轻缓者闭目片刻即止，或仅感头目昏沉不适，急重者如坐舟车，旋转不定，站立不稳，恶心呕吐，汗出，甚则眩仆。如出现眩晕不止，呕吐频频，冷汗淋漓，四肢逆冷，呼吸微弱，或眩晕不止，肢麻舌强，头痛如劈，此属眩晕危候。

重症患者宜采取综合疗法以治标救急为主，给予综合治疗（各种给药途径或多种治疗手段），并注意卧床休息，避免头部剧烈转动，饮食宜清淡，仔细寻找病因，尤其是反复发作不愈者，并尽可能阻断诱发因素。

3. 辨虚实

眩晕病性多为本虚标实[2]。一般而言，新病多实，久病多虚；体壮者多实，体弱者多虚。本虚以肝肾不足、脾虚、气血两虚为主，标实以肝阳上亢、痰浊、瘀血为主。

三、治 疗 原 则

1. 滋补肝肾与益气养阴并重[3]

眩晕为老年人的常见病、多发病，久病多病易耗伤人身正气，治疗上以滋养肝肾固其本，益气养阴通脉为基本大法。在临床中老年人肝肾不足常伴有气阴两虚，气阴两虚易见于心肺两脏，心主血脉，肺朝百脉，心肺之气阴不足，导致心肺行血、推动血液上行以濡养脑窍的功能不能正常发挥，可以加重甚至引起眩晕的发生，故林老在治疗此类眩晕时特别注重在滋补肝肾的基础上兼滋补心肺之气阴。

2. 注重脾升清降浊的功能

李东垣认为："头痛耳鸣，九窍不利者，脾胃之所生，乃气虚头痛也。"脾喜燥恶湿，脾主升清，以升阳为顺，胃主受纳，胃主降浊，胃以和降为顺。中焦为气机升降之枢纽，神志安和依赖于脾的升清降浊功能。若素体痰湿，或饮食不节，喜食膏粱厚味，易阻碍中焦运化，中焦被痰饮浊邪壅滞，使得清升浊降的功能失常，清气无力升发充养头目，浊气壅塞清窍，神失清灵，则可出现头昏神蒙、不寐心烦，严重者可引起突然昏厥、不省人事等病症。《灵枢》云："故上气不足，脑为之不满，耳为之苦鸣，头为之苦倾，目为之眩。" 故在临证中，应兼顾益气健脾升阳之法，恢复中焦枢纽的功能，使清气得升，浊气可降，则眩晕自除。

3. 兼以疏肝、柔肝之法

林夏泉先生在治肝中极少使用镇肝之品，多以滋补肝肾治法涵养肝木[3]。黄燕在治肝方面提出疏肝、柔肝二法。肝为将军之府，体阴而用阳，疏泄有度，《丹溪心法·六郁》云："气血冲和，百病不生，一有怫郁，诸病生焉，故人身诸病，多生于郁。"人身之气血运行不息，升降有度，出入有节，全赖肝之疏泄条达。气机郁滞，则脏腑功能失调而发生多种病变。而在治肝方面不宜镇之，因重镇之药多碍脾胃之运化，故治肝应疏之、柔之。

4. 痰瘀同治、通补兼施

现代人多进食肥甘厚腻之品，酿生痰浊之邪；或喜卧不动，脉道不畅，血流凝滞而生瘀血；脏腑亏虚，阴阳失调，气血津液代谢紊乱，"痰浊""瘀血"滞留，致清阳之气不得疏展，不能上荣于脑，乃发眩晕。又古有"无痰不作眩""久病多瘀"的理论，刘茂才教授认为，眩晕日久，必有痰瘀阻络之变，痰、瘀均为津液代谢失常的产物，且痰瘀可互相转化，互为因果，所以此时常需化痰活血通络并用。

同时，林老认为[3]，虚能致瘀，瘀血不去，新血不生，瘀可加重虚，虚瘀胶结，恶性循环。林老常将丹参与生脉散同用，一味丹参，功同四物，补中寓通，补而不滞，尤宜于以虚证为主夹瘀血的老年人。另外脾为生痰之源，临床上常用健脾祛痰之法，通补兼施。

四、辨 证 论 治

1. 阴虚阳亢

证候：平素性情急躁易怒，或常有头昏头痛，或年届四五十之人，多因恼怒，情志不遂或劳倦后而发或加重；头晕目眩、耳鸣、头痛、头胀；面色潮红，目赤目胀，烦躁易怒，口干，少寐多梦；舌红苔少，脉弦。

治法：平肝息风，育阴潜阳。

常用方药：天麻、钩藤、白芍、白蒺藜、石决明、羚羊骨、龙骨等平肝息风之品；龟板、鳖甲、牡蛎、白芍、鸡子黄等育阴潜阳之品。

2. 清阳不升

证候：头目眩晕，头重如蒙，兼有胸闷，恶心，少食多寐，身体倦怠，视物模糊，耳鸣耳聋，舌淡胖，苔白腻，脉濡滑或沉细。

治法：燥湿化痰，益气升阳。

常用方药：益气聪明汤加减。黄芪益气升阳，配伍党参甘温补中；甘草甘缓以和脾胃；葛根、升麻、蔓荆子轻扬升发，能入阳明，鼓舞胃气，上行头目；白芍敛阴和血；石菖蒲收敛肝气，宁眩悸；重用泽泻利湿；白术健脾运脾。全方共用，可燥湿祛痰，健脾和胃。

3. 肝肾亏虚

证候：眩晕耳鸣，腰膝酸软，失眠，健忘，舌红，苔少，脉沉细。

治法：益气养阴，滋补肝肾。

常用方药：生脉散为基础方加丹参，助心肺之气兼行血，恢复脑窍气血供应。山萸肉、杜仲、牛膝、桑寄生、女贞子补肝肾，强筋骨；天麻、钩藤息风止眩；黄芪、党参益气健脾，以后天补先天。

五、养 生 调 摄

眩晕病应当注重平时的预防和防护，尤其是对肝、脾、肾三脏的养护。首先，应保持心情舒畅，忌暴怒、惊恐等刺激。若是忧郁恼怒太过，肝失调达，肝气郁结，气郁化火，耗伤肝阴，上扰头目则发为眩晕；若是肝郁克脾，脾虚则不能化生气血，不荣清窍，则发为头晕。其次，当注意饮食节制，起居有常。脾为生痰之源，脾虚则不能运化水湿而生痰湿、痰湿阻滞，脾阳不升，浊阴不降，则脑髓不充，痰浊阻滞；或脾虚致气血生化乏源，脑失所养，终致眩晕发作，所以固护脾胃尤为重要。平素忌暴饮、暴食及过食生冷、肥甘厚腻之品。此外，脑为髓海，肾主骨生髓，脑髓依赖肾精充养，平素应注意节制房事，不纵欲，不过欲，以免损伤肾精而致眩晕反复发作。

六、名家医案节选

案一[3]　王某，男，56 岁，1977 年 6 月 30 日初诊。

头晕痛胀、记忆力下降、视朦、颈部活动不适 2 年余，加重 2 个月。

近 2 个月来复见头晕头痛、头胀，视朦，颈项活动不灵，胃纳欠佳，时觉恶心，四肢发麻，酸胀不适，时觉腰痛。查体：体形肥胖，颈部转动觉不适，舌质稍淡，苔黄，脉弦缓。当时中医诊断为眩晕（心、肝、肾气阴亏虚）。西医诊断为颈椎综合征和脑动脉硬化。1977 年 6 月 30 日林老查看患者后给予治疗。

处方：党参 15g，麦冬 9g，五味子 9g，北芪 15g，首乌 15g，金樱子 24g，白芍 15g，补骨脂 12g，淫羊藿 9g，丹参 15g，石菖蒲 6g，共 6 剂。

二诊：1977 年 7 月 4 日，患者昨晚眠差，梦多，心悸，头晕，上肢疼痛，脉弦，苔薄黄。照服上方。

三诊：1977 年 7 月 9 日，睡眠好转，心悸消失。林老处方：党参 15g，北芪 15g，首乌 15g，金樱子 24g，补骨脂 12g，淫羊藿 9g，丹参 15g，鸡血藤 24g，白蒺藜 9g，共 4 剂。

四诊：1977 年 7 月 11 日，患者诉头晕头痛减轻，仍有沉紧感，上肢发麻不适，纳寐可，口稍干，二便平，脉弦缓，质稍淡，苔薄黄。

按：此例患者辨证为心、肝、肾气阴亏虚，患者为中老年男性，由于工作平素思虑过度，过度劳神易伤心之气血；年老，劳欲过度伤肾，肾藏精，肝藏血，乙癸同源相互影响，常常"虚则同虚"，故肾虚易引起肝肾之阴同虚。中医认为，心主血脉，心气不足，无力推动血液布达周身，脉络痹阻，不能营养四肢，故四肢酸痛、麻痹；肾主骨生髓，脑为髓之海，肾虚不能生髓，加重脑髓空虚而眩晕加重；肝为肾所养，肾虚引起肝血不足，肝开窍于目，故视朦、眼睛发痛；腰为肾之府，肾主骨，肾气不足，邪浊痹滞骨骼而引起腰痛和颈部转侧不利。舌淡为气血不足之象，苔黄则反映了肝肾阴虚，稍有阳亢之象，脉弦细为心、肝、肾气阴不足之象。治法上主要分为两个方面，首先以党参、麦冬、五味子（即生脉散）为基础方，益气养阴，着重补益心之气阴，恢复心主血脉之功，使气血得以布达；其次就是补益肝肾之阴以定眩，首乌善补肝肾、益精血，金樱子功善补肾固精，白芍养肝阴以柔肝，首乌配伍白芍滋补肝肾之阴，加用两味温肾助阳之品（即淫羊藿、补骨脂）既能激发肾中动力，又期阳中求阴，一举两得。黄芪为益气之主药，丹参入心，善能行血活血，助心行血，与生脉散合用补而能行，使两者之功效相得益彰。再用一味石菖蒲化浊开窍治眩晕之标。诸药共伍，补行兼施，标本兼顾，切中病机。

案二[4]　李某，男，52 岁。

因"头晕反复发作 10 年余"来诊。患者 10 年来每因劳累则发头晕，发作时自觉周围物体旋转，步态不稳，卧则好转，伴剧烈恶心呕吐，耳鸣，神疲乏力，曾多次住院治疗，诊为椎基底动脉供血不足，经中西医治疗无效，诊见头晕乏力，视物旋转，卧则好转，行走不稳，需人搀扶，伴恶心，耳鸣，口干，纳差，大便干，小便多，舌质暗红，苔黄，脉弦。

中医诊断：眩晕。

辨证：气阴两虚，肝风上扰，瘀热内阻。

治法：补气滋阴，平肝息风，祛瘀清热。

处方：党参 20g，北芪 45g，葛根 30g，益母草 30g，毛冬青 30g，天麻 12g，钩藤 15g，知母 12g，白芍 15g，山萸肉 12g，石菖蒲 9g，7 剂，清水煎服，日 1 剂。

二诊：头晕、耳鸣减轻，精神好转，口干、恶心止，仍行走不稳，大便干，舌质暗红，苔黄，脉弦，方已取效，今加决明子 15g 以平肝潜阳，润肠通便，继服 7 剂。

三诊：头晕未再发作，大便通畅，精神振作，因担心劳累后复发，要求继服药以巩固疗效，遂以上方稍事加减服用，随访 2 年头晕未发。

按：眩晕之病，古人有"无虚不作眩""无痰不作眩"之说。刘教授认为，眩晕病位在脑，与肝、脾、肾有关，病机多以本虚标实为主，本虚责之于肝肾阴亏，脾失健运，气血乏源；标实责之风痰瘀血内闭脑窍，导致脑失所养，髓海不足。正如《灵枢·海论》所说："髓海不足，则脑转耳鸣，胫酸眩冒。"其尤重血瘀作眩，因瘀阻脑脉，致脑失所养，髓海不足。关于治疗，刘教授多遵叶天士之说，认为眩晕乃"肝胆之风阳上冒"，其证有夹痰、夹火、中虚、下虚之别，治法亦有治胃、治肝之分，"火盛者先生用羚羊角、山栀、连翘、花粉、玄参、生地、丹皮、桑叶以清泄上焦窍络之热，此先从胆治也；痰多者必理阳明，消痰如竹沥、姜汁、菖蒲、橘红、二陈汤之类；中虚则兼用人参，外台茯苓饮是也；下虚者必从肝治，补肾滋肝，育阴潜阳，镇摄之治也"。此患者四诊合参，当辨为气阴两虚，肝风夹瘀热上犯脑窍，方用北芪、党参补中益气，伍葛根升举清阳；白芍、知母、山萸肉以滋补肝肾之阴；天麻、钩藤平肝息风，更以毛冬青、益母草祛瘀清热；石菖蒲化痰开窍。诸药合用，共奏益气滋阴、平肝息风、清热祛瘀之功。

参 考 文 献

[1] 文灼彬. 基于深度访谈研究刘茂才教授眩晕病诊疗思路[D]. 广州：广州中医药大学，2018.

[2] 李国铭，华荣，曾茜，等. 基于数据挖掘刘茂才名老中医治疗眩晕的临证经验初探[J]. 时珍国医国药，2016，27（7）：1752-1755.

[3] 曾茜，李国铭，华荣，等. 岭南名中医林夏泉辨治老年性眩晕经验[J]. 陕西中医学院学报，2015，38（6）：27-29，38.

[4] 刘茂才，黄燕，卢明. 中医脑病临证证治[M]. 广州：广东人民出版社，2006.

（丘宇慧　华　荣）

第三节　头　痛

头痛是一种最常见的临床症状，可发生在前额、两颞、巅顶、枕项或全头部，疼痛可分为跳痛、刺痛、胀痛、隐痛等，疼痛持续时间长短不定。其中有发于单侧，或左或右，或连及眼齿，反复发作者，称之为偏头痛，临床颇为常见。古籍中称之为"头风""脑风""偏头风""厥头痛"等。

一、病 因 病 机

岭南林夏泉流派认为，感受外感、情志所伤、饮食劳倦、经产体弱、外伤等诸多因素，可影响肝、脾、胃、肾等脏腑功能，致气机升降失常，脑络与清窍受阻，清阳不达，浊阴翳闭，发为头痛，其病因病机复杂，病机可总括为"不通则痛""不荣则痛""脑神受扰"。

1. 感受外邪

岭南阴湿之气常盛，地湿故阴常盛，阳不升，脾胃升降失常，脾湿中蕴则痰浊由生，清阳不充养脑窍而发头痛。

2. 情志所伤

情志失调，愤怒焦虑，肝失疏泄，致肝郁化火，肝火上扰，或火盛肝阴亏虚，风阳内动，发为头痛。思虑伤脾，脾运失健，痰湿丛生，清阳不升，浊阴不降，发为头痛。肝与脾胃可相互影响，脾胃受损，气血乏源，肝血不得濡养，渐致肝郁气滞，肝、脾胃常相互影响，共同发为头痛[1]。

3. 饮食劳倦

岭南人素体脾虚，嗜食"凉茶""甜品"，脾胃更易受损，脾失健运，痰湿内生，阻遏清阳，上蒙清窍，发为头痛，常伴发恶心、呕吐等症。现代社会生活节奏快，多方面压力大，劳倦伤脾，中土失运，脾虚湿困，后天气血化生乏源，清气不能上荣于脑而头痛发病；起居无常，长期熬夜，易耗伤气血精气，水不涵木，风阳内动而发病。

4. 经产体弱

《内经》认为，女子"五七阳明脉衰"，脾胃乃后天之本，阳明脉衰则气血化生乏源，且女子以肝为先天，行经与胎产有赖于脾胃气血及肝肾精血之充盛，女子凡遇经行或产后正气受损，营血亏虚，不荣于脑髓脉络而致头痛加重或头痛反复发作。体弱脾胃素虚者，或年老为病者，气血化源不足，不荣于脑髓脉络则发头痛。

5. 瘀血为患

跌仆闪挫，头部外伤或手术后，或久病入络，瘀血阻于脑络，不通而发为头痛。

二、辨 证 要 点

1. 辨经络

辨经络主要根据头痛的部位辨别。大抵太阳头痛，在后枕部，下连于项；阳明头痛，在前额部及眉棱骨等处；少阳头痛，在头两侧，并连于耳；厥阴头痛则在巅顶部位，或连目系。

2. 辨虚实

内伤头痛常以虚证或虚实夹杂证为多见，如起病缓慢，疼痛较轻，表现为空痛、隐痛，痛势悠悠，遇劳累加重，休息可减轻，时作时止，多属虚证；属于实证者，如因肝阳所致者，表现为头昏胀痛，而因痰浊所致者，表现为昏蒙重痛，常伴随恶心、呕吐等见症。

3. 辨病机病位动态演变

内伤头痛发病有起于肝者（情志思虑所伤），有起于脾胃者（饮食劳倦所伤），大抵肝与脾胃相互影响，或是肝郁气滞，木郁克土，致脾胃虚弱，气血不足，痰湿丛生；抑或是脾胃受损，土壅木郁，致肝木受伐，气滞不达，渐渐形成恶性循环，肝、脾、胃三脏腑功能失调发病[2]。肝气郁滞日久易化热化火，肝火上炎发为头痛；或火热伤阴致肝肾亏虚，风阳内动，发为头痛。

三、治 疗 原 则

1. 首辨外感与内伤，祛除外风

多种病因可造成气血运行不畅，导致"不通则痛"，临床上对于外感风热头痛，予以疏散风热止痛，常选用蔓荆子、菊花、葛根、藁本等；肝阳、肝火、肝风等所致者，多选用地龙、僵蚕、全蝎等平肝息风通络之品。同时，不论何种病因所致的头痛，常加用七叶莲、全蝎、蜈蚣、白芷或露蜂房等通络止痛之品。

2. 固脾肾调肝，重视"不荣则痛"

头为诸阳之会，脑为清阳之府，荣，含有温煦、濡润、荣养等作用，"不荣则痛"是指五脏六腑气血不足，头面经脉失养而发生的头痛。临床多以健脾肾，固先后天之本，补气血为主，或兼补肝肾，多选用北芪、党参、鸡血藤、白芍、当归、杜仲、怀牛膝、山茱萸、枸杞子、何首乌等。

3. 治痛需用"舒脑宁神"

刘茂才教授提出建立新的痛症理论体系的主张[3, 4]，他认为，人之所以知痛、知痒，全由脑神所主，疼痛之发生，须有脑髓清灵的参与，必须是元神受扰而产生，认为脑神受扰是头痛发病的重要病机，治疗头痛时常使用舒脑安神之法，临证中常选用合欢皮、浮小麦、郁金、酸枣仁等，有助于提高临床疗效。

4. "滋水涵木，育阴息风"[5]辨治头痛

林老在临床上诊治老年头痛为多，认为年老肝肾精血亏耗，水不涵木，木少滋荣，则肝阳偏亢，内风时起，发为（偏）头痛。临床上以滋水涵木，育阴息风之法清上实下，常用仲景复脉汤去生姜、桂枝之品以滋肾水，选药方面多选麦冬、五味子、生地黄、阿胶、酸枣仁等，配合当归、何首乌缓肝润血息风。

四、辨证论治

1. 肝郁脾虚胃滞

证候：头痛时作，嗳气泛酸，甚或恶心呕吐，胃脘胀痛，便溏纳差，舌质淡，舌体胖大，苔白腻，脉弦细。此型多见于女性月经期、产后，既往常服用止痛药。

治法：解郁和中，疏肝健脾和胃。

常用方药：解郁和中汤加减[1,2,6,7]。白术、茯苓、炙甘草健脾燥湿，香附、砂仁疏肝和胃止呕，加川芎、白芷、羌活、桂枝、白芍等以祛风温经通脉。便秘选用生白术，加枳壳、厚朴、火麻仁；失眠焦虑加石菖蒲、制远志、郁金、合欢皮。

2. 风痰上扰

证候：头痛闷重，如物裹首，或兼眩晕、恶心呕吐、胸脘痞闷、体倦食少，舌淡红，苔白腻，脉弦或滑。此型患者平素嗜食肥甘油腻煎炒之品，形体较胖。

治法：息风除痰，降逆健脾。

常用方药：半夏白术天麻汤加减。天麻平肝息风，半夏、白术、茯苓、陈皮、胆南星健脾化痰降逆，诸药共奏健脾化痰降逆之功。

3. 阴虚阳亢

证候：头痛而眩，心烦易怒，夜寐不宁，或兼胁痛，面红口苦，舌红，苔薄黄，脉弦有力。此型多见于老年性高血压患者。

治法：平肝息风，育阴潜阳。

常用方药：天麻钩藤饮加减。天麻、钩藤、白芍、白蒺藜、石决明、羚羊骨、龙骨等平肝息风；龟板、鳖甲、牡蛎、白芍、鸡子黄等育阴潜阳。

4. 瘀血阻滞

证候：头脑反复发作，经久不愈，痛有定处，痛如锥刺，兼有面色晦暗，唇色紫暗，舌紫暗或有瘀斑，脉细涩或沉细。此型患者多有头部外伤史或头部手术史。

治法：活血祛瘀，通络止痛。

方药：通窍活血汤加减，麝香、白芷辛温通窍，川芎、桃仁、红花、赤芍、当归活血化瘀，诸药共奏活血通络之功。气虚者加黄芪30g，痛甚者加全蝎6g、蜈蚣3条、露蜂房12g以搜风行瘀通络。

5. 气血亏虚

证候：头痛隐隐，反复发作，遇劳加剧，兼见头晕目眩，神疲乏力，面白无华，心悸少寐，舌淡苔薄，脉细弱。此型多见于久病、年老体弱、女子经行产后、思虑劳倦、气血暗耗者。

治法：补益气血，祛风止痛。

常用方药：益气聪明汤加味。黄芪、党参、白术、茯苓健脾益气，葛根、升麻鼓舞胃中清阳之气上行头目，蔓荆子、川芎、细辛辛温祛风、清利头目，熟地黄、当归、鸡血藤、炙甘草养血活血。

五、养生调摄

目前，大部分头痛无法根治，但可以有效控制，因此治疗头痛，当以预防为主，防治并重。

（1）饮食宜清淡，避免摄入生冷、辛辣油腻、过盐的食物，多食用紫菜、海带、蘑菇、木耳及豆制品等富含钙、镁、钾的食物，偏头痛患者尤其避免摄入酒精（如红酒、白酒、啤酒等）、含酚类食物（如红酒、柑橘类水果、巧克力和奶酪等）、含组胺食物（如鱼、虾、蟹等海鲜）等。

（2）避免滥用止痛药，建议尽早寻求中医药治疗。如撒利痛、头痛散、何济公散等止痛药多属于消炎解热镇痛药，服用后会出现上腹部不适、恶心、呕吐、出血、溃疡等胃肠道不良反应，常服之易损伤脾胃，致脾胃虚弱，从而导致气血不足或痰湿内生，进一步加重头痛，造成频繁复发、复发严重、迁延日久、难以掌控的恶性循环局面。

（3）每逢换季、台风、暴雨雪等气候变化时应积极调护；适宜的锻炼（如瑜伽、太极拳、八段锦等）对头痛的预防十分有益；脑力劳动者应避免过度劳倦，消除紧张焦虑，减少强光、噪声及异味的刺激，及时预防眩晕、耳鸣、中风、癫痫等疾病。

六、名家医案节选

案 黎某，女，36岁，1997年10月18日初诊[4]。

反复左侧头痛3年余，每因情绪不佳、劳累、经前期反复头痛不适，以左颞侧为著，呈锥刺样疼痛，甚则伴有恶心、呕吐，持续10小时余，每月发作5～6次，经休息后缓解。曾在多家医院诊为偏头痛，中西医治疗效欠佳，近日头痛又发作，遂来求中医治疗。症见：近日适逢经期，因劳累后头痛又发作，以左颞侧为着，呈锥刺样，日5～6次，甚则呕吐，伴耳鸣、胸闷、乏力、纳差，月经色暗有块，少腹胀痛，舌质黯，舌底脉络怒张，苔白，脉细涩。

中医诊断：经行头痛。

西医诊断：偏头痛。

辨证：瘀血阻滞。

治法：急则治其标；活血祛瘀，通络止痛。

处方：赤芍15g，川芎10g，桃仁8g，红花12g，当归12g，北芪30g，丹参20g，葛根20g，五灵脂9g，柴胡9g，白芷12g，甘草6g。

7剂，清水煎服，日1剂。

二诊：服上药后，月经排出黑色血块，腹部胀痛明显减轻，头痛次数减为日两次，呈刺痛，纳差，全身乏力，二便尚可，舌暗红苔白，舌底脉络曲张较前好转，脉细涩。瘀血渐消，以上方加全虫6g、蜈蚣3条。7剂，清水煎服，日1剂。

三诊：头痛未再发，自觉全身乏力，少气懒言，纳差，失眠，梦多，时心慌，大便溏，舌淡红，苔薄白，脉细无力。瘀血已尽，以本虚为主，证属心脾气血亏虚，治宜固本之源，补心脾，益气血。方以当归补血汤加减。处方：北芪45g，当归12g，白芍15g，山萸肉10g，炒枣仁20g，党参20g，白术18g，茯苓15g，川芎12g，蔓荆子10g，丹参20g，合欢皮15g，炙甘草6g。上方10剂，清水煎服，日1剂。

四诊：患者经月余治疗，现精神好转，头痛未再发作，本月月经正常，色稍暗，无腹痛，饮食、睡眠、二便均正常，舌质淡红，苔薄白，脉细弱。因禀赋不足，元气亏虚，经后天调理，虽诸症未发，但应不忘培本固护正气，以防劳累过度等诱发。嘱继以上方研为细末，炼蜜为丸，长期服用，定时门诊复查。

1年后随诊，原有头痛仅发作4次，较前大为减轻，持续时间短，取得了满意的疗效。

按：经期头痛是女性偏头痛的常见临床类型，临床多见经期前后发作或加重的头痛，伴有不同程度气滞血瘀表现。因经期为女子体内阴阳转化之时，重阳必阴，若气血运行不畅，阴阳失调，气机升降不利，可加重气滞，上阻脑窍，下壅胞宫，因劳累伤气，经期瘀血内阻，经血排出不畅。故上为清灵之脑窍闭塞，不通则痛，痛如锥刺；下阻胞宫，经色暗有块，少腹胀痛。而在五脏之中，刘教授认为，尤以肝脏最为密切。女子以肝为先天，肝又为藏血之脏，与肾同居下焦，肾之天癸赖肝血充养，若肝气不疏，升降乖戾，不能推动血行，血瘀乃成。所以治疗当以活血化瘀为主，故用赤芍、川芎、桃仁、红花、当归、丹参、五灵脂大队活血祛瘀药行血中瘀滞；佐以柴胡解郁行气；阳明又为气血之主，阳明气血充足则可上荣清窍，故辅以北芪、葛根、白芷。虫类药搜风剔骨，引药上行，以高巅之上，唯风药可到，故以全虫、蜈蚣搜风通络。病后气血俱虚，故以当归补血汤为底，佐以补益肝肾、活血祛风之药味以收功。

七、流派研究前沿

岭南林夏泉流派工作室华荣主任继承并发扬林氏流派思想，在长达数十年的门诊中逐渐认识到偏头痛的核心病机为脾胃虚弱、肝脾胃功能失调[8]。通过现代脑 fMRI 认识到疼痛累积效应导致偏头痛患者脑功能网络异常[2]，认为偏头痛属于中枢神经系统类疾病的范畴，并创立解郁和中法，运用解郁和中汤加减辨治偏头痛及女性经期头痛临床疗效显著。往届研究生开展解郁和中汤辨治偏头痛疼痛矩阵局部一致性 fMRI 研究[7]，研究发现解郁和中汤调节迷走神经的外周通路进入中枢，调节痛觉内外侧传导系统，提高痛阈，以脑岛、扣带回等代表的多个脑区相互作用，以整合的方式解郁镇痛、改善临床诸症。目前已开展偏头痛肝脾胃失调证中医证候及其诊断量表，以及解郁和中方疗效的探讨。

参 考 文 献

[1] 华荣，曾茜，侯紫君，等. 调畅肝、脾、胃气机论治偏头痛经验[J]. 中医研究，2016，29（6）：45-47.
[2] 王玭，华荣. 基于脑 fMRI 对偏头痛再认识及解郁和中法辨治偏头痛经验[J]. 湖南中医药大学学报，2018，38（9）：1028-1031.
[3] 黄燕，华荣，郑春叶. 刘茂才脑病学术思想与临证经验集[M]. 北京：人民卫生出版社，2017.
[4] 刘茂才，黄燕，卢明. 中医脑病临证证治[M]. 广州：广东人民出版社，2006.
[5] 何莉娜，孙景波，华荣. 林夏泉清上实下法辨治偏头痛经验介绍[J]. 新中医，2017，（1）：209-211.
[6] 文灼彬，华荣. 华荣应用健脾调畅气机法治疗经行头痛经验[J]. 西部中医药，2018，10：19-21.
[7] 王玭，华荣，等. 解郁和中汤辨治肝脾胃失调型偏头痛疼痛矩阵局部一致性 fMRI 研究[J]. 中华中医药杂志，2020，35：4218-4221.
[8] 郭歆，武曼丽，丘宇慧，等. 199 例女性偏头痛患者舌象分析与中医核心病机探讨[J]. 湖南中医药大学学报，2020，40（4）：440-444.

（武曼丽 华 荣）

第四节 中 风

中风又名卒中，是由于阴阳失调，气血逆乱，上犯于脑所引起的以突然昏仆，不省人事，半身不遂，口舌㖞斜；或不经昏仆，仅以半身不遂、口舌㖞斜、言语不利、偏身麻木为主要表现的一种病证。本病多见于中老年人，四季均可发病，但以冬春两季为发病高峰。

一、病 因 病 机

刘茂才教授认为[1]，中风病因多因平素脏腑气血亏虚，或阴阳失衡，风、火、痰、虚、瘀等因素交错为患，使得正邪交争，虚实相搏，五脏六腑、气血经络功能失常，气血逆乱而形成中风。风痰、瘀血贯穿本病发生、发展的始终，痰瘀互结是中风的基本病机。

1. 痰浊内生，阻遏气机

年高体衰，肾阳衰微，火不暖土，或过食肥腻或嗜烟酒，湿浊困脾，脾阳失运而痰浊内生；或素体肝旺，气机郁结，克伐脾土，脾失健运，痰浊内生。痰浊或随风阳上越或阻遏气机则发为此病。此即《丹溪心法·中风》所谓"湿土生痰，痰生热，热生风也"。

2. 气虚血瘀，气血凝滞

"年四十而阴气自半，起居衰矣"。年老体弱，或病气血亏损，元气耗伤，气虚则运血无力，血流不畅，而致脑脉瘀血不通；或因思虑、烦劳过度，精神抑郁，使得气更虚，气机郁结而导致气血凝滞，瘀阻脑络，无以养脑髓。正如《景岳全书·非风》所说："卒倒多由昏愦，本皆内伤积损颓败而然。"

3. 肝阳暴亢，气机逆乱

素体肝阳偏盛之体质，或因情绪激动、大怒等情志过及，暴怒伤肝则肝阳暴涨，或心火暴盛，风火相煽，血随气逆，上冲犯脑；或饱餐、饮酒后，使肝阳暴涨，导致风阳上越，使脑脉血液盛极而发为此病。如刘完素在《素问玄机原病式·火类》云："多因喜怒思悲恐有所过极而卒中者，由五志过极，皆为热甚故也。"

二、辨 证 要 点[2]

1. 辨中经络和中脏腑

中风又有中经络、中脏腑之分，而神志障碍的有无是其划分的标准，无昏仆仅见半身不遂，口舌㖞斜，言语不利者为中经络；突然昏仆，不省人事，或神志恍惚，迷蒙而伴见半身不遂，口舌㖞斜者为中脏腑。中经络者病位浅，病情相对较轻；中脏腑者病位深，病情较重。

2. 辨分期

中风病的病程分为急性期、恢复期、后遗症期三个阶段，急性期指发病后 2 周以内，中脏腑类可至 1 个月；恢复期指发病 2 周后或 1 个月至半年以内；后遗症期指发病半年以上。

3. 辨阴阳

由于存在体质偏颇而有偏于阴虚或阳虚之别，中风患者在痰瘀互结这一"标实"的共性病理基础上，个体间可表现出偏于阴或偏于阳的证候，中风病偏阴虚阳盛体质者，邪易从热化，表现为阳类证；偏阳虚阴盛体质者，邪易从寒化，表现为阴类证，此为阴、阳类证的内在辨证逻辑核心。阳类以风、火突出，临床证候以猝发神志不清或朦胧、鼾声呼吸，喉中痰鸣，牙关紧闭，面赤身热，躁扰不宁，气粗口臭，肢体强痉，大小便闭等为特点。阴类以虚（气虚）突出，临床证候以猝发神志不清，半身不遂，而肢体松懈瘫软不温，甚则四肢逆冷，面色苍白，痰浊壅盛，静卧不烦等为特点。

广东省中医院脑病科制定的中风阳类证、阴类证辨证标准[3]，符合中风诊断标准，兼以下症状三项或以上者辨为阳类证：①面赤身热；②烦躁甚则躁扰不宁；③口苦咽干；④舌质红；⑤舌苔黄；⑥脉弦数或脉滑数。兼以下症状三项或以上者辨为阴类证：①面唇晦暗或苍白；②静卧不烦；③口淡不欲饮；④舌质淡；⑤舌苔白；⑥脉弦细或脉滑。

三、治 疗 原 则

1. 阴阳为纲，类证辨治

中风病机的关键在于风、火、痰、瘀交互为患，痰瘀上扰清窍是疾病的本质。对阳类证而言，以邪实标盛为主要表现；对阴类证而言，其标盛的表现没有阳类证突出，临床常以正虚为表现。临床救治应以共性本质为基础，与个性相结合，以同病类证同治为原则，病类同治即痰瘀共患需破瘀、涤痰，兼顾腑实常候需通腑、醒神等，阳类证以风、火突出，临床证候以邪实为主，急则治标，以清热、平肝、破瘀、涤痰、通腑、醒神为主；阴类证以虚（气虚）突出，以邪实正虚为主，法当标本兼顾，祛邪安正，立法当益气、通脉、破瘀、涤痰、通腑、醒神。以共通的病因病机为基础，进行立法，类证同治与个性相结合，之后根据不同的病情表现，不同的个体素质各治则可有所侧重，进行组方用药，体现个体化治疗。

2. 痰瘀贯穿始终，主张痰瘀同治

刘教授认为，"痰瘀同源""痰瘀互患"，痰瘀贯穿中风始终，两者可共患，亦可转化，终致痰瘀互阻，脑髓脉络不通。治痰以治脾为本，并注重调理气机、痰瘀同治。活血化瘀方面注重护本，辅以益气养血之品，化瘀而不伤正。

3. 重通腑醒神

中风"腑实为常候"，在中风病机变化中占重要地位，早期运用通腑法是治疗的关键。运用指征不必拘泥于是否有大便结硬、神志昏迷，只要正确及时应用，对改善中风患者的预后有重要意义。通腑法借通阳明胃腑之势，直折肝阳之亢，上病取下，引血气下行，迅速截断痰瘀闭阻血脉之病理环节，使痰瘀热结随之而降。

4. 恢复期重补肝肾、益气血

恢复期的治疗，注重肝肾同补、补益气血。主张不必具有肝肾不足的典型表现，即可予以补益肝肾治疗；多以补阴为主或阴阳双补。盖因人过中年后，机体日趋衰弱，精血耗竭而致肝肾亏虚，正如叶天士《临证指南医案·痢》所云"高年肾阳肝阴先亏"，肝肾亏虚是中风高发人群的体质特点。

四、辨 证 论 治

1. 急性期[4]

针对中医中风特有的病机特点，提出中风急性期阴阳类证辨证方法，制定其共同的治法，执简驭繁，便于应用。

（1）阳类证

证候：符合中风诊断标准，兼以下症状三项或以上。①面赤身热；②烦躁甚则躁扰不宁；③口苦咽干；④舌质红；⑤舌苔黄；⑥脉弦数或滑数。

治法：清热，平肝，破瘀，涤痰，通腑，醒神。

常用方药：羚角钩藤饮加减。羚羊角、龙胆草、夏枯草等清肝热；天麻、钩藤、白芍等平肝息风；贝母、竹茹、天竺黄、人工牛黄粉等清热化痰；毛冬青、丹参等活血化瘀。

中成药：安脑丸（意识障碍者先使用安宫牛黄丸）、脑脉Ⅱ号（益脑脉胶囊，院内制剂，由人工牛黄粉、水牛角、龙胆草、虎杖、水蛭、益母草等组成）、通腑醒神胶囊（院内制剂，由番泻叶、虎杖、人工牛黄、天竺黄、瓜蒌子等组成）及清开灵注射液。

（2）阴类证

证候：中风病诊断标准，兼以下症状三项或以上。①面唇晦暗或苍白；②静卧不烦；③口淡不欲饮；④舌质淡；⑤舌苔白；⑥脉弦细或滑。

治法：温阳，益气，破瘀，涤痰，通腑，醒神。

常用方药：北芪、党参、当归、首乌等补益气血；桃仁、红花、乳香、川芎等活血化瘀；法半夏、胆南星、橘红、白附子、白僵蚕等温化寒痰。

中成药：华佗再造丸（意识障碍者先使用苏合香丸）、脑脉Ⅰ号（益脑康胶囊，院内制剂，由黄芪、川芎、制胆南星、天麻、益母草、法半夏、石菖蒲、全蝎等组成）、通腑醒神胶囊（院内制剂）及复方丹参注射液。

2. 恢复期

证候：偏枯不用，肢软无力，面色萎黄，或见肢体麻木，舌淡紫或有瘀斑，苔白，脉细涩或虚弱。

治法：补肝肾，益气血。

常用方药：补阳还五汤加减。临床常选用杜仲、菟丝子、巴戟天、怀牛膝、山茱萸、何首乌、枸杞子等；用黄芪、党参、太子参补气；当归、白芍等养血柔肝。

中成药：复方北芪口服液（院内制剂，由黄芪、何首乌、鸡血藤、龟甲胶等组成）。

3. 后遗症期

证候：半身不遂，患侧僵硬拘挛，语言謇涩，口眼㖞斜，头痛头晕，耳鸣，舌红苔黄，脉弦数有力。

治法：滋阴养血，柔筋活络。

常用方药：舒筋颗粒（院内制剂，在芍药甘草汤基础上，加用舒筋活络的木瓜等药组成）。

五、养 生 调 摄

药膳[2]如下：

1. 竹沥生姜汁

材料：竹沥汁 20ml，生姜汁 10ml，鲜葛汁 100ml。

功效：清热，益胃，生津。

烹制方法：将三汁混合后调入牛黄即成。

服法：将上药汁分两次适温鼻饲，每日 1 剂，连用 3～5 剂。

适应证：用于中风急性期昏迷，兼面赤身热、气粗口臭、舌苔黄腻、脉弦数等症的痰热内闭患者。

2. 珍珠母粥

材料：珍珠母 50g，生牡蛎 50g，粳米 100g。

功效：平肝潜阳，安神。

烹制方法：将珍珠母与生牡蛎煮水 500ml 去渣，用粳米 100g，煮成粥。

服法：食粥，每日 2 次。

适应证：用于阴虚阳亢所致中风者，见头痛、眩晕、肢体麻木等症。

3. 五指毛桃煲猪脊骨

材料：五指毛桃 50g，猪脊骨 300g。

功效：益气养血。

烹制方法：将五指毛桃、猪脊骨加适量水煲 1 小时以上，加盐调味。

服法：分 1～2 次餐后服用。

适应证：用于中风后遗症气虚血滞的患者。

六、名家医案节选

案　朱某，男，52 岁，2019 年 4 月 23 日初诊。

突发左侧肢体无力伴言语不利 2 天。患者 2 天前无明显诱因突发左侧肢体无力，左手不能持物，行走不能，口角㖞斜，言语含混不清，恶心欲呕，轻微头晕，无剧烈头痛，无昏迷，无肢体抽搐，二便失禁，由家属急送至当地医院，行头颅 CT 提示"脑干出血"，予止血、护脑、抑酸、控制血压等治疗后肢体乏力较前好转，复查 CT 提示脑干出血量较前增多。为进一步治疗拟"脑干出血"收入我科。既往有高血压病史 6 年余，最高血压达 200/120mmHg。曾有"银屑病"史。现症见：嗜睡，呼之可应，对答基本切题，言语不利，间中烦躁，口角㖞斜，左侧肢体乏力，可抬离床面，无咳嗽咳痰，纳眠差，留置导尿，大便未解。舌质稍红，舌苔黄腻，脉弦数。

中医诊断：中风中脏腑。

西医诊断：脑干出血（急性期）。

辨证：肝阳暴亢，风火上扰（阳类证）。

治法：平肝潜阳，清热息风。

处方：龟甲（先煎）15g，生地黄 15g，牡丹皮 10g，夏枯草 15g，菊花 10g，蝉蜕 10g，石决明（先煎）30g，化橘红 10g，虎杖 15g，毛冬青 15g。

水煎服，每日 1 剂。

入院后患者仍有嗜睡，发热，偶有烦躁，咳嗽咳痰，舌质红，苔黄腻，脉弦滑。刘茂才教授查看患者，认为其风火痰瘀互结，治当以清热平肝、破瘀涤痰、通腑醒神为主。拟方如下：羚羊角粉（冲服）1 袋，钩藤 20g，黄芩 20g，虎杖 20g，桃仁 15g，红花 10g，制远志 10g，石菖蒲 15g，大黄 10g，天竺黄 15g，竹茹 15g，瓜蒌仁 15g。

经治疗患者神志转清，仍言语不利，少许咳嗽咳痰，无发热，予继续康复治疗。

按：《景岳全书·非风》云："非风一证，即时人所谓中风证也。此证多见卒倒，卒倒多由昏愦，本皆内伤积损颓败而然，原非外感风寒所致。"该患者急性起病，为风动之象，言语不利为风邪入络，肝胃不和，胃气上逆则呕吐。烦躁，大便不通，乃痰、瘀、热互结，中焦气机不利，瘀热壅滞肠肠，腑气不通。浊气不降，上蒙清窍，则神志不清。治疗上应以"平肝潜阳，息风通络"为法，以羚角钩藤饮加减。及时运用清热平肝，破瘀涤痰，通腑醒神，一可清热平肝，条畅气机，二可祛瘀通络，敷布气血，三可通畅腑气，急下存阴，泻下浊邪。通腑醒神法应以大便通泻为度。

七、流派研究前沿

以刘茂才教授为代表的广东省中医院脑病团队，根据中风病分期证候及阴阳类证特点，制成系列院内制剂益脑康胶囊、益脑脉胶囊、通腑醒神胶囊、复方北芪口服液，形成中医临床路径向全国推广，临床及基础研究均证明该方案对出血性中风及缺血性中风均有较好疗效。

通过对缺血性中风阴阳类证患者血清转录组表达谱的生物信息学研究显示，阴类证、阳类证之间转录组表达谱差异主要与血压调节、神经递质受体活性调节、内分泌激素调节、炎症反应、肾素-血管紧张素系统等通路相关。对于中大量脑出血患者，刘茂才等[5]应用中大量脑出血血肿清除术并中医药治疗综合救治方案，对 201 例患者进行研究，结果显示综合治疗组病死率较对照组下降 12%。黄培新、蔡业峰等采用随机双盲对照研究显示[6]，中西医结合综合治疗方案可显著改善急性出血性中风和急性缺血性中风患者神经功能缺损、残疾率和病死率。通过动物模型实验证实[7]，脑脉Ⅰ号能增加缺血中风大鼠骨髓间充质干细胞移植细胞区域的血供，减少脑梗死体积，促进微血管生成。通腑醒神胶囊[8]能够调节缺血再灌注损伤后水通道蛋白信使RNA 表达的失衡状态，减轻缺血后脑水肿和脑梗死体积，减轻缺血性神经损伤。

参 考 文 献

[1] 黄燕，华荣，郑春叶. 刘茂才脑病学术思想与临证经验集[M]. 北京：人民卫生出版社，2017.

[2] 黄培新，黄燕. 神经科专病中医临床诊治[M]. 北京：人民卫生出版社，2005.

[3] 刘文琛，李国铭，何春华，等. 急性缺血性中风阴阳类证的血清转录组学特征分析[J]. 中国实验方剂学杂志，2019，25（15）：122-130.

[4] 黄培新，黄燕，卢明，等. 急性脑出血中西医结合综合治疗方案研究[J]. 中国中西医结合杂志，2006，（7）：590-593.

[5] 刘茂才，黄燕，杜宝新，等. 中西医结合综合救治高血压性中、大量脑出血 201 例临床研究[J]. 广州中医药大学学报，2001，（1）：13-18.

[6] 蔡业峰，付于，郭建文，等. 中医药治疗急性缺血性中风的多中心随机对照研究[J]. 中药材，2007，（9）：1192-1195.

[7] 郭建文，陈朝，黄燕，等. Combinatorial effects of NaomaiYihao Capsules（脑脉一号胶囊）and vascular endothelial growth factor gene-transfected bone marrow mesenchymal stem cells on angiogenesis in cerebral ischemic tis sues in rats[J]. Journal of Traditional Chinese Medicine，2012，32（1）：87-92.

[8] 胡建芳，余志辉，汪峰，等. 通腑醒神胶囊对 MCAO 大鼠脑 AQP4 mRNA 表达的影响[J]. 中西医结合心脑血管病杂志，2009，7（1）：62-63.

（刘文琛　丘宇慧　华　荣）

第五节　癫　痫

癫痫又称"痫病"，俗称"羊痫风"，以突发意识丧失，甚则跌仆倒地，神志不清，面色苍白，牙关紧闭，口吐涎沫，手足抽搐，两目上视，并发出猪羊叫声，甚至二便失禁，不久渐渐苏醒，症状消失，全身疲乏无力为临床表现。发作前可有头晕眼花、头痛胸闷欠伸等不适感觉。

一、病 因 病 机

林氏流派认为[1]，癫痫的病因有先、后天因素之分，先天因素与孕妇调养失当和胎儿发育不良密切相关，后天因素包括风、寒、暑、湿、燥、火、疫毒之外感因素，喜、怒、忧、思、悲、恐、惊之精神因素，饮食不节、过食膏粱厚味损伤脾胃之生活因素，跌仆损伤脉络之外伤因素等。上述因素常相互交错，或互为因果。诸因素导致体内气血虚弱，脏气不平，而致风、痰、瘀、虚交互为患，血虚风痰瘀气逆而致癫痫发作，癫痫之发作总不离本虚标实。

1. 先天不足，或七情失调，多责之惊恐

从先天因素而论，此病多发于儿童时期，"从胎气而得之"。母体是胎儿赖以生存的物质基础，所谓"恐则精却""惊则气乱"，母体突受惊恐，一方面导致精伤而肾亏，影响胎儿元神的充养和大脑的发育；另一方面会导致气机逆乱，影响五脏六腑的气机进而影响胎儿的发育。故先天之痫病亦由母体之气机失常或恐惊伤肾、血虚而风痰气逆所致。在后天的精神情志因素中，惊恐致痫最为重要，小儿脏腑娇嫩，形气未充，故惊恐致痫更以小儿为多。

2. 外感六淫，多责之风

古代医家认为，外感六淫皆可致痫。林氏流派认为，风为百病之长，寒、暑、湿、燥、火（热）诸邪多依附于风而侵入人体，癫痫发病时抽搐突发突止，来去如风，符合风性善行而数变的特性，故强调"痫病之发，风之动也"，认为风为致痫的重要因素。所谓"风胜则动，诸暴强直，皆属于风"，癫痫为病，除了外风作祟，内风亦为重要病因。脑为元神之府而贵自主用事，喜静谧而恶动摇，若劳累过度，或阴血耗伤，肝肾不足，阴虚阳亢，肝（虚）风内动，或血虚动风，引动痰瘀气逆而发为痫病。

3. 饮食劳逸，多责之痰

自古以来就有无痰不作痫之说，而痰的产生，主要责之于肝脾。正所谓"脾为生痰之源"，脾主运化升清，为后天之本，气血生化之源，倘若劳逸失度，饮食不节或食中受惊，伤及脾胃，脾失健运，痰湿内生，积痰久伏于内，生热动风而为痫证；而痰的产生，与肝亦密不可分，肝主疏泄，喜条达而恶抑郁，劳累压抑过度易致肝失条达，气机不畅，肝气乘脾，克伐脾土而致脾健运失调，生化失司，精不得化而生饮生痰。劳逸过度，生活起居失于调摄，同样易致气机逆乱，触动积痰，痰浊上扰，闭塞脑窍而发为痫证。

4. 外伤术后，多责之瘀[2, 3]

刘茂才教授在继承林老学术思想的基础上，认为瘀血阻滞脑髓脉络也是癫痫发作的主要因素之一。因为：一则久病致瘀，癫痫多反复发病，迁延难愈，久则必然耗伤气血而导致瘀滞脉络；二则临床所见癫痫之疾，大部分有明确的病因病史，如产伤、颅脑外伤、脑血管疾病及各种颅脑手术史等，都会导致脑中瘀血形成。

二、辨 证 要 点

1. 辨分期

急性发作期，每多风动或夹火，触动伏痰，痰随气升而蔽窍，亦可兼瘀血，与痰互结，共蒙清窍，瘀滞脑络，发为痫病。癫痫大、小发作的区分要点在于清窍受蒙或经络阻滞孰轻孰重。缓解期以脏腑虚弱夹痰为主，总不离本虚标实。

2. 辨虚实

癫痫之发作总不离本虚标实。虚者正气虚，如大惊大恐、饮食失节、失治误治或久病反复发作，致脏腑气血虚弱；实者邪气实，痰浊不化、肝火旺盛、瘀血阻滞，致风痰瘀内盛。

3. 辨病位病性

肾虚则肝失濡养，水不涵木，肝风内动，脾虚则精微不布，痰涎内结，偶因情志失调，饮食失节，劳累过度，肝风夹痰随气上逆，清窍被蒙而突然发作。眩晕头痛、胸闷欠伸均为风痰上逆之前驱症状；肝风内动夹痰上逆，乱于胸中，心神被蒙，故见神昏；风痰上壅故吐涎；痰走窜经脉，故抽搐两目上视；风痰聚散无常，故不时发作。

4. 辨痰之有形无形

刘茂才教授指出"癫痫患者之痰非比寻常，胶着顽固非一时可化，其一也；深伏颅内、筋骨、脏腑，常匿于无形，此二也"。癫痫辨治在重视"有形之痰"之基础上更应关注"无形之痰"，有形易见，无形者可从面色之晦浊、颜面肢体之浮肿、反应之灵钝、舌脉二象及现代辅助检查加以求证。

三、治 疗 原 则

1. 分期辨治有方有度

林氏认为[4]，急性期治法可采用息风涤痰、活血通络、清热平肝开窍，亦可采用解毒、通腑、宁心等。其中治痰多以祛风降痰、清热涤痰、行气消痰、豁痰开窍、通腑导痰、辛温破痰、健脾断痰等为法。缓解期重视气血的调补，并注重健脾益肾以固本。

2. 灵活运用虫类药

林老认为[5]，气血亏虚、痰瘀阻络是癫痫久治难愈最主要的病理基础，虫类药物为血肉有情之品，又具灵动之性，可深入精髓，走窜通达，破血行血，化痰散结，疏逐搜剔，攻剔痼结之痰瘀，旋转阳动之气，因而在辨证论治的基础上灵活运用虫类药治疗癫痫痰瘀久滞络脉，临床上收效甚好。

四、辨 证 论 治

林氏流派主张"治痫必先治痰"，涤痰息风是治疗癫痫始终一贯的法则。发作期以风胜痰壅之邪实为主，急则治其标；缓解期以风痰内伏，脏腑气血虚弱为主，宜标本兼治，兼顾脏腑气血虚弱之本。

此外，林老在几十年的临床过程中创立癫痫验方"除痫散"，此方用于临床随症加减颇有验效，此方组方严谨、配伍精当，具体如下：天麻72g，全蝎60g，当归150g，炙甘草60g，胆南星21g。上方共为细末，重者日服3次，轻者服2次，每次3g，开水送服。

方解：本方具有养血息风、除痰开窍定痫之功。方中重用养血、活血和血之当归为君，而得到血行风自灭的效果；天麻祛风镇痉，具有疏痰气、清血脉之功，全蝎入肝，搜风以定痫，与天麻相得益彰，共为臣药；胆南星清热平肝，化痰息风，为本方的佐药；炙甘草补齐缓急，调和诸药，且固中而助当归之补养，为本方的使药。

林老在治疗癫痫时，常以汤剂与除痫散配合应用，以散剂长期服用，汤剂则间断服用。在发作较频时，配合汤剂以加强药效，取"汤者荡也"之意。汤剂仍以除痫散为基础方，用量加以调整，并随症加减。汤剂的基本组成为天麻 6g，全蝎 4.5g，当归 15g，炙甘草 4.5g。如兼痰多，舌苔白腻，脉滑者，加法半夏 9g；顽痰不化者加礞石 4.5g；脾虚气弱，舌淡苔白，脉细弱者，加党参 15g、云苓 15g、乌豆衣 9g；肝火旺而心烦善怒，舌质红，脉弦者，加生地黄 15g、白芍 12g、石决明 15g 或珍珠母 30g；肾虚耳鸣，腰酸者，加女贞子 9g、菟丝子 9g、川续断 15g；血虚面色苍白，舌淡，脉细者，加何首乌 15g、桑寄生 15g、鸡血藤 15g；心悸惊恐，睡眠不宁者加麦冬 6g、五味子 4.5g、生龙齿 15g；大便稀薄者加云苓 15g、蚕沙 15g；大便秘结者加肉苁蓉 15g、秦艽 12g。

1. 急性发作期

（1）风痰闭窍（阴证）

证候：突然昏仆，不省人事，四肢抽搐，口吐白沫，兼有痰涎邪盛，面色苍白，恶心呕吐，或有遗尿，舌质淡红，苔白或白腻，脉细滑。临床上常骤然起病，进展迅速；患者既往或过食肥甘厚味，或劳作过度，或跌仆撞击，或出生时难产，颅脑受伤或猝受惊恐，平素常有眩晕、胸闷等症。

治法：息风涤痰，开窍定痫。

常用方药：除痫散加减，常加用蜈蚣、法半夏、白芥子、橘红、郁金、远志，急煎，顿服。如气虚者加党参；血虚者加何首乌、当归；心悸失眠者加酸枣仁；素有恶心、呕吐者加姜竹茹；平素有头痛、舌质紫暗或有瘀斑者加川芎、桃仁、红花、当归、延胡索等活血化瘀之品。

（2）痰火闭窍（阳证）

证候：突然昏仆，不省人事，四肢抽搐，口吐白沫，兼见面色潮红，躁动不安，或抽搐频频发作，持续昏迷状态，舌质红，苔黄腻，脉弦滑数。临床上多急性起病，来势凶猛，进展迅速。患者多体质壮盛，素嗜肥甘厚味或生活失于调摄，平素性情急躁、心烦不寐。

治法：清热泻火，息风涤痰，开窍定痫。

常用方药：羚角钩藤汤加减，羚羊角（先煎）、山栀子、黄芩、黄连、灯心草、地龙、竹茹、天竺黄、钩藤、石菖蒲，急煎，顿服。抽搐不止者加紫雪丹灌服；不省人事者灌以安宫牛黄丸；便秘者加大黄、金银花。

2. 缓解期（正气虚弱）

证候：癫痫频频发作，发作后症见头晕目眩，面色苍白，精神萎靡不振，腰酸膝软，虚烦失眠，健忘，心悸多汗等，舌质淡或红，苔薄白，脉虚。临床多见缓慢起病，反复发作，缠绵难愈。患者既往或劳作过度，或忧思过度，或因在母胎中受惊，或在年幼元气未充之时猝受惊恐；平素体质虚弱。

治法：养阴益气，息风涤痰，宁心安神。

常用方药：麦冬、五味子、党参、何首乌、白芍、酸枣仁、山茱萸、茯苓、龟板（先煎）、全蝎、石菖蒲，日 1 剂，水煎服。虚烦失眠明显者加珍珠粉（末）；眩晕甚者加天麻；低热者去党参加牡丹皮、灯心草。

五、养生调摄

药膳如下：

1. 团鱼汤

材料：团鱼 1 个。

功效：养阴补血，益肝补脾，定惊。

烹制方法：将团鱼（又名甲鱼、鳖）1 个，入容量适宜之砂锅内，加水适量，置大火上煮沸，中火煮熟，取出甲鱼，剔去外壳，将肉复入汤中，加油、盐适量，用小火炖肉烂熟即得。

适应证：小儿癫痫。

服法：吃肉喝汤。每日 1 次，连服 7 次，便觉身体有热感，是为有效的反应。

2. 虫草猪脑髓

材料：冬虫夏草 3g，猪脑髓 1 个。

功效：补脑强神，补养肺肾。

烹制方法：取新鲜猪脑 1 个，用竹签挑去红筋。取砂锅 1 个，注入清水适量，将猪脑髓及冬虫夏草放入，置武火上煮开，改文火炖煮 1 小时许，待熟后熄火，略加少许精盐调味。

服法：分 2 次空腹服下，连虫草、猪脑及汤同服。

适应证：儿童及成人癫痫。

六、名家医案节选

案[2]　黄某，男，24 岁，工人。1997 年 6 月 10 日初诊。

患癫痫病已 10 年，发作时间不规律，一般一周到半个月发作 1 次，常服苯妥英钠等药，未能根除。近一周因精神刺激连续发作 3 次，发时先大叫一声，之后昏倒，不省人事，面部抽搐，牙关紧闭，口吐白沫，小便失禁，持续 5～6 分钟渐清醒。醒后头痛，乏力嗜睡，表情淡漠，不欲饮食，昨日又发作一次，故今日来求中医治疗。现症：神疲乏力，反应迟钝，气短懒言，面色无华，头痛失眠，纳差，舌质淡，苔白厚，脉弦细。

中医诊断：癫痫。

辨证：心脾气血亏虚，风痰闭阻。

治法：养血益气，息风涤痰。

处方：经验方除痫散加味。天麻 15g，当归 9g，全蝎 5g，首乌 20g，党参 20g，白芍 15g，川芎 10g，蜈蚣 3 条，法夏 9g，钩藤 12g，石菖蒲 9g，文蚤休（七叶一枝花）30g，甘草 6g。

7 剂，清水煎服，日 1 剂。

二诊：服药期间发作 1 次，病情较前好转，瞬时苏醒，抽搐、口中白沫减轻，精神状况亦明显好转，舌质淡红，苔白，脉弦滑。法切病机，药中病所，效不更方，守原方继服 7 剂。

三诊：药后癫痫未再发作，纳食增加，精神好转，可上班工作，时有头痛，失眠，舌质淡红，苔薄白，脉弦。风痰渐去，气血得复，上方去钩藤加炒酸枣仁 30g 以养心安神，另加自行研制的具有养血息风、涤痰开窍、定痫止痉作用的益脑安胶囊口服。

该患者守上方案治疗 3 个月余，癫痫未发作，随访 1 年一直未复发。

按：癫痫病位在脑，急性发作时多表现为风痰、痰火内闭，休止期、缓解期以风痰内伏，正气亏虚为主，尤注重息风涤痰、养血活血法的灵活运用。盖癫痫久发不愈，多属虚痫，临床每见头晕目眩、面色苍白、心悸失眠、神疲乏力、反应迟钝、记忆力下降、手脚麻木等症。此乃血虚之象，据"血虚生风""治风先治血，血行风自灭"的理论，强调在息风涤痰的基础上，必须重用当归、首乌、白芍等养血药。该例患者癫痫反复发作多年，久病耗伤气血，兼风痰内伏，形成本虚标实之候，故方选首乌、白芍、当归养血活血，党参补气，天麻、钩藤、法夏、石菖蒲平肝息风，化痰开窍；久病入络，以虫类药全虫、蜈蚣搜络别邪，息风止痉，加蚤休解毒清热通络，内清痰热之毒。配合养血息风、涤痰开窍、定痫止痉作用的益脑安胶囊口服而取佳效。

七、流派研究前沿

刘茂才在林老"除痫散"养血祛风为主的基础上，加蜈蚣、石菖蒲等化瘀涤痰之品，研制院内制剂益脑安胶囊。刘茂才等总结益脑安胶囊治疗癫痫39例，结果显效18例，有效15例，无效6例，总有效率84.62%。黄燕[6]等通过动物模型实验证明益脑安胶囊能延长致痫的潜伏时间、降低致痫电位的幅度、缩短惊厥发作的持续时间，并且未发现明显毒副作用。覃小兰等[7]研究发现益脑安胶囊对戊四氮（PTZ）点燃的癫痫模型大鼠的发作级别、发作次数及发作持续时间均有一定的抑制作用。其进一步研究发现，给药4周后，益脑安胶囊能降低模型组兴奋性氨基酸的含量，从而阻止钙离子大量内流导致的钙失稳态而诱发癫痫。陈广贤等[8]临床研究表明57例西医治疗不理想的患者在加用益脑安胶囊治疗后效果优于单纯西药治疗组，该方对各种外伤性、颅脑手术后癫痫有较好疗效。

参 考 文 献

[1] 华荣，黄燕，刘茂才，等. 岭南名医林夏泉养血熄风、涤痰定痫法辨治癫痫的临床经验[J]. 广州中医药大学学报，2016，（1）：118-120.

[2] 刘茂才，黄燕，卢明. 中医脑病临证证治[M]. 广州：广东人民出版社，2006.

[3] 黄燕，华荣，郑春叶. 刘茂才脑病学术思想与临证经验集[M]. 北京：人民卫生出版社，2017.

[4] 林夏泉. 临证见解·癫痫与除痫散[M]. 北京：人民卫生出版社，1978.

[5] 华荣，陈纳纳，王远朝，等. 岭南林夏泉流派擅用虫类药治疗癫痫经验[J]. 陕西中医药大学学报，2016，4：27-29.

[6] 黄燕，黄培新，杨志敏，等. 中药益脑安治疗癫痫的实验研究[J]. 广州中医药大学学报，1998，（4）：28-30.

[7] 覃小兰，孙景波，陈党红，等. 益脑安对癫痫大鼠脑内兴奋性氨基酸作用的实验研究[J]. 新中医，2006，7：92-94.

[8] 陈广贤. 益脑安胶囊添加治疗癫痫临床疗效观察[D]. 广州：广州中医药大学，2011.

（武曼丽　华　荣）

第七章　岭南肾病流派

第一节　岭南肾病流派总论

一、简　介

　　岭南肾病流派源于李东垣的补土理论，经过明清及近现代诸家学说的推广和应用，其学术思想体系日益完善和丰富。近代岭南肾病医家根据岭南独特的气候、丰富的草药资源及人群的体质特征、地域性特色病种等，不断完善流派体系，形成了独特的学术思想。

二、历　史　渊　源

　　岭南肾病流派注重调整脾胃功能，其理论最先源于《内经》，《素问·玉机真脏论》云："五脏相通，移皆有次。"《素问·五脏生成》曰："肾之合骨也，其荣发也，其主脾也。"根据五行生克乘侮关系，阐明脾肾之间生理上互依互存，病理上互为因果的关系。仲景据《内经》之旨，在论述太阴病、少阴病时对脾肾相关加以发挥，并确立了温脾以治肾、温肾以治脾的思路及方法，为后世开启脾肾同治之源奠定了基础。宋、金、元时期历代医家对脾肾相关理论，亦有较多发挥。无论是北宋孙兆的"补肾不若补脾"，还是南宋严用和的"补脾不若补肾"论，俱是强调脾肾相互依存的关系，前者偏于强调脾土滋养化生肾精的生理功能，而后者偏于强调肾中真火上蒸脾土则中焦自治的因果关系，故而提倡补火以生土。明清医家则对脾肾相关理论有了进一步的完善，明代张景岳称"脾为五脏之根本，肾为五脏之化源"，明末医家李中梓更是明确提出"肾为先天之本，脾为后天之本"。

　　金元时期，李东垣著述《脾胃论》，提出"内伤脾胃，百病由生"的理论，成为补土理论的代表人物。李东垣曰："欲人知百病皆由脾胃衰而生也，毫厘之失，则灾害立生。"在肾系病症上强调脾胃有病，内传于肾，治法上以"补肾不如补脾"为指导，将补脾土的理念运用到肾系病证的临床上，被后世医家广泛应用。

　　在中医学发展的历史长河中，岭南医学流派因其地理、气候、文化因素的独特性而独树一帜，岭南肾病流派名医辈出，特别是新中国成立以来，各地中医院先后成立了肾病专科，中医开始有了肾病专科医生。近现代著名中医肾病医家在肾病治疗上都非常注重补脾土，被誉为我国中医肾病学宗师的一代名医邹云翔认为肾病治疗要"调理脾胃、升清降浊"，首届国医大师张琪主张"补脾为主，兼以补肾"，国医大师张大宁主张"补肾活血，健脾益气"，著名的岭南中医肾病专家（如黄春林、杨霓芝等）都非常注重健脾补肾，逐渐形成以调整脾胃功能为方法，以恢复机体健康为目的的学术流派。

三、岭南肾病流派传承脉络

著名的岭南中医肾病专家黄春林教授，1937年出生在广东惠阳，擅长心血管病与肾脏疾病的临床医疗工作，积累了丰富的临床经验，于1993年被广东省政府授予"广东名中医"称号；1997年获评"全国名老中医药专家"，黄春林教授倡导应用传统中医药的思维方法去认识现代医学的疾病，将中西医在理法方药各个层次进行融合，创新和丰富了中医心脏、肾脏疾病的病因病机学说，提出了新的治法，在肾病治疗上，认为肾病病机多为"脾肾两虚、湿浊内蕴"，在治法上主张"健脾益气、补肾降浊"，创立仙芪补肾汤。

杨霓芝教授1948年出生于广东省澄海县（现为汕头市澄海区），是广东省名中医，广东省中医院学术带头人，第五批全国老中医药专家学术经验继承工作指导老师，先后任中华中医药学会肾病分会副主任、广东省中西医结合肾病专业委员会主任委员、广东省中医药学会肾病专业委员会副主任委员，广东省中医药学会、中西医结合学会终身理事。杨霓芝教授提出以中医益气活血法防治慢性肾脏病，包括防治慢性肾小球肾炎、益气活血利水法治疗难治性肾病综合征、益气活血蠲毒法延缓慢性肾衰竭；研制的院内制剂三芪口服液（原通脉口服液）用于临床防治慢性肾脏病，取得明显疗效。

刘旭生、林启展、毛炜、徐大基、包崑、王立新、卢富华、赵代鑫等为黄春林、杨霓芝两名大医的主要继承人。刘旭生，1964年出生，广东潮州人，现任广州中医药大学教授，主任医师，博士生导师，博士后合作导师，广东省中医院肾病大科主任，学科带头人，国家中医临床研究基地重点病种（慢性肾脏病）负责人，国家中医药管理局肾病重点专科协作组大组负责人之一，牵头协作组重点病种慢性肾衰竭及尿血病的协作研究。全国第二批名老中医学术继承人，曾获全国首届中医药传承高徒奖，全国第二届百名杰出青年中医。广东省第二批名中医师承项目指导老师，广东省中医院名医，曾获首届"岭南名医""羊城好医生"荣誉称号。在学术上，主张慢性肾病以脾肾亏虚为本，水湿、浊毒、瘀血为标，治疗上当补脾益肾，利湿化浊，活血化瘀。

黄春林、杨霓芝、刘旭生等带徒众多，以师带徒的形式使得肾病流派学术思想一代接一代传承，并积极吸纳西方医学知识，拓展了中医辨证论治的内涵，在临床中形成了完善的学术团队，并在此过程中不断发展。

四、流派学术思想

岭南肾病流派在吸收中原地区各医学流派学术思想的基础上，结合岭南地区特点，形成了具有重视岭南地区人群体质特点及多发病、重视岭南地区特产药材和民间经验、重视吸收新知识等特色的流派，在数十年的临床实践中，逐渐形成了其诊疗疾病的独特风格。

1. 益气健脾为先

黄春林认为，慢性肾病常存在脾虚、胃弱、气滞、湿热、积滞等多种病机，常互相影响，使疾病缠绵难愈，治疗上当"扶正不恋邪，祛邪不伤正"，用药重视调补脾肾，并提出健脾五法；杨霓芝认为，慢性肾病病机错综复杂，多为本虚标实之证，其中气虚血瘀是贯穿于整个病程中的主要病机，补脾益气活血是治疗慢性肾病的基本治法。此外，刘旭生等岭南中医肾病名家对慢性肾病的治疗均非常重视补益脾肾。

2. 活血化瘀贯穿始终

中医学认为，肾主开阖，脾主运化，若脾肾两虚，代谢失常，则瘀血内阻，溺浊内留。瘀血浊毒内蕴可伤及脾肾，而导致脾肾亏虚加重，从而又导致瘀血、浊毒、水湿内蕴。针对慢性肾病久病多瘀的病情，特别是肾衰竭，活血化瘀是必不可少的。故岭南肾病医家尤重视活血化瘀法的运用。黄春林从西医病理学出发，结合临床经验，认为慢性肾病自始至终都有血瘀的存在，并认为血瘀是本病持续发展及肾功能进行性衰竭的重要原因，其自拟"仙芪地黄汤"采用大黄、丹参、当归、赤芍配伍以获活血化瘀、改善高凝状态、延缓肾衰竭之功。杨霓芝治疗慢性肾炎以擅长运用益气活血法著称，认为慢性肾炎的邪实虽然有瘀血、湿热、湿浊之分，然而以瘀血最为关键，并认为气虚血瘀是慢性肾炎的基本证型，故主张将活血化瘀法贯穿在慢性肾炎治疗的始终。刘旭生教授临床常用益气活血、行气活血、清热活血、补肾活血、解毒活血等法治疗肾脏疾病，常用药物有丹参、郁金、泽兰、当归、三七等。

3. 岭南致病，湿邪为首，当清利湿热

岭南地处我国大陆的最南边，濒临大海，地貌类型具有复杂多样的特点。岭南地区纬度低，属于热带亚热带气候，兼具海洋气候和内陆气候，天气炎热潮湿。湿易困脾，失于运化，影响肾主水，而致脾肾功能失调，则外湿易感而内湿易生，湿郁化热或湿热相熏蒸，故成湿热之候。岭南医家基于当地气候特点，认为湿邪或湿热之邪是慢性肾病最重要的实邪之一，故临证治病无不强调祛湿药的运用，其中尤以清利湿热之药为多。黄春林治疗慢性肾病的"调脾七法"中有清热利湿和温阳化浊二法以治疗湿热及寒湿之邪；杨霓芝治疗慢性肾炎也十分重视湿热之邪的致病作用，认为湿热是慢性肾病发病的一个重要因素，故临证强调清热利湿之法的运用。刘旭生、林启展等医家均强调湿邪是慢性肾病邪实之一，认为临证当在扶正的同时兼顾祛湿，方能获得较好的效果。

4. 疾病后期，宜通腑泻浊

慢性肾病发展至后期，脾肾由虚及损，由损及败，痰湿浊毒之邪充斥三焦，变证蜂起。黄春林善用通腑法，并根据慢性肾病分期的不同，配合不同的治法，创制大黄胶囊，通腑泻浊。杨霓芝治疗慢性肾衰竭多配用大黄胶囊通腑泻浊，或配合灌肠法以增加通腑泻浊之功。尽管刘旭生等不少岭南医家都重视通腑法的作用，然而他们均强调慢性肾病以正虚为本，所以通腑不可使排便次数太过，以每日排便 2～3 次为宜，太过反而于患者不利。

5. 重视岭南道地药物的使用

岭南地区温暖潮湿的气候有利于动植物的生长，中草药种类繁多，资源丰富，形成了岭南特有的"南药"。医家擅用南药治疗肾脏病。五指毛桃为岭南常用草药，广东通称为五爪龙，又名土黄芪、南芪等，其味辛、甘，性平、微温，具有益气补虚、健脾化湿、行气活络、止咳化痰等功效。五指毛桃补而不滞、补而不腻，常与北芪合用以健脾益气、利湿化浊。积雪草又名崩大碗，为岭南常见草药，其味苦、辛，性寒，无毒，归肝、脾、肾经，具有清热利湿、解毒消肿、活血疗疮的功效。刘旭生认为，积雪草有利于排出尿毒症毒素，亦可用于灌肠治疗。

（刘旭生　揭西娜）

第二节　淋　证

淋证是指以小便频数短涩、淋沥刺痛、小腹拘急隐痛为主症的病证[1]。淋证的基本病机为湿热蕴结下焦，肾与膀胱气化不利。其发生除与膀胱、肾相关外，还与肝脾等脏腑相关；其病理因素主要为湿热之邪。淋证的病理性质有虚、有实，且多见虚实夹杂之证。从临床证型看，《中医内科学》根据淋证的不同特征，分为热淋、石淋、血淋、气淋、膏淋、劳淋六淋，并且各种淋证间存在一定联系，在不同时期可出现相互转化。

岭南地区气候炎热，潮湿多雨，加之饮食上常食冷饮，嗜食鱼虾及甜腻食物等阻碍中焦脾胃生化之物，故地处岭南之人，多呈湿热体质。岭南历代医家通过研究当地气候、环境、体质与疾病发展的相关性，形成了对淋证独特的认识。其认为淋证的发病原因有内、外因之分：外有邪气入侵而致湿热蕴结、膀胱气化失司；内有肝、脾、肾升降失司致湿热内生、膀胱气化失调。宋代岭南典籍《太平圣惠方》中更是记载了一百余个方剂用于淋证治疗，启示了后世对于淋证的辨证用药[2]。故本节将基于岭南地区淋证的特点阐述其基本论治。

一、病　因　病　机

1. 病因

（1）外感邪气：因下阴不洁，秽浊之邪从下侵入机体，上犯膀胱，或外感风寒湿邪，入里化热，下注膀胱；或由小肠邪热、心经火热、下肢丹毒等他脏外感热邪传入膀胱，发为淋证。

（2）肝、脾、肾功能异常，膀胱气化失调：肝、脾、肾功能异常，湿热内生的成因有三：①情志失调：情志不遂，肝气郁结，膀胱气滞，或气郁化火，气火郁于膀胱，导致淋证。《医宗必读·淋证》言："妇女多郁，常可发为气淋和石淋。"清代《冯氏锦囊秘录·杂证大小合参》说："《内经》言淋，无非湿与热而已；然有因忿怒，气动生火者。"说明情志不畅亦是淋证的病因之一。②饮食不节：多食辛热肥甘之品，或嗜酒太过，脾胃运化失常，积湿生热，下注膀胱，乃成淋证。正如严用和《济生方·淋闭论治》云："此由饮酒房劳，或动役冒热，或冷饮逐热，或散石发动，热结下焦，遂成淋闭；亦有温病后，余热不散，霍乱后，当风取凉，亦令人淋闭。"正是说明了淋证的发病可由饮食不当，湿热内生而致。③禀赋不足或劳伤久病：禀赋不足，肾与膀胱先天畸形，或久病缠身，劳役过度，房事不节，多产多育，或久淋不愈，耗伤正气，或妊娠、产后脾肾气虚，上述诸多因素均可导致肾阴耗伤，抑或利尿太过伤及肾阴，阴虚而湿热留恋，膀胱气化不利而致本病。

2. 病机

湿热等邪蕴结膀胱，或久病肝、脾、肾等脏腑功能失调，均可引起肾与膀胱气化不利，而致淋证。由于湿热导致病理变化的不同，累及的脏腑也有差异，临床上乃有六淋之分。若湿热客于下焦，膀胱气化不利，小便灼热刺痛，则为热淋；若膀胱湿热，灼伤血络，迫血妄行，血随尿出，以致小便涩痛有血，乃成血淋；若湿热久蕴，熬尿成石，遂致石淋；若湿热蕴久，阻滞经脉，脂液不循常道，小便浑浊不清，而为膏淋；若肝气失于疏泄，气火郁于膀胱，则为气淋；若久淋不愈，湿热留恋膀胱，由腑及脏，继则由肾及脾，脾肾受损，正虚邪弱，遂成劳淋；若肾阴不足，虚火扰动阴血，亦为血淋；若肾虚下元不固，不能摄纳精微脂液，亦为膏淋；若中气不足，气虚下陷，膀胱气化无权，亦成气淋。可见淋证的发生除膀胱与肾外，还与肝、脾相关。

二、辨 证 要 点

淋证有六淋之分，辨证有虚有实，且多虚实夹杂，各种淋证又常易转化。临床辨证首先应辨别六淋之类别，其次，须辨证候之虚实，虚实夹杂者，须分清标本虚实之主次、证情之缓急，最后须辨别各种淋证的转化与兼夹。

1. 辨六淋主症

六种淋证均有小便频涩，淋沥刺痛，小腹拘急引痛的共同表现，而各种淋证又有各自的特殊表现。热淋起病多急骤，小便赤热，溲时灼痛，或伴有发热，腰痛拒按。石淋以小便排出砂石为主症，或排尿时突然中断，尿道窘迫疼痛，或腰腹绞痛难忍。气淋小腹胀满较明显，小便艰涩疼痛，尿后余沥不尽。血淋为溺血而痛。膏淋症见小便浑浊如米泔水或滑腻如膏脂。劳淋小便不甚赤涩，溺痛不甚，但淋沥不已，时作时止，遇劳即发。

2. 辨淋证虚实

根据病程、症状、脉象等辨别淋证的虚实。实证病程较短，主要表现为小便涩痛不利，舌红苔黄，脉实数，由湿热蕴结，膀胱气化不利所致；虚证病程较长，表现为小便频急，痛涩不甚，舌淡苔薄，脉细软，由脾肾亏虚，膀胱气化失权所致。但在淋证虚实转化中，每多虚实夹杂，故必须分清标本虚实的主次和证情之缓急。

三、治 疗 原 则

淋证的基本治则为：实则清利，虚则补益。实证以膀胱湿热为主者，治宜清热利湿；以热灼血络者，治以凉血止血；以砂石结聚为主者，治以通淋排石；以气滞不利为主者，治以利气疏导。虚证以脾虚为主者，治以健脾益气；以肾虚为主者，治宜补虚益肾。同时正确掌握标本缓急，在淋证治疗中尤为重要。对虚实夹杂者，又当通补兼施，审其主次缓急，兼顾治疗。

四、辨 证 论 治

1. 热淋

证候：小便频数短涩，灼热刺痛，溺色黄赤，少腹拘急胀痛，或有寒热，口苦，呕恶，或有腰痛拒按，或有大便秘结，苔黄腻，脉滑数。

治法：清热利湿通淋。

常用方药：八正散加减（瞿麦、萹蓄、车前子、滑石、草薢、大黄、黄柏、蒲公英、紫花地丁）。

加减：岭南地区常用清热利湿草药，如地胆头、毛将军、山葡萄、布渣叶、鹰不泊、崩大碗、猫须草、天葵子、金丝草、红脚兰、葫芦茶等[3]；伴寒热、口苦、呕恶者，可加黄芩、柴胡以解少阳；若大便秘结、腹胀者，可重用生大黄、枳实以通腑泻热；若阳明热证，加知母、石膏清气分之热；若热毒弥漫三焦，用黄连解毒汤合五味消毒饮以清热泻火解毒；若气滞者，

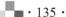

加青皮、乌药；若湿热伤阴者去大黄，加生地黄、知母、白茅根以养阴清热。

2. 石淋

证候：尿中夹砂石，排尿涩痛，或排尿时突然中断，尿道窘迫疼痛，少腹拘急，往往突发，一侧腰腹绞痛难忍，甚则牵及外阴，尿中带血，舌红，苔薄黄，脉弦或弦数。

治法：清热利湿，排石通淋。

常用方药：石韦散加减（瞿麦、萹蓄、通草、滑石、金钱草、海金沙、鸡内金、石韦、虎杖、王不留行、牛膝、青皮、乌药、沉香）。

加减：岭南名医甄梦初常用金沙牛，以其通络散瘀、软坚散结、利尿通淋之功治疗石淋[4]；腰腹绞痛者，加芍药、甘草以缓急止痛；若尿中带血，可加小蓟草、生地黄、藕节以凉血止血，去王不留行；小腹胀痛加木香、乌药以行气通淋；伴有瘀滞，舌质紫者，加桃仁、红花、皂角刺以增强破气活血、化瘀散结之力。石淋日久，症见神疲乏力、少腹坠胀者，为虚实夹杂，当标本兼顾，予补中益气汤加金钱草、海金沙、冬葵子以益气通淋；腰膝酸软，腰部隐痛者，加杜仲、续断、补骨脂以补肾益气；形寒肢冷，夜尿清长，加巴戟肉、肉苁蓉、肉桂以温肾化气；舌红，口干，肾阴亏耗者，配生熟地黄、麦冬、鳖甲以滋养肾阴；伴有湿热见症时，参照热淋治疗。若结石过大，阻塞尿路，肾盂严重积水者，宜手术治疗。

3. 血淋

证候：小便热涩刺痛，尿色深红，或夹有血块，疼痛满急加剧，或见心烦，舌尖红，苔黄，脉滑数。

治法：清热通淋，凉血止血。

常用方药：小蓟饮子加减（小蓟、生地黄、白茅根、墨旱莲、木通、生草梢、山栀、滑石、当归、蒲黄、土大黄、三七、马鞭草）。

加减：国医大师邓铁涛常用三叶人字草治疗血尿[5]；岭南名医杨霓芝教授在血尿多者常加旱莲草、茜草以凉血止血[6]；有瘀血征象，加三七、牛膝、桃仁以化瘀止血；若出血不止，可加仙鹤草、琥珀粉以收敛止血；若久病肾阴不足，虚火扰动阴血，症见尿色淡红，尿痛涩滞不显著，腰膝酸软，神疲乏力者，宜滋阴清热，补虚止血，用知柏地黄丸加减；若久病脾虚气不摄血，症见神疲乏力，面色少华者，用归脾汤加仙鹤草、泽泻、滑石以益气养血通淋。

4. 气淋

证候：郁怒之后，小便涩滞，淋沥不已，少腹胀满疼痛，苔薄白，脉弦。

治法：理气疏导，通淋利尿。

常用方药：沉香散加减。本方用于肝郁气滞之气淋，药物组成为沉香、青皮、乌药、香附、石韦、滑石、冬葵子、车前子。

加减：少腹胀满，上及胁者，加川楝子、小茴香、广郁金以疏肝理气；兼有瘀滞者，加红花、赤芍、益母草以活血化瘀行水。

5. 膏淋

证候：小便浑浊，乳白或如米泔水，上有浮油，置之沉淀，或伴有絮状凝块或混有血液、血块，尿道热涩疼痛，尿时阻塞不畅，口干，苔黄腻，舌质红，脉濡数。

治法：清热利湿，分清泄浊。

常用方药：程氏萆薢分清饮加减（萆薢、石菖蒲、黄柏、车前子、飞廉、水蜈蚣、向日葵心、莲子心、连翘心、牡丹皮、灯心草）。

加减：小腹胀，尿涩不畅，加台乌药、青皮以疏利肝气；伴有血尿，加小蓟、藕节、白茅根以凉血止血；小便黄赤，热痛明显，加竹叶、通草以清心导火；兼肝火者，配山栀泻肝清火，导热下行；病久湿热伤阴，加生地黄、麦冬、知母以滋养肾阴。偏于脾虚中气下陷者，配用补中益气汤；偏于肾阴虚者，配用七味都气丸；偏于肾阳虚者，用金匮肾气丸加减。伴有血尿者加仙鹤草、阿胶以补气摄血。

6. 劳淋

证候：小便涩痛不甚，但淋沥不已，时作时止，遇劳即发，腰膝酸软，神疲乏力，舌质淡，脉细弱。

治法：补脾益肾。

常用方药：无比山药丸加减（党参、黄芪、怀山药、莲子肉、茯苓、薏苡仁、泽泻、扁豆衣、山茱萸、菟丝子、芡实、金樱子、煅牡蛎）。

加减：国医大师邓铁涛在劳淋（慢性肾盂肾炎）治疗中常加珍珠草、小叶凤尾草[5]；岭南名医刘旭生教授认为淋证迁延不愈时，要注意久病入络，瘀血内停，可适当加入活血化瘀中药，如桃仁、红花、丹参、赤芍、三七等[7]。中气下陷，症见少腹坠胀，尿频涩滞，余沥难尽，不耐劳累，面色㿠白，少气懒言，舌淡，脉细无力，可用补中益气汤加减。若肾阴虚，舌红苔少，加生熟地黄、龟板以滋养肾阴；阴虚火旺，面红烦热，尿黄赤伴有灼热不适者，可用知柏地黄丸滋阴降火；低热者，加青蒿、鳖甲以清虚热，养肾阴；肾阳虚，加附子、肉桂、巴戟天等以温补肾阳。

五、养生调摄

1. 药膳[8]

（1）马蹄炖水鸭：马蹄 100g，水鸭肉 500g，冰糖 30g。①将水鸭去毛去内脏，洗净，切块；马蹄洗净去皮，一切两瓣；冰糖打碎。②将鸭块、马蹄放锅内，加水 300ml，放入冰糖，用武火烧沸，文火炖熬 1 小时即成。每日服 2 次，佐餐或单食。此药膳具有养阴清热、利水通淋的功效，适用于阴虚湿热之淋证。

（2）海带绿豆甜汤：海带（浸透，洗净切丝）60g，绿豆 80g（洗净），白糖适量。把海带、绿豆一起放入锅内，加清水适量，武火煮沸后，文火煮至绿豆烂，放适量白糖调甜汤，再煮沸即可。本汤具有清热通淋的功效，用于淋证属膀胱湿热者。

2. 外治疗法[9]

（1）淋浊洗剂：用于各种淋证的辅助治疗。其组成为生大黄30g，大青叶、川椒、艾叶各12g，煎汤洗浴阴部，每日 2～3 次。

（2）敷贴疗法：适用于膀胱湿热证。莴苣菜 1 握，黄柏 50g，两味混合，捣烂如膏，取药膏如枣大，放胶布之间，敷贴神阙、小肠俞、膀胱俞，每穴一张，每日换药 1 次。

3. 推拿疗法[8]

（1）先用拇、示指提拿小腹部肌肉，后用掌摩之；继用拇指揉按阳陵泉、肾俞、三阴交、太溪，重点揉按膀胱俞、足三里、腰骶部。本法适用于热淋。

（2）先掌按小腹部，重点为中极、气海、水道；继用拇指按揉肾俞、三阴交；最后掌擦腰背部，重点为气海俞、膀胱俞。本法适用于气虚淋。

六、名家医案节选（广东省名中医黄春林教授经典医案）

案　宋某，女，24岁。

因"尿频急兼镜下血尿1个月余"初次来诊。患者1个月前出现尿频急，在外院体检时发现尿潜血（+），尿白细胞（+），多次复查仍有反复。来时症见：腰酸，疲倦乏力，面色㿠白，少许口干口苦，纳差，眠可，大便调，尿频尿急无尿痛，舌淡，苔薄黄，脉沉。当日查尿常规示白细胞（+++），红细胞（++），尿潜血（+）。

中医诊断：淋证。

西医诊断：泌尿系感染。

辨证：脾肾两虚，湿热下注。

治法：补脾益肾，清利湿热。

处方：黄芪20g，女贞子15g，黄精10g，茯苓皮20g，炒薏苡仁25g，车前草25g，小蓟15g，广金钱草30g，炒黄柏10g，白芷10g，白花蛇舌草25g，木香（后下）15g，炙甘草15g。

二诊：患者症见疲倦乏力，面色㿠白，少许口干口苦，纳差，眠可，大便1～2次/日，质偏烂，小便调，舌淡，苔薄黄，脉细。尿常规未复查。在上方基础上加减，拟方如下：北芪30g，怀山药10g，茯苓皮20g，炒苡仁25g，车前草25g，小蓟15g，木香（后下）15g，炒黄柏10g，白芷10g，白花蛇舌草25g，芡实15g，炙甘草15g。

三诊：患者症见疲倦乏力，面色㿠白，无口干口苦，纳一般，眠可，大便1次/日，质可，小便调，舌淡，苔薄黄，脉弱。尿常规示淡黄色，红细胞（++），白细胞（-），上皮细胞（++）。在上方基础上，加减如下：北芪20g，黄精10g，茯苓皮20g，当归10g，炒薏苡仁25g，车前草25g，小蓟15g，木香（后下）15g，炒黄柏10g，白芷10g，白花蛇舌草25g，芡实25g，炙甘草15g。另加中成药：复方北芪口服液1支，每日3次。

以上方加减服用至1个月后，复查尿常规示红细胞（-），白细胞（-）。此后患者恒以上方调理。服药期间嘱患者注意休息，避免外感；多饮水，勤排尿；饮食忌肥甘厚腻、辛辣炙煿之品。

按：该患者症见腰酸，疲倦乏力，面色㿠白，少许口干口苦，纳差，眠可，大便调，尿频尿急无尿痛，舌淡，苔薄黄，脉沉。西医诊断为泌尿系感染，中医诊断为淋证（脾肾两虚，湿热下注）。本病主要是由于感受外邪，日久而致脏腑功能虚损；或由于脏腑功能失调，复感外邪或因劳倦、房事过度，脾肾虚损，失于固摄，精微下泄而致。其病性属本虚标实，以脾肾亏虚为本，湿热、瘀血、风邪等为标，因此治疗也必须标本兼治，补虚泻实。

《景岳全书·血证》曰："凡治血证，须知其要，而动血之由，唯火唯气耳。"黄教授认为，淋证兼有尿血的原因，无外乎热迫血行和气虚不摄。脾肾气虚无法固摄精微，血溢脉外形成血尿；湿热之邪灼伤血络亦可形成血尿。因此黄教授予补益脾肾、清利湿热之法，给予黄芪、怀山药、芡实以益气健脾，女贞子、黄精补肾，炒黄柏、白花蛇舌草、广金钱草清热利湿，茯苓皮、薏苡仁、车前草利水渗湿，取"湿去热自孤"之意，小蓟凉血止血，当归补血活血，佐以木香行气运脾。全方标本兼治，温而不燥，补而不滞，凉血止血而不留瘀，清热而无寒凉助湿之弊，利湿而无助热伤阴之嫌，共奏补益脾肾、清利湿热之功。结合现代药理学研究，黄芪、女贞子、黄精、当归、广金钱草等具有调节免疫的作用，其中黄芪、女贞子、黄精、当归既具有补益作用，又有抗感染作用；茯苓、黄柏、车前草、白花蛇舌草、白芷、木香具有杀菌作用。

上述选药以药性平和者为佳或据药物四气五味以互相佐治其峻，寒温并用，力求药性平和，同时注重固护调理脾胃，防止寒凉药物"败胃"之弊，故在补益药物中佐以行气活血之"动药"，如木香、当归等芳香醒脾，以达补而不滞之目的。

参 考 文 献

[1] 周仲瑛. 中医内科学[M]. 北京：中国中医药出版社，2003：339.

[2] 刘嘉芸. 从《中华医典》研究明清医家治疗淋证用药规律[D]. 广州：广州中医药大学，2016.

[3] 黄张杰. 现代岭南名老中医医案及其有效经验方的收集和整理研究[D]. 广州：广州中医药大学，2010.

[4] 戴洁琛. 岭南名医甄梦初学术思想与临床经验研究[D]. 广州：广州中医药大学，2008.

[5] 张礼财，汤水福. 岭南中医对肾病的辨治特色[J]. 广州中医药大学学报，2019，36（8）：1271-1275.

[6] 王文凤. 杨霓芝教授治疗慢性肾脏病学术思想及临床经验总结研究[D]. 广州：广州中医药大学，2015.

[7] 刘旭生，许苑，卢钊宇，等. 刘旭生学术集萃[M]. 北京：科学出版社，2018，（9）：92-96.

[8] 邓丽丽，刘旭生. 肾病居家饮食与中医调养[M]. 北京：化学工业出版社，2016，（3）：61-64.

[9] 杨霓芝，刘旭生. 泌尿科专病中医临床诊治[M]. 第3版. 北京：人民卫生出版社，2013：261.

（秦新东 苏国彬）

第三节 尿 浊

尿浊是以小便浑浊，状若泔浆，排尿时尿道无疼痛为主要症状的疾患[1]。尿浊的疾病范畴很广，丝虫病、肾痨、肾系癌瘤、小儿外感或内伤、胸腹部创伤或手术等均会导致尿浊。但本节主要谈论肾病范围内所见尿浊，临床表现为尿液浑浊，尿中泡沫增多，尿液检查提示尿蛋白为主，比如慢性肾炎、原发性肾病或继发性肾病等在水肿消退以后，或是一开始即无水肿，而是以蛋白尿为主。

尿浊病因很多，究其根本不外乎本虚标实，正虚邪实。本虚主要责之于肺脾肾。邪实多为外感六因。但岭南人"素瘴蕴湿"，瘴气本质为湿邪夹热，且岭南地处我国大陆最南端，气候炎热潮湿，湿重则碍脾，脾气虚则易夹痰瘀[2]。故风、湿、热、瘀是疾病发展的主要因素，且可相互影响。故治疗上除健脾固肾之外，必须根据证情的变化辨证施治。本节则主要从脾肾亏虚、风邪、湿热、血瘀四个方面阐述肾病尿浊。

一、病 因 病 机

1. 脾肾亏虚

《岭南卫生方》有言"盖土人淫而下元虚，又浴于溪而多感冒，且恣食生冷酒物"，由于岭南气候炎热，喜食生冷瓜果、冰冻饮品、鱼虾蟹等海鲜、夜宵、清热利湿的凉茶等，大多数属于湿滞、黏腻、生痰之品，易伤脾阳，脾为后天之本，脾气虚损，久则必然及肾。脾虚失于统摄，肾虚不能封藏，均可致水谷精微失于正常敷布而下泄，产生蛋白尿。蛋白尿迁延不愈，进一步耗及肾气，损及肾阳，由于精血同源，还可导致血虚、阴虚，而见肾阳虚、肾阴虚诸证，故脾肾两虚、精微失于固摄封藏是肾病尿浊的基本病机。

2. 湿热蕴结

岭南气候属热带、亚热带气候，春夏多雨，天热地湿，《中国医籍考》提出"岭以外号炎方，又濒海，气常燠而地多湿，与中州异。气燠故阳常泄，而患不降；地湿故阴常盛，而患不升"的观点。火性炎上，蒸湿化气，雾浮笼罩，熏蒸弥漫三焦，久湿郁而化热，患者正气不足，则反复外感湿热毒邪；肾系疾病又多因脾肾功能失调，水液运化、蒸腾无力，湿浊内生，潴留日久酿生湿热，则外湿易感而内湿易生。又或肾系疾病长期使用激素，有助湿化热之弊。湿热内蕴，壅滞三焦，脾胃不能升清降浊，扰动精室，致精微不升随小便外泄而见尿浊。比如黄春林教授微观辨病，认为膜性肾病中免疫复合物为有形之物，易于沉积，引起免疫炎症，缠绵难愈，蛋白尿反复，符合湿邪重浊、黏滞、湿热蕴蒸的属性。

3. 瘀阻肾络

肾病日久，正气亏虚，或气虚无力推动血行，血液瘀滞脉内而成瘀。此外湿热之邪也可致瘀，湿浊内停阻遏气机，气血运行受阻成瘀，或热毒伤及肾络，煎熬营血，迫血妄行，致血液凝涩滞留，使肾络痹阻从而形成癥瘕。而岭南"气常燠而地多湿"，虽阳气旺盛，但岭南人的腠理疏松，汗液外泄偏多，伤及阴津，同时阴湿既盛，炼液为痰，故岭南多阴虚兼痰湿体质；又"外感暑热燥气，增助内气成热"多见有痰湿体质热化者；痰湿阻滞气血，可因滞成瘀；痰湿郁而化热，热蒸血脉，亦成瘀血。瘀血、顽痰相互交织，阻碍三焦水道的正常运行，使肾络瘀阻日益加重，精微物质敷布受阻，溢于脉络之外，下泄而为尿浊。比如黄春林教授通过微观辨证，认为局灶节段性肾小球硬化症的重要病理变化——不同程度的肾小球硬化，间质纤维化或糖尿病肾病的 K-W 结节、基底膜增厚，均是毛细血管祥血流障碍的表现，是痰湿、瘀血阻于肾络，为瘀的属性。

4. 风邪扰肾

一是外风，风邪为百病之长，其性轻扬开泄，首要侵袭肺表，肺为华盖，亦为脏之长，肺系受累，宣降失常，累及肾脏，肾气受扰，精气不固，下泄而成蛋白尿。二是内风或者内风兼外风，风邪鼓荡，气机壅遏，三焦气化不利，肺、脾、肾功能失调，水湿、痰浊、瘀血内生。风夹湿痰上扰或化热伤阴，阻碍气血运行，瘀血内留，肾络不通，血行日久不畅，则肝无所藏，阴血不足，肝失濡养致肝风易动，风从内生。内风不但与外风同气相求，而且与肝风也同气相引。内风扰动，又可耗竭肾阴，阴损及阳，比如糖尿病肾病 4 期，临床以大量蛋白尿、无明显水肿为主要表现，患者常有头晕头胀、烦躁、眼花等阴虚内热动风之象。此外风邪常与水湿痰浊瘀血相夹为患，互为因果，形成恶性循环，而使肾系疾病病情缠绵，反复发作。

二、辨 证 要 点

肾病尿浊总属虚实错杂，本虚标实。在整个病变过程中，以脾肾功能失调为中心，以阴阳气血不足为病变之本，以湿热、瘀血、风邪为病变之标，表现为虚实夹杂。本虚以脾肾气虚、脾肾气阴两虚、脾肾阳虚为主，故其辨证首先要明确脾虚、肾虚孰轻孰重及气虚、阴虚、阳虚的不同而补肾健脾有所侧重；标实需辨湿热、瘀血、风邪之偏盛：患者除有蛋白尿，尿浊泡沫增多外，还有胸闷呕恶、食少纳呆，舌苔黄腻等症状，此以湿热之邪偏盛为主；若患者有上呼吸道感染、皮肤感染等症状，如咽喉红肿、全身皮疹，为外风之候；或糖尿病肾病患者出现头晕目眩，视物模糊，烦躁易怒，为阴虚内风之候；若患者舌质暗红，或有瘀点、瘀斑，且经补益脾肾治疗后，但尿蛋白改善不理想时，应该考虑为瘀血阻络之故。

三、治 疗 原 则

应遵从整体论治理念，根据"急则治其标，缓则治其本"的原则，标本兼治，各有侧重。"脾肾亏虚"是肾病尿浊的基本病机，故治本重在补益脾肾，使脾能升清，肾能封藏，精微不至于外泄；治标时应结合患者症状、舌脉辨其有无湿热内蕴，或瘀血内停等实邪，分别运用清热利湿、活血化瘀通络之法；若感受外邪，应及时祛风解表；若内风扰动，则运用平息内风之法。以上治法常需合而为用。再在辨证论治的基础上结合现代药理研究结果选取一些对蛋白尿有特殊治疗作用的药物。

四、辨 证 论 治

1. 本虚证

（1）脾肾气虚

证候：面黄少泽，头晕乏力，食少腹胀，或尿少，轻度浮肿，舌淡胖嫩，脉沉细或虚弱。

治法：健脾益气固肾。

常用方药：参苓白术散或补中益气汤加减。常用健脾益气药有党参、黄芪、茯苓、太子参、扁豆、山药等。

（2）气阴两虚

证候：全身乏力，腰膝酸软，手足心热，口干喜饮，舌质略红，苔薄边有齿痕，脉象沉细略数。此常见于长期服用大量激素或糖尿病肾病患者。

治法：益气养阴，固肾涩精。

常用方药：参芪地黄汤合五子衍宗丸加减。常用药物有太子参、黄芪、地黄、枸杞子、覆盆子、黄精等，若口干苔少，可加沙参、麦冬、玄参等滋阴生津之品；若热象明显，可加知母、黄柏取知柏地黄汤滋阴清热之意。若阴损及阳，可用仙芪地黄汤加减。

（3）脾肾阳虚

证候：畏寒肢冷，面色㿠白，腰膝酸软，倦怠无力，夜尿增多，舌质淡，苔薄白，脉沉细。

治法：温补脾肾。

常用方药：金匮肾气丸加减。常用药物有附子、杜仲、淫羊藿、菟丝子、巴戟天。

2. 标实证

（1）湿热蕴结

证候：神疲乏力，腰酸，咽干，口黏口苦，口干不欲饮水，舌苔黄腻，脉象滑数。临床常见湿热久蕴化毒，加之外感风邪，症见咽喉红肿疼痛，或皮肤有疮毒，久久不愈，或有身热口渴，小便赤涩或见血尿、大便秘结，舌红苔黄，脉象滑数等症。

治法：清热利湿解毒。

常用方药：如因咽喉红肿而伴有阴虚见症者，常用银翘马勃散；如因皮肤疮毒引起者，常用麻黄连翘赤小豆汤、五味消毒饮；湿毒化热，热毒较甚，亦常用五味消毒饮、黄连解毒汤治疗，常用药物有土茯苓、白花蛇舌草、车前草、苦参、地肤子、连翘、蒲公英、黄柏等，风能胜湿，可以酌情选用祛风除湿清热类药物，如白花蛇舌草、茵陈、金钱草、防己、穿山龙、青风藤等。

（2）瘀阻肾络

证候：面色晦暗，腰痛固定，神疲乏力，舌质暗或有瘀点，脉沉细或迟涩。或虽无明显症状，但肾病病理为肾小球硬化、间质纤维化。

治法：活血化瘀通络。

常用方药：桃红四物汤、桂枝茯苓丸、当归芍药散等加减化裁。常用药物有桃仁、红花、赤芍、川芎、蝉花、益母草、丹参、地龙、僵蚕、蜈蚣等。对救治效果不甚明显的蛋白尿可酌情加全蝎、僵蚕、地龙、土鳖虫、蕲蛇等虫类药，此类药物性善走窜，祛风胜湿，搜剔入络。

（3）外感风邪

证候：肾病患者常因上呼吸道感染导致蛋白尿加重或复发，尿中泡沫增多。

治法：疏风宣肺。

常用方药：若感受风邪，风寒者宜祛风散寒，方用麻黄汤、荆防败毒散加减，选用紫苏叶、细辛、荆芥、防风等以疏散风寒；风热者宜疏散风热，方用银翘散、桑菊饮，药用鱼腥草、连翘、金银花、薄荷、芦根、牛蒡子等以疏散风热。平素体虚易感冒者加用玉屏风散以益气固表。风湿外袭者，药用羌活、秦艽、藿香、泽兰、佩兰等以祛风湿。

（4）内风扰肾

证候：头晕目眩，眼花，肢麻，震颤，舌红，苔黄腻，脉弦数。

治法：搜风息风。

常用方药：肝风内动，药用天麻、决明子、钩藤、川芎、牡蛎等以平肝息风；病久风邪入络，药用僵蚕、蝉蜕、地龙等以搜风通络。且风邪常夹湿、夹瘀、化热致病，故临床应用时应适当配伍祛湿药、清热药、活血化瘀药。

五、养生调摄

药膳如下：

消尿蛋白粥：芡实 30g，白果 10 枚，糯米 30g，加水煮粥。此粥有健脾补肾、固涩敛精之功。有报道称，其对慢性肾小球肾炎中后期中气消损、蛋白尿久不消者有奇效。

参芪芡实炖猪肾：党参 30g，黄芪 30g，芡实 30g，猪肾 1 个。猪肾去脂膜、臊腺，洗净，党参、黄芪、芡实装入洁净纱布袋扎口，与猪肾共炖，调味，饮汤食肾。此药膳有益气固肾之效，适用于慢性肾炎蛋白尿。

六、名家医案节选（广东省名中医黄春林教授验案）

案　黄某，男，16 岁，2018 年 4 月 21 日初诊。

患者 2017 年 3 月无明显诱因下出现双下肢浮肿，于外院诊断为肾病综合征，予足量激素治疗，水肿可消退，但蛋白尿反复，患者常因劳累或外感而复发。2017 年 6 月外院行肾活检提示肾小球轻微病变，伴有肾间质小灶轻度纤维化。予激素联合免疫抑制药治疗，蛋白尿未缓解。遂至门诊就诊。症见：乏力，腰酸，尿浊，烦躁，夜间难入睡。

体格检查：激素面容，双下肢无明显浮肿。舌质略红，舌苔黄腻，脉细滑。

辅助检查：2018 年 4 月 16 日尿蛋白定量 4.37g/24h，血清白蛋白 36g/ml，肌酐 88.4μmol/L。

中医诊断：尿浊。

西医诊断：原发性肾病综合征（难治性、常复发、激素抵抗）。

辨证：气阴两虚，湿热瘀阻。

治则：益气养阴，固肾摄精。

处方：参芪地黄汤+五子衍宗丸+活血化瘀药。黄芪 30g，太子参 30g，知母 15g，关黄柏 15g，熟地黄 30g，盐山萸肉 15g，山药 30g，泽泻 15g，牡丹皮 15g，茯神 30g，枸杞子 10g，菟丝子 15g，五味子 10g，覆盆子 30g，牡蛎（先煎）30g，车前子 15g，丹参 30g，炙甘草 10g。

2018 年 5 月 5 日二诊：患者服药后眠差、尿浊改善，双下肢不肿。舌质略红，舌苔黄腻，脉细滑。复查 24 小时尿蛋白定量为 0.98g。中药效不更方。

2018 年 5 月 19 日至 2018 年 6 月 23 日三至七诊：患者出现双下肢轻度浮肿，体重增加，全身散在红疹。烦躁，口干，尿浊，舌质略红，舌苔黄腻，脉弦细略滑。24 小时尿蛋白波动在 1.5g 左右。考虑为热毒瘀阻、水湿内蕴所致，治疗上应清、疏、利为法，予五味消毒饮合五苓散、小柴胡汤加减，辅以酒川牛膝和泽兰活血。处方：柴胡 15g，黄芩 15g，太子参 30g，法半夏 15g，酒川牛膝 15g，泽兰 20g，茯苓 30g，泽泻 20g，猪苓 30g，白术 30g，桂枝 10g，金银花 30g，野菊花 15g，蒲公英 30g，白花蛇舌草 30g，龙葵 30g，炙甘草 10g。

2018 年 7 月 26 日第八诊：患者临床症状基本消失，体重下降 3kg，双下肢无明显浮肿。复查尿蛋白转阴。继续用前方巩固治疗。

患者病情渐稳定，逐渐加用生晒参、蝉花、淫羊藿、北芪等益气温阳药物，助患者扶正以祛邪。

2019 年 1 月 26 日第十七诊：患者感冒，怕冷、怕风、咳黄痰，咽充血（+++），尿量减少，双下肢不肿。舌质偏红，舌苔黄微腻，脉沉无力。尿蛋白复发，24 小时尿蛋白定量 1.82g（500ml 尿液）。现患者出现急性上呼吸道感染，24 小时尿蛋白定量较前明显升高，且尿量明显减少，考虑是急性上呼吸道感染，外感风邪从肺卫入里及肾，治疗当以祛风解表、清热解毒为法，故方用麻黄连翘赤小豆汤合银翘马勃散，再加金荞麦、苇茎清热解毒，排脓祛瘀。处方：麻黄 5g，连翘 30g，赤小豆 50g，苦杏仁 15g，桑白皮 20g，金银花 30g，马勃 10g，射干 10g，牛蒡子 10g，百部 15g，紫苏叶 15g，前胡 15g，浙贝母 15g，桔梗 15g，金荞麦 20g，苇茎 30g，炙甘草 10g。

上方加减治疗 5 剂后，患者上呼吸道感染症状基本消失。再次用前方病势逐渐稳定，蛋白尿控制。

按：小儿原发性肾病综合征 75%以上病例表现为微小病变，可暂不行肾穿刺，直接应用激素诱导缓解，但 30%患儿因使用激素后，体质虚弱，容易因感冒后导致疾病反复发作，部分可转变为迟发激素耐药，病理表现可转变为局灶性节段性肾小球硬化症（FSGS），这类型的患者长期使用大剂量激素后仍不能缓解或仅部分缓解，往往需要加用免疫抑制药，副作用更加明显，患儿的体质更加虚弱，更加容易反复感染，导致疾病不能缓解，出现恶性循环，预后极差，而中医药往往能打破这种恶性循环。

此例患者即是这种类型，患儿表现为难治性肾病综合征（迟发激素耐药，频复发），长期使用大量激素和环孢素治疗后疾病持续不缓解已经 5 个月，副作用明显，体质虚弱。患者常因劳累或外感而复发，是气虚的表现；病程长，缠绵难愈，是正气虚损，湿热内阻之征；尿浊为肾气不固之征；患者平素性情急躁，现烦躁，夜间难入睡，是阴虚火旺之征。而根据微观辨病：

光镜下见肾小球轻微病变，伴有肾间质小灶轻度纤维化，是湿阻于肾络，日久气血运行不畅，形成瘀血，符合湿邪久蕴影响气血运行而凝瘀成瘀的特性；故中医辨证为气阴两虚，湿热瘀阻。病性属本虚标实，因初诊时患者水湿和瘀血等标证不突出，以气阴两虚、肾虚不固为主，故以益气养阴、固肾摄精为法，适当配伍活血化瘀之品。2 周后尿蛋白即小于 1g。但患者出现皮疹等湿热蕴结，发为热毒之征，且伴有浮肿的症状，此时以标实为主，遂以清热解毒、祛湿利水为法，3 个月后疾病完全缓解。但患者素体气虚，易感外邪，所以中途不注意固护，外感风邪后，疾病有所波动，治以祛风解表、清热除湿后，病情稳定，两次复发均以中医药随症加减，均可快速缓解，7 个月后疾病稳定地维持完全缓解，随访至今 1 年半，一直服用益气健脾固肾、祛风除湿清热中药，患者体质明显改善，感冒极少。

参 考 文 献

[1] 张大宁. 实用中医肾病学[M]. 北京：中国医药科技出版社，1990：74.
[2] 王云飞，吴焕林. 邓铁涛教授与岭南医学[J]. 新中医，2007，（6）：92-93.

（邹　川）

第四节　水　肿

　　水肿是指体内水液潴留，泛滥肌肤，表现以头面、眼睑、四肢、腹背，甚至全身浮肿为特征的一类病症。

　　岭南乃五岭之南，位于我国最南端，地势北高南低，河流众多，台风频至，雨量充沛，四季草木常发。《素问·异法方宜论》指出"南方者……阳之所盛处也，其地下，水土弱，雾露之所聚"；《中国医籍考》专门论述了岭南气候、地理对健康的影响，"至岭南，见外方至者，病不虚日，虽居民亦鲜有不病者。因思岭以外号炎方，又濒海，气常燠而地多湿，与中州异"。在此"燠而多湿"环境下生活的岭南人，水肿的发生与湿邪的关系最为密切。

一、病　因　病　机

　　岭南地区的水肿，湿邪为致病之基础，基本病因病机是感受湿邪、饮食不节、久病劳倦或禀赋不足等，造成脾肾亏虚，水湿内停，化热、生瘀、耗气伤阴，进而肾气不固、肾失气化，累及五脏，病程中多因肺卫受邪而诱发。水肿多为本虚标实之证，病因病机复杂多变，加之病程长短不同，体质强弱不一，影响了病程的发生发展。

1. 风邪袭表

　　《张氏医通》云："岭南炎方濒海，地卑土薄，故阳气常泄。"阳气常泄，则腠理不密，风邪为百病之长，故易遭风邪。正如《内经》中所言："卑下之地，春气长存，故东南之民，感风症多。"风邪多夹寒夹热，风寒或风热之邪，侵袭肺卫，肺失通调，风水相搏，发为水肿。

2. 感受湿邪

　　清代南海名医何梦瑶在《医碥》云："岭南地卑土薄，土薄则阳气易泄，人居其地，腠疏汗出，气多上壅。地卑则潮湿特盛，晨夕昏雾，春夏淫雨，人多中湿……岭南地处海滨，气候潮湿，人处于湿气交织中，长居此地易感受湿邪，水湿内侵，困遏脾阳，土不制水，易形成水肿。如《素问·阴阳应象大论》曰：“地之湿气，感则害人皮肉筋脉。”又如《临证指南医案》曰：“其伤人也，或从上，或从下，或遍体皆受，此论外感之湿邪，著于肌躯者也，”湿性黏腻，水湿停留于体内而致水肿。岭南地区四季常温，气候炎热多雨，久居此地易直接感受湿热之邪，或水湿之邪缠绵难愈，蕴久化热，湿热之邪停留而致水肿，正如《古今医鉴》言：“夫肿者，钟也，寒热气所钟聚也，为病有十水之分。其本乃湿热所致……”若湿热化火成毒，出现痈疽疮疡、丹毒而未能及时清热利湿解毒，内归脾肺，亦可形成本病。如《严氏济生方·水肿门》云：“又有年少，血热生疮，变为肿满。”即明确指出疮毒可导致水肿。

3. 饮食不节

岭南近海，经济发达，嗜食海鲜、过食肥甘或饮酒无度，久则湿从热化，湿与热结，损伤脾胃；或因岭南天气炎热，长期在室内吹空调或喜食生冷瓜果及冰冻饮品，损伤脾胃，脾胃运化失职，津液不得运化转输，停聚而生湿，水湿壅滞，发为水肿。如《景岳全书·水肿》中所言：“大人小儿素无脾虚泄泻等证，而忽而通身浮肿，或小便不利者，多以饮食失节，或湿热所致。”

4. 久病劳倦

劳逸失常，房劳过度，纵欲无节，损伤脾肾，脾失运化，肾失蒸化，导致水湿输布失常，溢于肌肤而发为水肿。如《诸病源候论》云：“肾者主水，脾胃俱主土，土性克水……脾病则不能制水，水气独归于肾。三焦不泻，经脉闭塞，故水气溢于皮肤而令肿也。”或因消渴、淋证日久，伤及脾肾，变生水肿。如《外台秘要》云：“三渴饮水不能太多，但腿肿，脚先瘦小，阴痿弱。数小便者，此是肾消渴病也，特忌房劳。”

5. 禀赋不足

肾为先天之本，先天禀赋薄弱，肾气亏虚，膀胱开阖不利，气化失常，如感外邪，易发为水肿。

二、辨 证 要 点

1. 辨阳水、阴水

阳水多因风邪外袭、水湿浸渍，导致肺不宣降，脾不健运而成；发病较急，每成于数日之间；肿多由上而下，继及全身，肿处皮肤绷急光亮、按之凹陷即起；兼见恶风寒、烦热、口渴、小便赤涩、大便秘结等表、热、实证，一般病程较短。阴水多由脾肾亏虚，气化不利所致；病多逐渐发生，日积月累或由阳水转化而来；肿多由下而上，继及全身，肿处皮肤松弛、按之凹陷不易恢复、甚则按之如泥，兼见不烦渴、小便少但不赤涩、大便溏薄、神疲气怯等里、虚、寒证，病程较长。阴水与阳水虽有区别，但在一定程度上又可相互转化。如阳水久延不退，正气日渐耗伤，水邪日盛可转为阴水；若阴水复感外邪，水肿剧增，也可急则治其标，先按阳水论治。

2. 辨病性

水肿应分清寒热虚实，阳水属热属实，阴水属虚属寒，但临床往往寒热夹杂。一般而言，青少年初病，或新感外邪，发为水肿，多属实证；年老或久病，正气虚衰，水湿潴留，发为水肿，多以正虚为本，邪实为标。

3. 辨病变脏腑

水肿从上开始，头面较剧，兼肺系症状为病在肺，多见咳嗽气喘；水肿从下开始，下肢较甚，兼脾系症状为病在脾，多见脘腹满闷；腰以下肿甚，兼肾系症状为病在肾，多见腰膝酸软。对于虚实夹杂、多脏共病者，应仔细辨清本虚标实之主次。

4. 辨危重症

重症水肿除尿少外，可见腹大，胸满喘咳，心悸怔忡等水气凌心犯肺的证候。若出现尿闭，呕恶，神疲嗜睡，口有尿味，大便溏泻，齿、鼻、牙出血等肾气败绝症状，此乃危重症；甚者可见有神昏谵语，手足抽搐，呼吸急促、深大等邪陷心包的证候。

三、治 疗 原 则

祛湿利水消肿、因势利导是岭南肾病流派治疗水肿的大法，发汗、利尿、泻下逐水为治疗水肿的三条基本原则，具体应用视阴阳虚实不同而异。阳水以祛邪为主，以发汗、祛湿利水或攻逐为法；阴水以扶正为主，健脾温肾，配合祛湿利水、养阴、活血、祛瘀等法。对于本虚标实、虚实夹杂者，则应标本兼顾，根据虚实比例进行调整，或先攻后补，或攻补兼施。在具体的治疗过程中，还应重视调理气血，"治肿者必先治水，治水者必先治气"，气行则水行，故治疗过程中可运用补气、行气、理气等法；"血不利则为水"，治疗过程中可适当配合养血利水、化瘀行水等法。

四、辨 证 论 治

1. 阳水

（1）风水相搏

证候：恶寒发热，鼻塞流涕，头痛、肢体酸痛，而后眼睑浮肿，继则四肢及全身皆肿，来势迅速，多伴有小便短少，尿中多泡沫等症。偏于风热者，伴咽喉红肿热痛，咳嗽咯黄黏痰，口渴，舌质红，脉浮滑数。偏于风寒者，恶寒重，发热轻，咽痒，咳嗽咯白稀痰，舌苔薄白，脉浮滑或浮紧。如浮肿较甚，此型亦可见沉脉。

治法：疏风解表，宣肺行水。

常用方药：越婢加术汤加减（麻黄、紫苏叶、防风、石膏、杏仁、桔梗、桑白皮、白术、泽泻、车前子、生姜等）。

加减：风寒偏盛，去石膏，加桂枝、防风、紫苏叶、荆芥以祛风散寒；风热偏盛，加黄芩、连翘、射干、玄参、板蓝根、薄荷以疏风散热，清热利咽；痰热咳嗽明显者，加浙贝母、桑白皮、桔梗、前胡、杏仁以清热化痰，宣肺止咳；痰湿咳嗽明显者，加白前、陈皮、法半夏、细辛以燥湿化痰止咳；若见汗出恶风，身重浮肿，小便不利，考虑卫阳已虚，则用防己黄芪汤加减，以益气行水。

（2）水湿浸渍

证候：眼睑及四肢浮肿，严重时延及全身，按之没指，身重困倦，胸闷，纳呆，呕恶，小便不利，舌质淡红，苔白腻或白滑，脉沉缓或沉弱。

治法：运脾化湿，通阳利水。

常用方药：五皮饮合胃苓汤加减（冬瓜皮、桑白皮、大腹皮、生姜皮、茯苓、猪苓、桂枝、泽泻、车前子、白术、苍术、陈皮等）。

加减：若湿邪尤盛者，加泽兰、薏苡仁以祛湿利水消肿；脾虚明显者加党参、黄芪、陈皮以补中益气健脾；大便烂者，加藿香、扁豆以化湿醒脾；肿甚而喘者，加麻黄、杏仁、葶苈子以宣肺行水；肿甚伴有畏寒肢冷、倦怠乏力者，加桂枝、熟附子以温阳利水。

（3）湿热壅盛

证候：遍体浮肿，皮肤绷紧光亮，胸脘痞闷，口苦口黏，烦热口渴，小便短赤，或大便干结，舌红，苔黄腻，脉滑数或沉数。

治法：分利湿热。

常用方药：疏凿饮子加减（羌活、防风、猪苓、茯苓皮、大腹皮、茯苓、泽泻、赤小豆、槟榔、蒲公英、土茯苓、茵陈等）。

加减：腹满不减，大便不通者，加车前子、大黄以通腑利湿泻下；口中黏腻、腹胀纳差、大便黏滞者，加用布渣叶以消食化滞，清热利湿；伴尿频、尿急、尿痛等，加鱼腥草、车前草、荠菜以清热利尿通淋；湿热久羁，化燥伤阴，症见口干咽燥，可加白茅根、芦根等以利尿生津；有血尿者，加赤芍、牡丹皮、大小蓟、生地黄等以清热凉血。

（4）湿毒浸淫

证候：身发疮痍，甚则溃烂，或咽喉红肿，或乳蛾肿大疼痛，继则眼睑浮肿，延及全身，恶风发热，小便不利，舌质红，苔薄黄，脉浮数或滑数。

治法：清热利湿解毒。

常用方药：麻黄连翘赤小豆汤合五味消毒饮加减（麻黄、桑白皮、赤小豆、杏仁、蒲公英、白花蛇舌草、金银花、野菊花、土茯苓、地肤子、白鲜皮等）。

加减：脓毒甚者，重用蒲公英、鱼腥草；湿毒盛伴有糜烂者，加用土茯苓、苦参、木棉花以清热利湿解毒；瘙痒甚者，重用地肤子、白鲜皮以清热利湿、祛风止痒；血热而红肿者，加用牡丹皮、赤芍以凉血；伴有恶风发热者，加用柴胡、黄芩以疏风清热。

2. 阴水

（1）气阴两虚

证候：身肿持续不退，形体消瘦，两颧潮红，易疲倦，五心烦热，少气乏力，腰膝酸软，口干咽燥，舌淡红少苔，脉沉细数。

治法：益气养阴利水。

常用方药：参芪地黄汤合猪苓汤加减（太子参、黄芪、熟地黄、女贞子、牡丹皮、茯苓皮、泽泻、猪苓、山药、阿胶、山萸肉、泽兰、薏苡仁等）。

加减：肾阴亏虚明显者，加用旱莲草以补益肾阴；脾胃亏虚，饮食不化者，加用谷芽、麦芽、红曲以消食开胃；口渴咽干、呕逆少食等胃阴亏虚明显者，加用石斛以益胃生津。

（2）脾阳虚衰

证候：身肿明显，按之凹陷不易恢复，面色不华，神倦肢冷，脘腹胀闷，纳少便溏，小便短少，舌质淡，苔白腻或白滑，脉沉缓或沉弱。

治法：健脾温阳，利水消肿。

常用方药：实脾饮加减（干姜、熟附子、桂枝、茯苓、白术、炙甘草、草果、木香、大腹皮、泽泻、车前子等）。

加减：气短声弱等气虚症状明显者，加党参、黄芪以健脾益气；身重困倦、口中黏腻等水湿重者，加苍术、法半夏以燥湿健脾；呕吐、便溏者，去车前子、大腹皮，加藿香以化湿和胃。

水肿消退以后，可用参苓白术散调理。

（3）肾阳衰微

证候：水肿迁延不愈，面浮身肿，腰以下尤甚，按之如泥，面色㿠白，畏寒肢冷，腰膝冷痛，心悸喘促，溺少而清，或兼有失禁，舌质淡胖，苔白，脉沉细或沉迟无力。

治法：温肾助阳，化气行水。

常用方药：肾气丸合真武汤加减（熟地黄、山药、山萸肉、泽泻、茯苓皮、牡丹皮、桂枝、熟附子、白芍、白术、生姜、炙甘草等）。

加减：夜尿频多，溺少清长，加菟丝子、芡实、巴戟天以温固下元；若症见胸闷气促、心慌心悸、咳嗽气喘等水饮凌心射肺者，加生脉散及葶苈大枣泻肺汤以益气敛肺平喘；浊阴上逆、神倦欲寐、泛恶者，予温脾汤以温阳解毒降浊；复感寒邪，恶寒无汗者，予麻黄附子细辛汤以温阳解表。

（4）瘀水互结

证候：水肿延久不退，肿势轻重不一，面色黧黑，肌肤甲错，肢体麻木，腰部刺痛，或伴血尿，舌质紫暗或有瘀斑瘀点，脉涩或细涩。

治法：活血化瘀，化气行水。

常用方药：桃红四物汤合五苓散加减（桃仁、红花、川芎、当归、白芍、熟地黄、茯苓、猪苓、泽泻、桂枝、益母草、泽兰、水蛭、丹参、三七等）。

加减：气虚者，加用党参、黄芪以益气健脾；阳虚者，加熟附子、肉桂温阳以助化瘀行水；尿血者，加白茅根以凉血止血、利尿通淋；便血者，加地榆、槐花止血。

五、养生调摄

1. 药膳

（1）玉米须茶

材料：玉米须 100g。

烹制方法：将玉米须加水 500ml 煎 30 分钟。煎汤代茶饮。

适应证：水肿诸症。

（2）鲫鱼汤

材料：鲫鱼 1 条，赤小豆 30g，薏苡仁 30g，茯苓皮 30g，冬瓜 500g，葱白 50g。

烹制方法：将鲫鱼去鳞及内脏，洗净备用，再将赤小豆、薏苡仁、茯苓皮、冬瓜洗净，加水同鲫鱼一起入锅煮熟，吃鱼喝汤。

适应证：湿热、湿毒证型水肿。

（3）参芪猪肚汤

材料：人参 10g，黄芪 30g，山药 30g，莲子（去芯）30g，猪肚 250g。

烹制方法：将人参、黄芪、山药、莲子放入砂锅中，加水煎煮 60 分钟，加入猪肚、粳米煮熟，油盐调味至鲜即可。

适应证：脾肾亏虚型水肿。

2. 中医外治法

（1）中药沐足按摩

材料：毛冬青 30g，赤芍 30g，川芎 30g，桂枝 30g，姜黄 30g。

操作方法：上述药物加水适量煎煮 40 分钟至 1000～2000ml，取汁倒入沐足按摩器内，浸泡温度为 40℃左右，时间 30 分钟，每天 1 次，2 周为 1 个疗程，沐足的同时按摩涌泉、三阴交、足三里穴位。

功效：中药沐足按摩具有促进足部及全身血液循环、新陈代谢及活血通络作用，适用于局部皮肤无破损的各证型水肿病患者。

（2）荞麦包外敷

材料：荞麦、坎离砂、敷药专用袋。

操作方法：将荞麦倒入敷药专用袋内，撕开坎离砂包装后反复摇动，直至发热，再将其放入敷药专用袋外侧面的小袋子里，将准备好的敷药专用袋贴敷于双下肢水肿部位。每次敷药 12 小时，每天 1 次，1 周为 1 个疗程。

功效：荞麦包外敷可使局部微循环血流加快，改善局部供血供氧，活化细胞的功效，促进组织间液回流入血，达到消肿的目的。

（3）中药贴敷

材料：甘遂末 1g，蜂蜜 1g。

操作方法：甘遂粉末加蜂蜜调成膏状，用穴位贴贴于患者的神阙穴，每日 1 次，贴敷 12 小时后取下。5 天为 1 个疗程。

功效：利水消肿。

六、名家医案节选（广东省名中医黄春林教授验案）

案 李某，男，20 岁，2015 年 3 月 26 日初诊。

双下肢浮肿 1 年余，再发 1 周。

患者 2013 年 9 月开始出现双下肢浮肿，尿量减少，尿中多泡沫，遂在当地住院治疗，诊断为"原发性肾病综合征"，行肾穿刺活检术提示微小病变，给予足量激素起始口服，服药 1 个月后患者浮肿消退，复查尿蛋白阴性，其后按规律减量激素。激素减量过程中有 2 次因天气变化，发生上呼吸道感染导致双下肢浮肿复发，均于当地就诊，每次感染控制后予加大激素用量后浮肿方缓解，尿蛋白逐渐转阴。1 周前，患者因天气回暖潮湿，不慎受凉后再次出现双下肢浮肿，尿量减少，为求中医治疗，遂来诊（目前激素用量为 30mg，每日 1 次，口服）。现症见：眼睑、双下肢浮肿，恶寒，暂无发热，鼻塞流涕，咽痛咳嗽，痰黄黏难咯，口干口苦，胃纳差，小便短少，尿中多泡沫，大便黏滞，舌红，苔微黄腻，脉浮滑。既往史：既往体健，否认其他病史。过敏史：否认食物、药物及接触物过敏史。个人史：久居广州，否认家族遗传性疾病病史。体格检查：体温 36.8℃，眼睑浮肿，咽充血，双扁桃体无肿大，心肺检查无异常，腹部移动性浊音阴性，双下肢凹陷性水肿。辅助检查：3 月 25 日查血清白蛋白 28.5g/L，胆固醇 6.94mmol/L，肌酐 68μmol/L；尿常规示蛋白（+++），潜血（−）；24 小时尿蛋白定量 4134mg。

中医诊断：水肿。

西医诊断：原发性肾病综合征（微小病变型）。

辨证：外感风邪夹湿热。

治法：疏风解表，清热祛湿利水。

处方：麻黄 8g，石膏 20g，白术 15g，射干 15g，薏苡仁 15g，芦根 20g，浙贝 15g，布渣叶 15g，生姜 10g，甘草 5g。

每日 1 剂，加水煎至 200ml，分两次温服，共 4 剂。同时嘱患者继续维持目前激素用量，配合补钙护胃等对症治疗。

2015 年 3 月 31 日二诊：患者诉恶寒、鼻塞流涕、咽痛咳嗽等外感症状缓解，尿量增多，眼睑无浮肿，双下肢浮肿减轻，口干咽燥，易疲倦、少气乏力，时有腰膝酸软，大便黏滞，舌淡红，苔少微黄，脉细滑。考虑为气阴两虚、湿热瘀阻。治疗以益气养阴，清热祛湿活血为主。处方：黄芪 30g，太子参 20g，山萸肉 15g，女贞子 15g，熟地 15g，茯苓皮 30g，猪苓 20g，薏苡仁 20g，芡实 20g，布渣叶 15g，泽兰 15g，蒲公英 15g，丹参 15g，藿香 15g，甘草 10g。每日 1 剂，加水煎至 200ml，分两次温服，共 14 剂，继续维持原激素用量。

2015 年 4 月 16 日三诊：患者浮肿进一步减轻，尿量可，尿色偏黄，尿中泡沫减少，精神及胃纳改善，面部痤疮，局部感灼热疼痛，口中黏腻，少许口干苦，大便正常，舌红，苔少微黄，脉细滑。复查尿常规示蛋白（+），24 小时尿蛋白定量 1552mg。考虑患者湿热仍重，中药汤剂在上方的基础上，去熟地，加白花蛇舌草 20g 以增强清热祛湿解毒之力。其后患者每 0.5～1 个月门诊定期随诊，至 2015 年 5 月中旬患者浮肿完全缓解，复查尿蛋白阴性，血清白蛋白升高至正常水平。治疗上，激素规律缓慢减量，浮肿缓解时，中药处方酌减祛湿利水中药，加山药、菟丝子等健脾补肾之品；每于天气变化或患者开始出现咽喉不适等症状时，略加疏风解表、清热祛湿的药物。随访至 2016 年初，患者在激素减停过程中，水肿未复发，尿蛋白持续阴性。

按：肾病综合征是以大量蛋白尿（＞3.5g/d）、低蛋白血症（血浆白蛋白＜30g/L）、明显水肿及高脂血症（血清胆固醇＞6.5mmol/L）为特征的临床综合征，属于中医学"水肿"范畴。该年轻的微小病变型肾病综合征患者，对激素治疗敏感，但因长期使用激素，抵抗力低下，易合并感染，患者未使用中药前，每次感染后导致水肿复发，均需加大激素用量来控制病情，而反复增加激素用量又会增加机会性感染，陷入恶性循环。

该患者久居岭南炎热潮湿之地，第一次就诊时，恰逢广州的"回南天"季节（每年 3～4 月），即春天时气温开始回暖而湿度开始回升，每到这个时候，岭南地区的天气阴晴不定、非常潮湿，其间有小雨或大雾，一些冰冷的物体表面遇到暖湿气流后，就开始在物体表面凝结、起水珠。气候的变化致使岭南人腠理疏松，易感风、湿热之邪。首诊时，患者恶寒、鼻塞流涕、咽痛咳嗽、舌红苔黄、脉浮，考虑为外感风热之邪；咯黄黏痰、口干苦、纳差、黄腻苔、滑脉为感受湿热所致。风邪、湿热之邪侵犯，诱发患者水肿复发。治疗应以疏风解表、清热祛湿利水为法。

二诊之后，患者外感之邪消退，谨守水肿本虚标实、虚实夹杂之病机。患者口干咽燥、疲倦、少气乏力、腰膝酸软、舌红少苔、脉细均为脾肾气阴两虚之象；反复水肿、大便黏滞、滑脉为湿热久蕴之征。一方面，岭南"气常燠而地多湿"，虽阳气旺盛，但因腠理疏松，汗液外泄偏多，气随汗脱，从而耗气伤阴；且激素为阳刚之品，进一步耗伤气阴。居住地、体质、药物等因素，再结合患者临床症状，均进一步支持气阴两虚夹湿热之证候。慢性疾病反复发作，湿邪久蕴，易影响气血运行，形成瘀阻，痹阻肾络，则肾失气化，导致水肿反复难愈，诚如古人所云"久病多瘀"。因此，二诊以后的治疗，以益气养阴、清热祛湿活血为法，且每于季节变化时随症调整治疗用药，符合因人、因地、因时及"未病先防"之治疗理念，故患者在后续的治疗中水肿未复发，疾病完全缓解。

（许　苑）

第五节 消 渴 肾 病

糖尿病肾病（diabetic nephropathy，DN）是糖尿病最主要的微血管并发症之一，在欧美许多国家，DN 已经成为终末期肾脏病的主要病因，在我国随着糖尿病的发病率逐年升高，DN 的发病率也不断上升。DN 早期表现为肾小球肥大和肾小球毛细血管基底膜增厚，伴有尿微量蛋白排泄增多，后期逐渐发展为肾小球和肾小管间质的硬化，DN 的进展速度远远快于非糖尿病肾病患者。DN 的临床表现早期以肾小球高滤过为主，进而出现微量白蛋白尿，随着疾病的进展出现蛋白尿及肾功能损害。

中医虽然没有 DN 的名称，但是按照 DN 不同分期的临床表现，参考中医学消渴的相关文献，可将 DN 归属于中医学的"消渴""下消""尿浊""水肿""关格""虚劳"等范畴。

一、病 因 病 机

我国古代医家对于糖尿病的发病因素及病机有较为清楚的认识，DN 作为糖尿病的并发症在古代文献中亦可以找到相关记载。综合古代医家及现代中医学家的认识，我们认为，先天禀赋不足、饮食不节、情志失调、感受外邪或失治误治等是导致 DN 发生的重要原因。本虚标实，虚实夹杂是本病的基本病理特点，本虚主要为脏腑亏虚，病变早期多以本虚为主，病多涉及脾、肾亏虚，后期随着病情的进展在脾肾亏虚的基础上涉及心、肝、肺等多个脏器的亏损；标实主要责之于水邪、湿浊、湿热、瘀血等病理产物，标实之证可以出现在疾病的各个时期，与疾病进展密切相关，特别是疾病后期病情变化之时标实证尤为突出。由上可知，DN 的病机具有一定的变化规律，早期病机是以本虚为主的虚实夹杂证候，后期是以标实为主的虚实夹杂证候，本虚与标实贯穿疾病的始终；脾肾亏虚是 DN 发生发展的基本病机，也是疾病迁延不愈的核心因素，心、肝、肺是在疾病进展过程中因脾肾亏虚实邪积聚后所累及的脏器，同时心、肝、肺的功能受损以后会加重疾病的进展，此三脏即是 DN 疾病进展的受害者，也是疾病进展的加速者。水邪、湿浊、湿热乃至瘀血是由脏腑亏虚、功能失调，体内气血运行失常所形成的病理产物，同时在其形成之后又进一步加重了脏器损伤，进而影响脏腑功能的发挥。所以脏腑亏虚是疾病发生的根本因素，实邪内停是疾病进展和缠绵不愈的加重因素。一般疾病初期以燥热阴虚或气阴两虚为主，病程进一步发展则以阴阳两虚（脾肾两虚）为多，终末期 DN 则以阳衰湿浊瘀阻为主，长年累月反复发作，可累及多个脏腑而出现心悸、水肿、喘证、虚劳等危候，终至正衰邪实，阴竭阳亡。

二、辨 证 要 点

DN 的辨证施治，按照患者的肾脏功能将疾病分为肾功能正常的早期及肾功能改变的终末期两个阶段。DN 的早期按照疾病进展的不同阶段可以分为三个证型：肾小球滤过率增高，白蛋白尿正常期，临床多见阴虚燥热证；微量白蛋白尿期，临床多见气阴两虚证；临床蛋白尿期多见阴阳两虚（脾肾两虚）证。终末期 DN 随着肾功能的恶化，临床多表现为阳衰湿浊瘀阻证。DN 作为一个复杂的系统疾病，临床上多采取中西医结合治疗，中医辨证论治应着眼于疾病的早期，遵循中医治未病的思想，及时控制疾病的进展，才能取得较佳的疗效。

三、治疗原则

DN 中医治疗的核心是辨证论治，本书针对 DN 临床上常见的证候进行归纳，但临床上并不仅仅局限于上述证候。在临床实践中应重视疾病早期的防治，以辨证论治为核心，根据邪正关系，采用益气养阴为主，兼顾清热利湿的治疗原则；当患者进入到临床蛋白尿期后应重视邪气在疾病进展中的作用，应积极采用化湿活血以祛邪，健脾补肾以扶正的治疗原则。当肾功能出现明显异常之后应参照慢性肾衰竭的中医辨证治疗方法进行治疗。

四、辨证论治

1. 阴虚燥热

证候：口渴引饮，多食善饥，形体消瘦，舌红少苔，脉细数。

治法：养阴清热。

常用方药：白虎人参汤加味（石膏、知母、太子参、沙参、麦冬、生地黄、玄参、玉竹、天花粉、桃仁、大黄）。

加减：口苦、大便干结、腹胀者加黄芩，或增加大黄用量以增强清热通腑泻浊之力；胃纳差、舌苔厚腻者加苍术、藿香、薏苡仁以健脾化浊。

2. 气阴亏虚

证候：口干舌燥，烦渴多饮，消瘦乏力，尿频清长，尿多泡沫，腰膝酸软。舌质暗红少苔，脉细数。

治法：益气养阴。

常用方药：生脉散合六味地黄汤加减（太子参、生地黄、山茱萸、山药、丹参、桃仁、黄精、金樱子、玄参、覆盆子）。

加减：乏力明显者加黄芪以益气；腰膝酸痛者加杜仲、桑寄生以壮腰补肾；夜尿频多者加益智仁、覆盆子以固精缩尿；口干者可加天花粉、葛根以清热生津。

3. 脾肾气（阳）虚

证候：小便频数或清长，尿液浑浊，面色苍白，腰酸膝软，或少尿肢肿。舌淡胖苔白，脉细滑。

治法：健脾温肾渗湿。

常用药物：金匮肾气丸加减（熟附子、肉桂、生山茱萸、山药、黄芪、白术、泽泻、茯苓、石韦、桃仁、益母草）。

加减：大便溏泻者加炒扁豆、炒薏苡仁以健脾止泻；失眠者加柏子仁、炒酸枣仁以养心安神；全身窜痛者加鸡血藤、蜈蚣以通络活血；胸痹者加丹参、降香以理气活血，通络止痛。

4. 阳衰湿浊瘀阻

证候：神疲乏力，畏寒肢冷，食欲不振，呕吐纳呆，头晕目眩，面色黧黑或苍白，小便少、浑浊如脂膏，甚至尿闭，浮肿。舌质淡胖苔白腻，脉滑。

治法：滋肾助阳，降浊化瘀。

常用方药：真武汤合二陈汤加减（熟附子、白术、茯苓、淫羊藿、陈皮、法半夏、酒大黄、桃仁、泽泻、何首乌、益母草、肉桂）。

加减：若肾阳虚衰，水湿停聚，四肢肿甚，加大腹皮、车前子、泽兰以化气行水；若浊阴上犯见神倦神昏，嗜睡，口中有尿味者，加枳实、石菖蒲、藿香以理气化浊止呕；肌肤甲错、面色黧黑，瘀血明显者，加红花、地龙、丹参、赤芍以活血化瘀；若见喘汗，上盛下虚，水饮射肺者，可加人参、蛤蚧、五味子以补肾纳气；若呕恶不能食者，加鲜生姜汁、鸡内金、砂仁以开胃止呕；若皮肤瘙痒，可加地肤子、蝉蜕以祛风止痒。

五、养生调摄

1. 生活调理

劳逸要适度，早期应鼓励轻微运动，如打太极拳、散步等，避免重体力和急剧运动；后期病情日趋严重时，应增加卧床休息的时间，卧床有利于改善肾血流量。

2. 饮食调理

DN 患者应和普通糖尿病患者一样控制饮食。除糖类物质外，蛋白质也应该控制，长期过多的蛋白质摄入是产生 DN 的一种危险因素，故主张在糖尿病早期即应限制蛋白质的摄入量。早期 DN 蛋白质摄入量应在 0.8g/（kg·d）左右，临床期之后应控制在 0.6～0.8g/（kg·d），尿毒症期应控制在 0.5g/（kg·d）左右。肾功能不全者还要控制水钠的摄入量。同时要严禁烟酒。

可以作为饮食治疗的中药有人参、黄芪、山药、冬虫夏草、茯苓、山茱萸、地黄、女贞子、麦冬、玉竹、灵芝、大黄、三七等，在辨证用药的基础上选用上述中药，针对性更强。

消蛋白粥：芡实 30g，白果 10 枚，糯米 30g，煮粥，每日 1 次，连服数月。此粥有蛋白尿者可用。

芪玉汤：黄芪、玉米须、糯稻根各 30g，煲水分次饮。连服 3 个月。

何首乌大枣粥：何首乌 60g 浓煎去渣取汁，加入粳米 100g、大枣 9 枚，共煮粥，早晚服。此粥适用于 DN 有高血压表现者。

3. 精神调理

避免情绪的剧烈波动，患者要保持心胸宽广，遇事要乐观。本病患者基本都有不同程度的抑郁与焦虑情绪，给予正确的开导、教育十分必要。

4. 中医外治

敷脐疗法具有补益脾肾、利湿消肿、行气活血的功能和作用，是中医治疗肾系疾病"水肿""关格""癃闭"的常用外治方法，适用于糖尿病肾病等。用 1g 甘遂末加 3 滴米醋调制成糊状后贴于神阙穴，每天 1 次，每次 12 小时，5 天为 1 个疗程。

六、名家医案节选

案[1]　孙某，男，62 岁，2005 年 8 月 22 日初诊。

患者多饮多尿 12 年，乏力腰酸，浮肿反复发作 3 年。12 年前诊为"2 型糖尿病"。3 年前无明显诱因出现乏力，腰酸、浮肿，于哈尔滨某大学附属医院就治，查尿蛋白（+），诊断为"糖尿病肾病"。予以黄葵胶囊等治疗，病情未好转。2005 年 8 月 9 日查尿常规示尿蛋白（+++），查肾功能示血肌酐 116.4μmol/L，就诊于哈尔滨某大学附属医院，诊为"糖尿病肾病，慢性肾功能不全（氮质血症期）"。为进一步治疗而来我院就治。初诊：乏力，腰酸痛。舌质淡红，苔白，脉沉细。查肾功能：血肌酐 115.8μmol/L，血尿素氮 6.53mmol/L；血脂：总胆固醇 6.43mmol/L，三酰甘油 2.45mmol/L；血糖：空腹 8.0mmol/L，餐后 17.1mmol/L；内生肌酐清除率 77.4ml/min；尿液分析：尿蛋白（+++），尿潜血 1（+），尿红细胞 8～10/HP。B 超：双肾实质稍改变。胸透：高血压心脏病。头颅 CT：腔隙性脑梗死及脑软化灶。眼科查眼底：糖尿病性视网膜病变Ⅳ期。

辨证：证病互参，诊其为虚劳，肾阴虚、湿浊瘀血内蕴。

治法：益气滋补肾阴，利湿活血。

处方：参芪地黄汤加活血利水之剂。熟地 25g，山芋 20g，山药 25g，茯苓 20g，丹皮 15g，泽泻 20g，黄芪 50g，太子参 30g，车前子 30g，牛膝 20g，坤草 30g，丹参 20g，水蛭 10g，茅根 30g，桃仁 15g，赤芍 15g，川芎 20g。

水煎，每日 1 剂，分两次服。

二诊：服上药后乏力、腰酸症状减轻，尿液分析：尿蛋白（++），尿潜血（+），尿红细胞 3～5/HP。于上方减黄芪、太子参，恐其热伤阴，加滋补肾阴之品：枸杞 20g，菟丝子 20g，女贞子 20g，首乌 15g，元参 20g，天冬 20g。水煎，每日 1 剂，分两次服。

随访：此患者续以上方服用半个月余，尿蛋白（+～++），血糖控制在正常范围，肾功能稳定。

按：糖尿病从中医辨证以气阴两虚贯穿始终，病程日久则"穷必及肾"，致使肾阴亏耗。"肾为气之根""肾藏真精为脏腑阴阳之根"，为元气之所系，病久则促使肾阴亏耗，气阴两伤，因此出现乏力，腰酸痛；而肾阴亏耗，气阴两伤，统摄固涩失职，精微外泄则有蛋白尿；由于脾肾气阴两伤，运化功能失职，水湿瘀血内停则时有水肿。

张琪教授认为，糖尿病肾病主要以气阴两虚多见，多夹瘀血证。病情发展至肾衰竭期主要为脾肾虚衰兼夹湿浊、瘀血毒邪等证，虚实夹杂，治疗应根据各期不同时机和临床特征确定治法和选方用药。本病例糖尿病肾病大量蛋白尿，肾功能下降，属于临床糖尿病肾病，以乏力、腰酸为主，故诊为虚劳，属肾阴不足，兼见水湿、血瘀。治以参芪地黄汤益气补肾滋阴为主，兼以利湿、活血之剂治疗。张琪教授认为，糖尿病肾病无论哪一期均有血瘀之象，活血化瘀之药为必用之品，只是轻重而已。故治疗本病例糖尿病肾病以益气补肾为主，活血为辅。

参 考 文 献

[1] 张佩青. 张琪肾病医案精选[M]. 北京：科学出版社，2008：193-194.

（张 蕾 张 腊）

第六节 慢性肾衰竭

慢性肾衰竭是由于各种原因引起的肾脏损害和进行性恶化的结果，机体在排泄代谢产物，调节水、电解质、酸碱平衡及某些内分泌活性物质的生成和灭活等方面出现紊乱的临床综合征。临床上常见倦怠、乏力、恶心、呕吐、少尿、无尿、水肿、呼吸有尿臭味、气促、皮肤瘙痒等症状。

中医古代文献没有以"慢性肾衰竭"为病名的论述,中医古籍中"肾劳""癃闭""关格"等病名与现代医学之"慢性肾衰竭"相关。肾劳是指肾气劳伤,日久不愈而衰竭,水湿浊毒内留为特征的一种慢性进行性疾病,属于"五劳"之一。《金匮要略》首先提出"肾劳"病名。王冰认为,该病是由于"肾气不足、阳气内攻、劳热结合,故恶风而振寒"。"癃闭"病名首见于《黄帝内经》,"膀胱不利为癃,不约为遗溺"。张仲景对小便不利采取辨证论治,气化不行者用五苓散,水热互结者用猪苓汤,瘀血夹热者用蒲灰散或滑石白鱼散。巢元方认为其病因是由于膀胱有热,而朱丹溪将其病因总结为"气虚""血虚""有痰""风闭""实热",较巢元方有了进一步认识。"关格"病名首见于《灵枢》,"阴气太盛,则阳气不能营也,故曰关。阳气太盛,则阴气弗能营也,故曰格。阴阳俱盛,不得相营,故曰关格"。《证治汇补》云:"既关且格,必小便不通,旦夕之间,陡增呕恶,此因浊邪壅塞三焦,正气不得升降,所以关应下而小便闭,格应上而生呕吐,阴阳闭绝,最为危候。"古代文献中所论述的关格,除小便不通、呕吐外,尚包括大便不通,这是慢性肾衰竭患者的典型症状之一。

一、病因病机

慢性肾衰竭可由水肿、淋证等多种病证发展而来。其病程冗长,病机错综复杂,既有正气的耗损,又有实邪蕴阻,属本虚标实,虚实夹杂之证。正虚包括气、血、阴、阳的亏虚,并以脾肾亏虚为主;邪实以湿浊、水气、血瘀为主,可伴有湿浊化热,有时兼有外邪等。造成正气耗损的因素很多,如风邪外袭,肺气不宣,不能通调水道,下输膀胱,溢于肌肤,水湿浸渍,损伤脾阳;或久居湿地、涉水冒雨,水湿内侵,湿留中焦,使脾运失司,湿困脾阳;或饮食不节、饥饱失常,脾气受伤,健运失司,湿浊内生,湿困中焦,脾阳受损;或劳倦过度、恣意酒色、生育过多,肾气内伤,肾虚则水湿内盛,久伤肾阳;脾肾虚衰,浊邪壅滞三焦,浊邪尿毒不能排出体外,继而并生变证,是慢性肾衰竭的病理过程。

在疾病演变过程中,由于脾肾损伤及浊毒在体内蓄积程度的不同,因此不同时期其临床表现有所不同,可以脾肾虚衰为主,或以浊邪壅滞三焦为主,或虚实证候并见。病位主要在脾、肾,波及肝、心、肺、胃等诸脏腑。本病病机关键是肾之开阖功能失调,肾失开阖,不能及时疏导、转输、运化水液及毒物,而形成湿浊、湿热、瘀血、尿毒等邪毒,进而波及五脏六腑、四肢百骸而产生临床诸证。如脾肾阴阳衰惫,尤其是肾阳亏损,肾关因阳微而不能开,故见尿少、小便不通;湿浊毒邪熏蒸,故口中臭秽或尿味;浊毒之邪外溢肌肤则症见皮肤瘙痒,或有霜样析出;内阻中焦,脾胃升降失司,则见呕吐、腹胀、倦怠;水湿外溢肌肤,故见面浮肢肿。若疾病进展,可以累及他脏而见变证,如水湿、浊毒之邪凌心射肺,则见胸闷、心悸、气促,甚则不能平卧;如肾病及肝,肝肾阴虚,虚风内动,则见手足搐搦,甚则抽搐;如肾病及心,邪陷心包,则昏睡或神志昏迷;若正不胜邪,则可发生阴盛阳衰、阳气暴脱等危候。

二、辨证要点

1. 辨本虚标实

本虚主要是脾肾阴阳衰惫,标实主要是湿、热、浊毒。以本虚为主者,应分清楚脾肾气虚还是阳虚;以标实为主者,应区分清楚寒湿与湿热的不同。

2. 辨病位

若浊毒之邪犯脾可见神疲乏力、身重、水肿；若邪犯胃，则见恶心欲吐；若邪凌心射肺，则见胸闷、心悸、气促，甚则不能平卧；如肾病及肝，肝肾阴虚，虚风内动，则见手足搐搦，甚则抽搐；如肾病及心，邪陷心包，则见昏睡或神志昏迷；若正不胜邪，则可发生阴盛阳衰、阳气暴脱等危候。

三、治疗原则

慢性肾衰竭是涉及全身多脏器的严重疾病，在治疗上应该根据病情发展的不同阶段，采用不同的治疗措施。肾功能损害在代偿期，临床上无明显的症状，主要的治疗措施是使用中医治疗，延缓慢性肾衰竭的进展，同时避免使用肾毒性药物。当肾功能失代偿后，治疗上的主要措施是阻止肾功能进行性恶化和减轻临床症状。当尿毒症出现，则给予中医综合措施治疗，必要时应该给予替代疗法。

四、辨证论治

慢性肾衰竭辨证上多为本虚标实，寒热错杂。本虚包括气、血、阴、阳的虚损，分为脾肾气虚、气阴两虚，肝肾阴虚、阴阳两虚等；邪实有湿浊、水气、血瘀，可伴有湿浊化热，有时兼有外邪。临床上必须分清标本虚实，正虚邪实的轻重进行辨证治疗。

扶正治则有益气健脾补肾、温肾健脾、滋补肝肾、补肾填髓、阴阳两补等。祛邪治则有利水除湿、行气利水、通腑泄浊、活血化瘀、清热解毒等。因脾为后天之本、气血生化之源，脾阳的健运有赖于肾中元阳的温煦，肾脏之精又需后天水谷精微的滋养，而益气滋阴之品易壅脾碍胃，因此用药时宜固护胃气。

1. 本虚

（1）脾肾气虚

证候：倦怠乏力，气短懒言，纳少腹胀，腰膝酸软，口淡不渴，大便不实，夜尿清长，舌淡，脉象沉弱。

治法：益气健脾补肾。

常用方药：补脾益肾方加减（黄芪、党参、菟丝子、白术、茯苓、怀山药、薏苡仁等）。醒脾可用木香（后下）、砂仁、白豆蔻、草果；补肾可用仙茅、淫羊藿、巴戟天、补骨脂、何首乌、菟丝子等。如脾阳不足，便稀加炮姜、补骨脂以温阳止泻；如肾阳虚弱，畏寒肢冷加杜仲、肉桂以温补肾阳。

（2）脾肾阳虚

证候：少气乏力，畏寒肢冷，气短懒言，纳少腹胀，浮肿，腰膝酸软，腰部发冷，便溏，舌淡有齿痕，脉象沉弱。

治法：温肾健脾，行气利水。

常用方药：实脾饮加减（干姜、制附子、白术、茯苓、木瓜、草果、巴戟天、党参、木香）。温补脾肾可用干姜、制附子（先煎）、巴戟天、肉桂、益智仁、仙茅等；健脾渗湿用白术、茯苓、薏苡仁、赤小豆、山药、芡实等；芳香醒脾用木香、砂仁、草果、白豆蔻、佩兰等。腹胀大，小便短少，加桂枝、猪苓以通阳化气行水；纳食减少，加砂仁、陈皮、紫苏梗以运脾利气。

（3）肝肾阴虚

证候：头痛头晕，五心烦热，腰膝酸软，大便干结，口干咽燥，舌红少苔，脉沉细。

治法：滋补肝肾。

常用方药：六味地黄汤加味（熟地黄、山茱萸、泽泻、牡丹皮、丹参、茯苓、山药、何首乌、女贞子、旱莲草、太子参、大黄）。如头晕明显可加天麻、钩藤、白蒺藜以平肝潜阳；大便干加锁阳、肉苁蓉、火麻仁、玉竹以润肠通便。

（4）阴阳两虚

证候：精神萎靡，极度乏力，头晕眼花，腰膝酸冷，大便稀溏，舌质胖，脉沉细。

治法：阴阳双补。

常用方药：肾气丸合二至丸加减（生地黄、山茱萸、怀山药、泽泻、茯苓、牡丹皮、肉桂、熟附子、淫羊藿、黄芪、龟甲、仙茅）。如腰膝酸痛明显可加补骨脂等以补肾填髓。

2. 标实

（1）水湿证

证候：面肢浮肿，肢体困重，胸闷腹胀，恶心呕吐，纳呆便溏，舌淡胖苔白腻，脉濡或缓。

常用药物：法半夏、春砂仁、藿香、紫苏叶、茵陈、草果仁、茯苓皮等。

（2）湿热证

证候：头重而沉，胸脘烦闷，口苦口黏，纳呆泛恶，尿色黄赤浑浊，或灼热涩痛，大便黏滞不爽，舌质红苔黄腻，脉濡数或滑数。

常用药物：石韦、土茯苓、茵陈、大黄炭等。

（3）血瘀证

证候：肢体刺痛、麻木，痛有定处，夜间加重，肌肤甲错，口唇紫暗，舌质暗淡或有瘀斑、舌下脉络迂曲，脉涩或结代。

常用药物：丹参、桃仁、三七、红花、蒲黄等。

（4）溺毒证

证候：呕恶纳呆、口有氨味，神识呆钝，或烦闷不宁，皮肤瘙痒，衄血或便血，舌苔污浊垢腻，脉滑数。

常用药物：大黄、崩大碗（积雪草）等。

五、养 生 调 摄

1. 药膳

（1）黄芪山药粥

材料：黄芪 60g，山药 30g，大米 150g。

功效：补脾益气。

烹制方法：将黄芪洗净放入砂锅中，加水煎煮后去渣，用煎黄芪的药汁加入山药、大米煮粥。

适应证：脾肾气虚之疲乏、倦怠、腰膝酸软者。

（2）芡实白果粥

材料：芡实 30g，白果 10 个，糯米 30g。

功效：补脾止泻，固肾摄精。

烹制方法：白果去壳，与洗净的芡实、糯米放入锅中加水适量，熬煮成粥。

适应证：遗精滑精、尿频遗尿、尿中多泡沫、脾虚久泻、白带量多者。

2. 外治法

（1）结肠透析（中药灌肠疗法）：适用于早期或中期慢性肾衰竭患者邪实明显而正虚较轻者，结肠透析可促进尿毒素通过肠道排出体外。根据临床的不同特点，我们采用辨证结肠透析，如临床无明显阳虚表现，选用大黄30g，蒲公英30g，益母草30g，牡蛎30g；如阳虚较明显，可在上述基础上加用熟附子20g；如兼有便血加用地榆20g，槐花15g，棕榈炭15g以凉血止血；腹胀明显，可加用大腹皮20g。一般每日1～2次。

（2）针刺：针刺疗法在慢性肾衰竭本身治疗中的作用和地位尚不十分清楚，但可以用以改善症状，或调整全身状态。如改善消化系统症状，可选中脘、气海、足三里、三阴交等；加强肾血流量等，可选中脘、肾俞、心俞、三焦俞等；促进排尿等可选关元、中极、阴廉、肾俞、三焦俞等。

六、名家医案节选（广东省名中医黄春林教授验案）

案　陈某，男，70岁，2002年2月9日初诊[1]。

因"腰酸痛3年余"初诊。患者1998年体检时发现血肌酐131μmol/L，予服中药治疗，病情仍进一步发展。现头晕、腰酸痛、颜面浮肿，口干，时有心悸、尿频，饮食、睡眠尚可，大便日3次，质稀，舌淡暗，苔薄白，脉沉弦。既往有高血压病史6年，现服科素亚50mg，每日1次，美托洛尔25mg，每日2次。血压130/70mmHg。2002年2月4日查肾功能：肌酐281μmol/L，尿酸452μmol/L，尿素氮11.4mmol/L。

中医诊断：肾衰病。

西医诊断：①慢性肾功能不全，失代偿期；②高血压；③前列腺增生。

辨证：脾肾气虚，湿瘀内阻。

方药：通脉口服液、尿毒康颗粒、大黄胶囊，并进行中药拟方。

处方：北芪60g，淫羊藿30g，生地15g，山茱萸15g，怀山药25g，泽泻18g，丹皮15g，茯苓皮60g，丹参20g，蒲公英20g，川军3g，海螵蛸12g，天麻15g，藿香15g，甘草6g。

日1剂，水煎服。

2002年2月25日二诊：患者诉乏力，颜面及双足浮肿，大便日2次，舌暗红，脉沉。中药守前方。

2002年3月11日三诊：患者诉服药后夜尿减少，双足浮肿减轻，舌质暗，苔稍黄，脉沉。继续守前方。

2002年4月24日四诊：血压116/65mmHg，腰痛，时头晕，经休息片刻可缓解，无心悸，大便日2次，夜尿2次，舌暗红，脉沉弦，前方加杜仲20g。

2002年5月23日五诊：用药后复查肌酐86μmol/L，尿素氮正常，尿酸335.7μmol/L，患者纳佳，精神尚好，大便日2次，小便调，下肢无浮肿，舌淡暗，脉沉。中药守方。

2002年7月18日六诊：患者诉眠差，大便成形，日一次，无头晕，血压129/50mmHg，呼吸51次/分，6月1日感冒后肌酐升至164μmol/L，尿素氮8.65mmol/L，尿酸359.4μmol/L；尿常规示蛋白质（+），舌淡红，苔白黄，脉沉。前方减去天麻、藿香，加苏木12g、煅龙骨30g。

随访至 2002 年 8 月 15 日肌酐降至 143μmol/L，尿素氮 8.11mmol/L，尿酸 366μmol/L，尿蛋白阴性。

按： 仙芪地黄汤为黄教授治疗慢性肾衰竭的基础方，以黄芪、淫羊藿温肾益气，配合六味地黄汤滋阴养肾。

上述病例因双下肢浮肿明显，以茯苓皮易茯苓，加强利水渗湿之功；头晕加天麻祛风定眩；大便次数增多，加藿香燥湿止泻；考虑山茱萸味酸易伤脾胃，故以海螵蛸制酸护胃，兼有降尿酸作用；考虑补益药物偏于温补，故予蒲公英清热解毒。结合患者高血压病史多年，时有心悸，加丹参活血通脉，针对肾衰竭配合少量大黄活血解毒。复诊时，腰膝酸软仍存，加杜仲补肝肾、壮腰膝，兼有活血之功；六诊时已无头晕，大便次数正常，减藿香、天麻，眠差加用煅龙骨以潜阳安神，苏木活血通络，结合现代药理抑制体内异常免疫。

参 考 文 献

[1] 刘旭生，卢富华. 黄春林教授肾病医案医话集[M]. 广州：广东科技出版社，2012.

（吴一帆 揭西娜）

第八章　岭南扶阳与经方流派

第一节　岭南扶阳与经方流派总论

一、简　介

　　岭南扶阳与经方一派（脉），奉"火神首领"郑寿全，"岭南伤寒四大金刚"陈伯坛、黎天佑、易庆棠、谭彤晖四人为"开山宗师"，强调与重视阳气在生命过程中的作用，以仲景经方体系为法度与利器，传人众多，覆盖内、外、妇、儿各科。为顺应时代的发展，该派学术体系中的辨识技术，正逐渐向着多样化、客观化、可视化发展，是一个呈现活态传承，不断完善、丰富、成长的古老且新兴的医学流派。

二、历　史　渊　源

　　扶阳学术思想远绍先秦时期的太阳文化，历《周易》《内经》，东汉"医圣"张仲景《伤寒杂病论》，金元时期易水名家张元素、王好古等人，明清时期张介宾、李中梓等医家的发展，至清末在巴蜀地区形成了以郑寿全为开山宗师，在理论上推崇扶阳，强调人生以"火"立极，临证以经方为治病"利器"，善用附子、干姜（生姜）、桂枝等辛温辛热药物的年轻流派，得"扶阳派""火神派"之名。得郑氏亲传或私淑者，诸如卢铸之、吴佩衡、祝味菊、唐蓉生等弟子，"火神菩萨""某火神""某附子""扶阳宗师"之威名在四川、云南、上海等地为业界和群众所熟知。

　　时值晚清民初，与郑寿全处于同一时代的岭南地区，涌现了四位被后世称作"岭南伤寒四大金刚"的医家，分别是陈伯坛、黎天佑、易庆棠与谭彤晖。他们以济世之心，开堂坐诊，扶贫救厄；凭家国情怀，传道授业，振兴国医；借医会友，相互切磋，留有佳话。四位先生以《伤寒杂病论》学术思想为指导、以仲景经方为遣方用药规矩，以善用"姜附桂"而著称，并留有《读过伤寒论》《读过金匮卷十九》《麻痘蠡言》《伤寒论崇正编》《黎庇留医案》等一批著作传世。当代名医吴粤昌曾写诗赞美陈氏，"双眸初倦夜方阑，皓首穷经笑互看。岭海流风元不忝，冈州清气得来难。人如麟角光医史，书似丽珠扫异端。信否南阳曾复活？一支好笔解伤寒"。诗中将陈氏比作凤毛麟角，表明在岭南千年医学史中像陈氏这样的人物并不多见；又将其比作张仲景（南阳）"复活"，说明其对《伤寒杂病论》的理解与注释到位及别出心裁。

　　越往事千年，承先贤遗风，自 2001 年，广东省中医院启动"名老中医师带徒"工程以来，在已故名老中医李可先生嫡传弟子齐玉茹先生，"卢火神"嫡传弟子刘力红先生，黎公天佑再传弟子方恩泽先生的帮助下，历数十载沉淀积累、涅槃重生，逐渐形成了以杨志敏为代表性传承人，雒晓东、颜芳、欧阳卫权、邓宏、毛炜、覃小兰、徐国峰等为主要传承人，覆盖内科、重症医学、急诊、皮肤科、肿瘤科、健康管理（养生与治未病）等领域的专家群体。他们全面理解与拓展扶阳学术思想，凭借经方、膏滋方、针灸等中医特色诊治手段，展现了扶阳学术思想在当代常见病证、疑难与危重症中的作用与价值，风靡岭南的同时，在广西、海南乃至全国各地均有深远的影响。

三、岭南扶阳与经方流派传承脉络

1. 第一代代表性传承人

郑寿全（1804—1901，一说1824—1911），字钦安，四川邛（qióng）崃人。《邛崃县志》称郑氏为"火神派首领"，业界视郑氏为"火神派开山宗师"，当代岭南扶阳与经方流派众人皆遥承郑氏衣钵，私淑其学术思想。郑氏师从蜀地通儒兼名医刘止唐（1767—1855），学术上溯《周易》《内经》，中得《伤寒杂病论》心法，下览历代医家著作，故医理医术造诣俱臻上乘，更著有《医理真传》《医法圆通》《伤寒恒论》三书传世，享"姜附先生"之雅号，得"医宗仲景"之美誉，其弟子甚众，固有"首领""宗师"之地位。

郑氏学术主张观点颇具特色，阐述如下[1]。

（1）注重阳气，肾阳为本："人身一团血肉之躯，阴也，全赖一团真气运于其中而立命"（《医理真传》），"夫人之所以奉生而不死者，惟赖有此先天一点真气耳。真气在一日，人即活一日，真气立刻亡，人亦立刻亡。故曰人活一口气。气即阳也，火也。又曰：人非此火不生"（《医法圆通》），"子不知人身所恃以立命者，其惟此阳气乎？阳气无伤，百病自然不作；阳气若伤，群阴即起。阴气过盛，即能逼出元阳，元阳上奔，即随人身之脏腑、经络虚处便发"（《医理真传》）。可见，郑氏重视阳气，是在"阳气者，若天与日，失其所则折寿而不彰"（《素问·生气通天论》）观点上的阐释与发挥；重视肾（元）阳，强调其是人身立命的根本，它的盛衰对疾病发生、发展与转归有着至关重要的影响。

（2）阴阳为纲，判分万病："发病损伤，即有不同，总以阴、阳两字为主"（《医理真传》），"医学一途，不难于用药，而难于识症。亦不难于识症，而难于识阴阳。阴阳化生五行，其中消长盈虚，发为疾病，万变万化，岂易窥测？诊候之际，犹多似是而非之处，辨察不明，鲜有不误人者也"（《医理真传·叙》），"吾愿天下医生，切切不可见头治头，见肿治肿，凡遇一症，务将阴、阳、虚、实辨清，用药方不错误"（《医理真传》）。郑氏认为，对于阴证、阳证的辨识，是十分重要的，这可以使医者以简驭繁、提纲挈领，准确地找出诊治的方向，避免陷入"疲倦乏力"便等同于"虚证"、"炎症"便等同于"热证"、"心脏病"便等同于"血瘀证"等"西化""庸俗化""简单化"的泥潭，能不被"脏腑生克"的循环论证所一叶障目。

（3）详辨阴证，多有创见："无论一切上、中、下部诸病，不问男、妇、老、幼，但见舌青，满口津液，脉息无神，其人安静，唇口淡白，口不渴，即渴而喜热饮，二便自利者，即外现大热、身疼、头痛、目肿、口疮，一切诸症，一概不究，用药专在这先天立极真种子上治之，百发百中。若见舌苔干黄，津液枯槁，口渴饮冷，脉息有神，其人烦躁，即身冷如冰，一概不究，专在这先天立极之元阴上求之，百发百中"（《医理真传》），显然，郑氏常借助神色、形态、口气、二便、舌脉等望、闻、问、切诊察所获得信息，对患者的状态加以辨别与判断。"予曾经验多人，不问发热、汗出、谵语、口渴饮冷，但见无神，便以大剂回阳饮治之，百治百生"（《医法圆通》），郑氏认为，凡面色、言语、饮食、脉象等四诊信息"无神"者，当断为阴证。

"病人八九日……忽见身冷如水,形如死人。此是热极内伏,阳气不达于外,证似纯阴。此刻审治,不可粗心,当于气口中求之,二便处求之。予经验多人,口气虽微,极其蒸手,舌根红而不青,小便短赤,急宜攻下,不可因循姑息,切切不可妄用姜、附"(《医法圆通》)。知口气"蒸手"还是"气冷"是郑氏判断证候阴阳属性的独特方法;此外,"舌润,口不渴者",也以阴证为多。由此可知,"神色""舌象"与"口中感觉"为其识别阴阳的重要参考。

(4)善用姜附,独树一帜:"凡一切阳虚诸症,如少气、懒言、身重、恶寒、声低、息短、舌润、舌黑、二便清利、不思水饮、心悸、神昏、不语、五心潮热,喜饮热汤、便血、吐血、闭目妄语,口臭难禁,二便不禁,遗尿遗屎,手足厥逆,自汗,心慌不寐,危候千般,难以枚举,非姜附何以能胜其任,而转危为安也乎"(《伤寒恒论·问答》),此间,郑氏明确提出不必等到病至少阴方用,扩大了姜附剂的应用时机,实现了对附子的广用。在谈及四逆汤时,"细思此方,既能回阳,则凡世之一切阳虚阴盛为病者,皆可服也,何必定要见以上病情,而始放胆用之,未免不知几也……反为庸庸者所怪。怪者何? 怪医生之误用姜、附,而不知用姜、附之不早也"(《医理真传》),郑氏明确提出需要及早识别出病情,避免向虚阳外越、阴阳离决的危候转化,早用姜附剂、早用附子是阻断病势的关键。"今人亦有知得此方者,信之不真,认之不定,即用四逆,而又加以参、归、熟地,羁绊附子回阳之力,亦不见效,病家待毙,医生束手,自以为用药无差,不知用药之未当甚矣"(《医理真传》),郑氏是极其反对在姜附剂中加入滋阴之品的,更强调专用姜、附,加入滋腻之品反碍扶阳药势的发挥。综上所述,郑氏无愧"火神首领""姜附先生"的雅号,"广用""早用""专用"是其善用姜附剂的明证。

"岭南伤寒四大金刚":①时值清末民初,于岭南广府医界,涌现出以陈伯坛、黎天佑、易庆棠、谭彤辉四人为核心,以研究、应用仲景学说为学术方向的医家群体,即"岭南伤寒四大金刚"。②"金刚"本为佛教术语,原指不可摧毁、替换之法门或摧伏外道、击败邪魔的力量。此处可理解为四人惺惺相惜、志同道合,以"仲景学说"为医学正宗,毕生为之信仰、运用、传播与弘扬。

陈伯坛(1863—1938),号英畦(音 qí),新会外海乡,今江门市郊外海乡人,自幼刻苦好学,聪颖过人,稍长,博览经史,精通《周易》,尤笃好医学。陈氏 22 岁起悬壶济世,更在光绪甲午年(1894 年)考中科举,1905 年受聘于广州陆军医学堂,任中国医学总教习,讲授《伤寒杂病论》。其后在今广州市越秀区教育南书坊街设中医夜学馆,该馆学员大半为广州执业名医,如鞠日华、程祖培等,可见陈氏之学为同道所敬重与推崇。陈氏晚年举家迁往香港,在港病逝,葬于广州市白云山鸡岭峰。陈氏一生著述颇丰,著有《读过伤寒论》十八卷、《读过金匮卷十九》五卷、《伤寒门径》、《麻痘蠡言》等书传世。

黎天佑(1846—卒年不详),字庇留,一字茂才,号乐三,广东顺德人。黎氏儒而通医,学术上专师仲景。光绪甲午年任省城十全堂医局医席,与易巨荪、谭星缘共同主持医务,并常邀陈伯坛讨论仲景医学。民国初年在广州流水井(今越秀区北京路一带)医寓开设"崇正草堂",以对联"振兴医风,换回国命"自勉,毕生以济世活人为务。黎氏精通伤寒,生平论证处方,均以仲景大法为本,临证通权达变,每能立起沉疴,晚年积其所学,撰次整理而成《伤寒论崇正编》八卷,后人整理其医案手稿,以《黎庇留医案》为名出版。

易庆棠(生年不详—1913),号巨荪,又作巨川,广东鹤山人。易氏出身医学世家,幼承庭训,嗜读医中圣贤书,清末在广州西关一带执业,以"集易草庐"为医寓名。易氏治学客观且严谨,以"仲景学说"为正宗,融时方医家之所长,著有《集思医编》《集思医案》二书,前者不复见存,后书有手抄本传世。

谭彤晖（生卒年不详），号星缘，一作星沉，广东南海人，举人出身，儒而通医，常与陈伯坛、黎天佑、易庆棠等人谈论医学心得。谭氏成名于光绪甲午年，彼时省港鼠疫流行，其与黎天佑、易庆棠等人核定疫症为"疫核"病，其临床表现类似《金匮要略》中所载的"阴阳毒"，以升麻鳖甲汤治之，改汤为散，分发患者，活人无算，名噪粤港。谭氏毕生忙于诊务，未见有著述存世。

2. 第二代代表性传承人

苏世屏（1894—1961），号离尘，广东新会人，今广东省江门市新会区人。苏氏生于清末，成长于民国，原欲读书科举，后转念拜师从医，于1920～1924年师从黎公天佑，从而得入长沙门下，生性寡言，唯喜读书，苦学得志，深得真传。学成后，苏老于江门、新会、开平等地悬壶济世，感中医之圣道尘封，虽历战争颠沛流离，仍历时12年，数易其稿，著有《伤寒论原文真义》八卷、《金匮要略原文真义》四卷、《古今方韵合编》二卷。新中国成立后，苏氏参与创办新会中医研究院，以常务副院长的身份参与医疗与教学工作，直至病逝，以"悬壶、著述、育人"来概括苏老一生的努力与付出，当不为过。

李可（1930—2013），山西省晋中市灵石县人。李老少年从军，25岁蒙冤入狱后自学中医成材，1983年奉命创办灵石县中医院，并担任院长一职。李老生活、工作于医疗条件相对较差的农村，但凡简便廉验之法，只要能为患者解决不适，他都愿意学习与尝试，逐渐练就了治疗各种疑难病和危重症的能力，更创制了"破格救心汤""攻毒承气汤""乌蛇荣皮汤""培元固本散""攻癌夺命汤"等多首耳熟能详，疗效确切的方药。李老逆境学医，崇尚仲景学说，博采众家，私淑郑钦安、彭子益，尽得精髓，尤擅长用纯中医的方法救治心力衰竭、呼吸衰竭、肿瘤等危急重症，对内、外、妇、儿、皮肤等科积累了丰富的经验，是我国运用纯中医理法方药从事急症救治、独具特色的临床大家。2010年，在李老的倡导下，广东省中医院成立了中医经典临床应用研究基地，主攻急危重症及疑难疾病，被称为"中医ICU"，开创了利用纯中医手段抢救与治疗各类危急重症与疑难病的先河。李老指出"扶阳是真理，八法不可废"，认为"扶阳"的内涵是治病求本，不离坎中一丝真阳，并非简单地使用姜桂附等辛温大热之品，而应遵仲景六经用药，则《伤寒杂病论》中二百六十方，只要能恢复人体正常的一气周流，均可达"扶阳"之意。2013年2月，李老在山西家中去世，享年83岁，"立大志，受大苦，成大业，中医复兴，舍我其谁；人民儿女，菩萨心肠，英雄肝胆，霹雳手段"正是其一生的写照，无愧于"中医的脊梁"之称谓。

3. 第三代代表性传承人

方恩泽（1939—），广东省江门市新会区司前镇人。方老自幼家境贫寒，少年起便为中医学徒，1958年5月～1961年11月在苏世屏先生主持的新会中医研究院中医班学习并承担一定的教辅工作，深受苏老及其家人器重与喜爱。方氏求学刻苦，更得苏老亲炙，毕业后在今新会区中医院工作，由一名普通医师逐渐成长为医院的门诊办主任，更于1985年在广东省中医院进修1年，后因个人原因于1988年移居美国纽约。笔者从和方老伉俪的多次交流中得知，方老在异国他乡不忘跟师所学，力求将中医药的优势发挥得淋漓尽致，悬壶坐诊至2010年方始歇业，而后专心整理苏公遗作。方老多次撰文为业界介绍苏师的学术经验，更在访谈中提及，苏氏十分欣赏钦安所著《医理真传》并亲自誊写以作教学材料。苏师遗著历数载校勘整理，又得国医大师邓公铁涛、岭南医史文献学者郑洪教授的襄助，得以"重见天日"，而其手稿，为广东省中医药博物馆永久收藏并展示。方氏在国内从医34年，海外行医22年，除擅长诊治内外妇儿常见病、多发病外，更有应用经方治疗麻疹、痢疾、脑膜炎球菌性脑膜炎（俗称流脑）等急性烈性传染病的经验和心得。他为"岭南伤寒四大金刚""岭南经方一脉"的传承与发展，做出了成绩与贡献。

4. 第四代代表性传承人

杨志敏（1966—），广东省佛山市南海区西樵镇人。私淑郑氏，师承李可、国医大师颜德馨、张学文、邓铁涛等多位名医大家，是广东省名中医，国家优秀中医临床人才，广东省医学领军人才，中国中医科学院中青年名中医，第三批全国老中医药专家学术经验继承工作继承人。学术上，首倡中医健康理念"和态健康观"，在"养生之要，固护阳气"及"血气和、志意和、寒温和"的基础上，根据阳气逆乱的不同情况，凝练了"固其精、温其气、和其胃、升其陷、降其逆、通其滞"辨治六法，以经方药物的方阵体系为具体抓手，临证致力于燮理患者身上阴阳、虚实、正邪间的消长关系，使阳气升降出入有序，复归"脏腑经络和态"的健康目标。她多次受中央电视台、香港亚洲电视台、广州电视台等媒体邀请进行健康类节目录制，并在广东省中医院官方微信号推出"每日一膳"科普栏目，出版专著《每日一膳》，将膳食养生理念及岭南文化推广到百姓的日常生活中。

此外，尚有齐玉茹、雒晓东、欧阳卫权、颜芳、覃小兰、邓宏、林嬿钊、潘宗奇等多位中医明师，为第四代主要传承人。由于篇幅的关系，此处不做展开，有兴趣的学员，可以自行查阅相关文章与专著加以了解。

杨志敏学术思想介绍如下。

（1）阳为尊，和为本：阳气在人体生命过程中起主导作用，阳气盛衰是人体和态的重要评价标准；阳气健旺且升降有序，则人体处于血气和、志意和、寒温和的和态，而人体不病；阳气虚衰逆乱，则血气不和、志意失衡、寒温不调而出现躯体、心理及适应能力异常；阳气离绝，则血气离散、志意颠倒、寒温错乱而亡。

（2）固护阳气，以和为先：阳气升降出入与气化有常有序则致和平；阳气气化逆乱，升降失衡，则百病乃生。根据阳气逆乱的不同情况，凝练了"固其精、温其气、和其胃、升其陷、降其逆、通其滞"的学术思想，以解决阴阳、虚实、正邪的消长关系，最终达到"阴阳自和"的境界。

（3）道法自然，多证（纬）合参："人以天地之气生，四时之法成"，人体的和态健康，需要阳气的升降出入顺应天地气机变化而达到和谐有序；一旦不能顺应太过或不及之运气，则阳气运动失衡。以人体与生俱来的运气印记及发病时间、发病地点等时空特征，结合五脏健康量表、阳虚量表、经络测量、红外热成像等客观化、可视化、可量化的辨识技术，明确阳气失衡程度、脏腑及兼夹情况，继而顺应天地气机升降调整。

（4）阴阳虚实，善辨真假：寒极生热，热极生寒。阳气升降逆乱极致之时，往往容易出现真寒假热、假热真寒之象。岭南扶阳流派以阳虚、阳虚阳郁、阳虚火浮、阴盛格阳等层次进行区分，从神、色、形、舌、脉、纳、便、生活方式、发病节气等细节入手，善辨阴阳虚实之真假，进一步发扬、发展了郑氏思想。

（5）急危难病，破格论治：对急慢性心力衰竭、呼吸衰竭、消化道出血等危重病，强直性脊柱炎、类风湿关节炎、难治性失眠、反复发作的免疫性疾病等疑难病，以"一元、二本、三因、四破、五法"的"危重症、疑难病辨治体系"思维模式进行论治。一元：一气圆道周流的一元论思辨模式；二本：救肾气固先天之本，保中气护后天之本；三因：因时制宜、因地制宜、因人制宜；四破：打破急危重症必须用西药的观念束缚、打破西化的辩证思维、打破毒性中药的常规认知、打破常规剂量的用药束缚；五法：回阳救逆法、截断病势法、降金生水法、转轴运轮法、托透伏邪法。该思维体系的提出，是对郑氏"广用""早用""专用"姜附剂的丰富、完善与拓展。

（6）偏颇失衡，未病先防：基于多维度的辨识方法，对阳虚及阳气升降失序而见亚健康、偏颇体质、五脏关系失衡状态人群进行健康风险预警，并灵活运用汤药、膏方，结合药膳、刮痧、艾灸、刺血、导引等传统疗法以日常起居宣教等方法进行健康干预，从而未病先防，人体平和而不病。对《内经》治未病理念的探索与实践，借助现代先进仪器与手段，实现了古代先贤的理想与初心，力臻达到"上工治未病"的境界。

（7）擅用温阳，不囿温阳；擅用姜附，不囿姜附：临证之时，一方面，对于阳虚或阳脱患者，破格重用姜附等温阳药物，使用回阳救逆法以破格救心汤为主导方药；另一方面，对于阳郁、阳越患者，善用石膏、熟地黄、人参、黄连等各类药物以敛阳、固阳、潜阳，代表方如承气汤类方、白虎汤类方、泻心汤类方等。再次向业界与百姓重申，岭南扶阳与经方流派，自钦安以降，始终将"辨证论治"作为临证的底线与准则，对阳气有更深的理解，对阳虚证（状态）有更"火眼金睛"的识别，对姜附剂有独到的使用经验，方是我们的特色与亮点。

参 考 文 献

[1] 张存悌. 中医火神派探讨[M]. 北京：人民卫生出版社，2010：23-116.

（管桦桦　张晓轩）

第二节　不　　寐

《中国成人失眠诊断与治疗指南》（2017 版）指出，失眠，主要症状表现为入睡困难（入睡潜伏期≥30 分钟）、睡眠维持障碍（整夜觉醒次数≥2 次）、早醒、睡眠质量下降和总睡眠时间减少（常＜6.5 小时），同时伴有日间功能障碍。根据病程分为：短期失眠（病程＜3 个月）和慢性失眠（病程≥3 个月）。虽然人类各个年龄段均可病发失眠，但多见于老年人，多见于女性。2017 年对我国失眠发病率的 Meta 分析显示，患病率为 15%。近年来仍呈上升趋势，在发达国家和地区的发病率高。该病不仅限于生活节律紊乱，其对于生理、心理的影响不容忽视。其中，最为突出的是疲劳、情绪低落或激惹、躯体不适、认知障碍等日间功能损害、免疫能力下降及增加情绪障碍、心血管疾病的风险。长期的睡眠障碍与精神障碍，尤其是焦虑、抑郁有明显的相关性，甚至有相互促进的作用，随之而来的易怒、消极、互动性降低等情绪，对家庭、社会、职业、学业都可能造成危害。

当前，为失眠所困扰的患者数量上升趋势明显，不少人因西药效果不佳或畏惧安眠药成瘾而寻求中医药治疗。在重视各版《中医内科学·不寐》所论"阳盛阴衰，阴阳失交"的基础上，广东省名中医杨志敏主任医师提出"五脏六腑不和皆能令人不寐"的观点，并进一步解释道，寤寐是人体健康和态的体现，肾为元阴元阳之本，肾火温动肾水上承，得肝木之助而升泄，以养心火，则火气温润，心火浮于上，得肺金、胆木之降而沉潜于肾水中，是谓"心肾相交"；中焦脾胃为轴，脾升胃降，枢转中焦气机，使升降协调。在此过程中，肾阳为本，肝胆、脾胃、肺金乃运转的动力，心肾相交、水火合抱是运行的目的，有赖于：①阴阳之气的相对平衡，水火合抱时才能合二为一，乃得静谧；②脉道经络、肌肤腠理滑利通畅，邪不阻道而气行得畅；③各脏腑的有效有序协同。

杨师认为，肝火、痰热、阴虚火旺等核心病机，强调火热对于心神的扰动，疏肝泻火、清热化痰、滋阴降火等常用治法，大抵可定位在人体圆运动"左升右降"的右路，为业界所强调与熟知。值得注意的是，肝寒、水湿、阳（精）虚火浮等核心病机，温经养血、温阳利水、引火归原、固肾填精等相关治法，强调阳气虚损对心神的削弱，多能定位在圆运动"左升右降"的左路，这些不为业界所强调与熟知。十载以来，杨师以当归四逆汤、温经汤、四逆汤合桂枝甘草龙骨牡蛎汤（以下简称四逆桂甘龙牡汤）、菟丝煎等方药治疗不寐，颇具效验与心得。这是对经旨"昼精而夜瞑"的继承与发展，强调阳气运动在人体寤寐过程中的重要作用，丰富了现行教材从肝肾立论，运用温药的辨治体系。

一、病 因 病 机

《中医内科学·不寐》中认为，饮食不节、情志失常、劳逸失调、病后体虚是引起不寐的病因。笔者认为，除外以上情况，下列危险因素也应引起重视。

1. 年龄与性别

（1）年龄：《灵枢·营卫生会》中言，"黄帝曰：老人之不夜瞑者，何气使然？少壮之人不昼瞑者，何气使然？岐伯答曰：壮者之气血盛，其肌肉滑，气道通，营卫之行，不失其常，故昼精而夜瞑。老者之气血衰，其肌肉枯，气道涩，五脏之气相搏，其营气衰少而卫气内伐，故昼不精，夜不瞑。"研究显示[1]，年龄为失眠的显著危险因素，慢性失眠症的现患率从儿童的4.0%、青年人的9.3%，增加到老年人的38.2%。

（2）性别：女性较男性存在患病易感性，于围绝经期妇女中尤为突出。"女属阴，得气多郁""男属阳，得气易散"（《外台秘要》），唐代王焘认为，女子属阴，气易郁结不散，男子属阳，即使气有所郁结也容易疏散。"气之为病，男子妇人皆有之，惟妇人血气为患尤甚。盖人身血随气行，气一壅滞，则血与气并"（《严氏济生方·妇人门》），"盖女子以身事人，而性多躁，以色悦人，而情多忌。稍不如意，即忧思怨怒矣。忧则气结，思则气郁，怨则气阻，怒则气上。血随气行，气逆血亦逆"（《万氏女科·种子章》），一般而言，男子阳气充盛，体质强壮，性格外向，情绪相对稳定，妇人体质较之男子为虚弱，少精血，为阴盛阳弱之质，其性格则常抑郁、情绪易波动，极易诱发失眠。研究显示[1, 2]，女性患病风险约为男性的1.4倍，该比率在大于45岁人群中甚至增至1.7倍；而对儿童（＜12岁）的调查并未发现失眠存在女性易患性。

2. 体质与遗传

（1）体质：指人体生命过程中，在先天禀赋和后天获得基础上形成的形态结构、生理功能和心理状态方面综合的、相对稳定的固有特质。国医大师王琦院士认为，人的体质分9种，除平和质以外，尚有气虚质、阳虚质、阴虚质、气郁质、湿热质、痰湿质、血瘀质、特禀质等中医体质。在"体质可分"的基础上，体质常有"体病相关""体质可调"的特点。研究显示，气虚质、气郁质、血瘀质、阳虚质是失眠发生的危险因素，而平和质是失眠的保护因素[3]。

（2）遗传：指父母性状通过无性繁殖或有性繁殖传递给后代，从而使后代获得其父母遗传信息的现象。研究显示，有失眠家族史的普通人群的新发病率是无家族史者的3倍；家系研究和双生子研究显示失眠的遗传度在30%～60%。更进一步的地区报道指出，*DRD2*基因rs1800497位点A1A1基因型与*NET*基因rs5569位点AA基因型是睡眠质量问题的易感基因型[4]。

3. 躯体与精神

形神相谐、相依是中医学整体观念的体现。杨师认为，神、魂、魄、意、志等人之五神，为脏腑、气血津精液等所养。生理上相互协调，成就躯体、心理、适应能力相协调的"和态健康观"；病理上，一旦三者间的平衡被打破，常在躯体、心理、适应能力等方面出现不适，内、外、妇、儿、骨等各科疾病均会出现。医者能通过望、闻、问、切四诊信息，捕获患者的神志状态，从而"见病知源"。

形体、躯体上的不适，常常能成为患者就诊时的所急所苦，而这些诉求一旦被过分关注与放大，常常与"神"相关，此时"五神"常在人体有了反应与投射。以失眠患者为例，患者常以失眠为所急所苦就诊，"神"病轻者可仅见日间精力不济，甚时常过度关注睡眠问题，强调放大失眠损害，情绪易激惹，焦虑抑郁问题突出；"魂魄"同病轻者，常见局部怕风怕冷，麻木酸痛等躯体感觉的异常，严重时疑神疑鬼、草木皆兵，失魂落魄、行尸走肉，有自残倾向或行为；至于思维能力、记忆力、注意力的下降，属于意、志为病，甚者多有痴呆。五神异常常会引起脏腑、气机的功能紊乱，血气津精液等生成与代谢异常，久之更有气郁、血瘀、痰浊等病理产物为患作祟。

研究显示[1]，失眠患者往往具有某些个性特征，比如神经质、内化性、焦虑特性及完美主义。睡前激发程度量表（FIRST）可用来评估在 9 种常见的状态下出现失眠的可能性，得分高人群的失眠新发病率是其他人群的 3.3 倍。

杨师指出，不寐的病因虽多，但其病理变化，不外乎"营卫失和，阴阳失交"。除外"阴虚阳盛"的情况，亦有"阳虚阴盛"的情况，心阳、肾阳等表里内外、脏腑经络的阳气不足、亏虚与不及，对人体阴津的调控削弱，造成血虚寒凝、痰饮水湿、虚阳浮越等阴邪僭越，窃据脉道经络、肌肤腠理，影响营卫相和、阴阳相交。

二、辨 证 要 点

各版《中医内科学》教材论及不寐辨证时，主要强调首分虚实，次辨病位。笔者认为，在此观点的基础上，临床使用上述方药或运用温药治疗失眠，常需要关注以下四诊信息。

1. 望诊

望诊是医生通过视觉对人体的全身、局部及排出物等方面进行有目的的观察，以了解健康状况，测知病情的方法。

（1）望神：通过观察人体生命活动的整体表现来判断健康状态、了解病情的方法，这里既包括对脏腑功能活动表征的观察，也包括对意识、思维、情志活动状态的审察，是对神气与神志的综合观察判断。据临床所见，此类患者多见眼神飘忽、愁眉苦脸，合并抑郁时，则多有目光暗淡；面色多以晦暗、萎黄、㿠白为主；目下卧蚕重而色黧黑。

（2）望形（体）：通过观察患者形体的强弱、胖瘦及体形特点等来诊察病情的方法。研究显示，适合使用四逆桂甘龙牡汤、温经汤、当归四逆汤者，形体多偏瘦；适合使用温氏奔豚汤者，形体以正常或偏胖为主。

（3）望舌：通过观察人体舌质、舌苔和舌下络脉的变化，了解人体生理功能和病理变化的诊察方法。此类患者就舌象而言，色多见暗红、淡红、淡白，体见胖大，质为嫩，苔以水滑或滑腻为主。如舌色红，质老，苔黄白干燥而腻，前述方药或温药均不宜。

2. 闻诊

闻诊是通过听声音和嗅气味以了解健康状况，诊察疾病的方法。人体的各种声音和气味，都是在脏腑生理活动和病理变化过程中产生的。

（1）听声音：包括听辨患者的语声、语言、呼吸、咳嗽、呕吐、呃逆、嗳气、太息、喷嚏、呵欠、肠鸣等各种声响。据临床所见，语声高亢，言语急促者，常不宜使用温药；语声正常或偏低，言语正常或断续，腹中肠鸣频繁，呵欠连连者，多有使用温药的可能。

（2）嗅气味：包括嗅病体发出的异常气味、排出物及病室的气味。据临床所见，凡口腔异味重，舌红苔黄腻，大便酸腐，小便异味重者，应从实热辨治失眠。

3. 问诊

问诊是医生通过对患者或陪诊者进行有目的的询问，以了解患者的健康状态，进行诊察病情的方法，是四诊的重要内容之一。

（1）现病史：指患者从起病到本次就诊时疾病的发生、发展及其诊治的经过。研究显示，慢性失眠、久治不愈的难治顽固性不寐，既往中医治疗效果不佳（特指滋阴清热、疏肝解郁的治法）的患者，应考虑使用上述方药及温药治疗失眠。

（2）现在症：询问患者就诊时所感受到的痛苦和不适，以及与病情相关的全身情况。研究提示，便秘、舌尖（色）红是使用上述方药的禁忌证；平素怕冷、畏寒、肢冷、口渴喜热饮、烦躁、心悸心慌、多汗、腰膝酸软是上述方药的适应证。

4. 切诊

切诊是医生用手指或手掌对患者的某些部位进行触、摸、按、压，从而了解病情，进行诊察疾病的方法。

（1）脉诊：医者运用手指对患者身体某些特定部位的浅表动脉进行切按，体验脉动应指的形象，以了解患者的身体状况，进行辨别病证的一种诊察方法。据临床所见，此类患者脉象常细弱（脉细如丝，无力）、微弱（脉形极细，按之若有若无），常沉伏、沉紧，浮大而空软无力；脉率多缓或迟或正常。若脉滑、疾、数或有力、有神者，多不宜使用上述方药。

（2）腹诊：通过按脘腹部，了解其凉热、软硬、胀满、肿块、压痛及脏器大小等情况，从而推断有关脏腑的病变及病证性质。据临床所见，此类患者腹力多触之软弱或适中，或膨隆或扁平，扁平者，多可触及心下、胃脘、脐周等部位的搏动，按压上述部位时，常有疼痛的反馈。若腹力充足而满胀者，恐非上述方药所宜。

"诊候之际，犹多似是而非之处，辨察不明，鲜有不误人者也"（《医理真传》），以上辨治要点，是杨师及其团队成员使用当归四逆汤、温经汤、四逆桂甘龙牡汤、菟丝煎等方药治疗失眠的经验或研究撷英。我们希望各位医者能够以上述四诊信息一二为起点，临证之时做到抽丝剥茧、丝丝入扣、辨证精当，制定出有益于患者康复的方案。

三、治疗原则

名老中医李可先生言，"扶阳是真理，八法不可废"。"知其妙者，以四逆汤、白通汤、理中、建中诸方，治一切阳虚证候，决不有差……补阳亦然，有当轻清以扶阳者……有当温养以扶阳者……有当辛温、辛热以扶阳者……此皆治阳虚之要诀也"（《医理真传》）。显然，扶助人体阳气的方式方法很多，温法作为其中的常用手段，配伍和组成的不同，可以应对的阳虚情况也不尽相同。兹就在不寐证治经验中的治法而举例如下。

1. 温潜法[5]

温潜法指温阳药与潜镇药配合的治法。温阳以治阳虚之本，方药如附子、肉桂、四逆汤之属；潜镇以治浮阳之标，药多为金石、介类质重下坠之品，如磁石、龙骨、牡蛎、龟甲等，适用于阴盛于内、阳浮于外的病证。四逆桂甘龙牡汤开此法运用之先河，民国医家祝味菊先生更是运用此法的名家，其解释道，"阴平阳秘，是曰平人。盖阴不可盛，以平为度；阳不患多，其要在秘。诚千古不磨之论也。"阳气虚弱易于僭越为阴火，"下虚而上盛，温以潜之"，"温以壮其怯，潜以平其逆，引火归原，导龙入海，此皆古之良法，不可因其外形之兴奋，而滥与清滋之药也"（《伤寒质难·第十六篇》）。

2. 温利（化）法[5]

温利（化）法即温阳法与利水渗湿、祛痰化饮法合用，用于阳虚兼有痰饮水湿之证。温阳以治阳虚，通利以治痰饮水湿。由于湿为阴邪，阳虚之人进一步发展，气化不利，痰饮水湿停聚，易有不寐、疲倦、心悸、浮肿、二便不利、眩晕等湿病（证）。温阳常用附子、肉桂、干姜及四逆汤之属，利水则多用茯苓、泽泻、牛膝、薏苡仁及五苓散等品，也常配伍行气药。仲景"病痰饮者，当以温药和之"，真武汤、茯苓四逆汤等方药开此法之肇端，对于阳虚型不寐见痰饮水湿偏盛者，应以此法治之。

3. 温补法[5]

温补法指温阳药与补益药合用，用于重病、大病慢性期与缓解期，阴寒不盛，虚寒精虚时，常做固本培元之谋。因此，李可先生常以"肾四味""肾十味"搭配姜附桂，培元固本散以做病证缓解期的调理。杨师除采取李老的思路外，更常以膏滋方作为巩固疗效的手段，力求收功圆满。仲景肾气丸、理中丸、温经汤、当归四逆汤开温补、温滋之先河，更经张介宾等医家的发展，成为慢病、久病之人的常用方药。不寐日久，而虚损益甚，"温之与补，有相兼者，有不必相兼者，虚而且寒，则兼用之，若寒而不虚，即专以温药主之"（《医学心悟·医门八法》），以温补、温滋为法，正当其时。

四、辨 证 论 治

1. 阴盛阳虚，虚阳浮越

证候：入睡难，辗转＞30分钟，易醒，醒后难以复睡，每周≥3晚，持续或加重≥3个月，日间精神疲倦，情绪易激惹，记忆力、注意力下降，关注自身睡眠（上述证候，以下简称失眠主证）。常见兼证：烦躁焦虑，心慌心悸，畏寒怕风，肢体疼痛；形体偏瘦，舌暗红质嫩，脉浮大而扎或沉迟，腹力适中或偏软弱，触之悸动甚；既往经滋阴清热、疏肝解郁等治法而疗效欠佳。

治法：引火归原，镇心安神。

常用方药：四逆桂甘龙牡汤（附子、干姜、炙甘草、桂枝、生龙骨、生牡蛎等）。

2. 阴盛阳虚，水湿内停

证候：失眠主证。常见兼证：素体畏寒，动则汗出，口干不欲饮，或渴喜热饮，大便稀溏或先硬后软，夜尿频多，腰膝酸软，形体适中或偏胖，面色晦暗，舌暗红、青紫，体胖大而苔滑，脉沉细，腹多膨隆而力不充实。既往经滋阴清热、疏肝解郁等治法而疗效欠佳。

治法：温阳化湿，养心安神。

常用方药：温氏奔豚汤（附子、肉桂、红参、沉香、砂仁、山药、茯苓、泽泻、牛膝、炙甘草等）。本方为山西中医学院温碧泉先生所创，与《金匮要略》奔豚汤名同方异，经李可老先生所著《李可老中医急危重症疑难病经验专辑》为世人所熟知。

3. 阴盛阳虚，血虚寒凝

证候：失眠主证。常见兼证：手足怯冷，指尖为甚，多伴麻木、冷痛，手足干燥皲裂且烦热。女性月经来潮时及经行前后，易有失眠主证加重，痛经，头痛头晕，情绪急躁易怒，便秘等紧张征发作；性欲淡漠，形体多瘦弱，面色青紫或苍白，舌色淡红或淡白或暗红，脉或细弱、细弦常伴缓与迟，腹力触之软弱，中下腹部触之多有疼痛。

治法：温经养血，养心安神。

常用方药：手足怯冷、脉细者，方用当归四逆汤（当归、桂枝、白芍、细辛、炙甘草、大枣、通草等）；手足、唇口干燥皲裂，手足烦热者，方用温经汤（吴茱萸、人参、麦冬、半夏、炙甘草、桂枝、白芍、当归、川芎、牡丹皮、阿胶、生姜等）。

4. 阴盛阳虚，肾精不足

证候：失眠主证。常见兼证：梦多，口干不欲饮，腰膝酸软，大便稀溏，小便频数，男性既往多有频繁手淫史，女性多有流产史；舌色淡红或淡白，体胖大，苔滑，脉沉细而扤，腹力触之多偏软弱，中下腹部多触之不仁且疼痛。

治法：固肾填精，养心安神。

常用方药：菟丝煎（由菟丝子、人参、山药、当归、酸枣仁、茯苓、炙甘草、远志配合鹿角霜、白术共十味中药材所组成，为明代张介宾所创，首载于《景岳全书·新方八阵》的"固阵"）。

五、养生调摄

1. 三鲜固本汤

材料：鲜怀山药 150g，鲜莲子 100g，鲜百合 2～3 个，排骨 300g，陈皮 1 瓣，盐、胡椒粉各适量。

做法：材料洗净，怀山药切块，排骨斩件焯水。向锅内加入适量清水煮沸，纳入上述材料，慢火煮 1.5 小时，熟后调味即可。

解析：莲子，《本草备要》载"（性）甘温而涩，（能）补脾，涩肠，固精"，可治脾肾虚所致的便溏、白带多、遗精及崩漏等，与山药搭配则相得益彰，能更好地发挥补益与固摄的功效。百合，润肺之余，能收敛心神。本汤品能补肺、脾、肾而安神，既有益于更年期女性又有助于脾胃虚弱的人群，能缓解心烦失眠、潮热盗汗、便溏、胃纳不佳等不适。

2. 人参石斛炖海参

材料：人参（生晒参）20g，石斛 10g，生姜 3～5 片，干海参 2～3 条，瘦肉 150g，食盐适量。

做法：先将干海参用温水泡软，再放入凉水锅内慢火煮约 20 分钟，待水温下降后，将海参捞出冷却后，顺切口剪开，除去沙嘴，剪断筋，洗净。最后加凉水和冰块，放入冰箱冷藏，每 24 小时换一次水，发泡 2～3 天后即可使用。洗净生姜、石斛、人参，然后将药材及海参、瘦肉一同放入炖盅内，设定为 2 小时，熟后调味即可。

解析：海参，《随息居饮食谱》载"咸温。滋肾补血，健阳润燥，调经养胎，利产。凡产虚病后、衰老尪孱，宜同火腿或猪肉煨食之"，为滋补珍品，配合大补元气、安神益智的人参，涩元气、益精强阴的石斛，和中辟腥的生姜，炖一盅补肾健体的汤羹。一款略费时间与心思的膳食，能有助于改善精神疲惫、健忘失眠、皮肤干燥、大便干结、腰酸腰痛等不适。

3. 凉瓜黄豆煲鲍鱼

材料：凉瓜 1 个，黄豆 100g，鲍鱼 3 只，排骨 100g，生姜 5 片，陈皮 1 瓣，食盐适量。

做法：鲜鲍鱼打开（留壳），把嘴巴、食管和内脏一并剔除，用牙刷沿裙边刷净，去掉肉与壳之间的泥肠。鲜鲍鱼壳刷净，鲜鲍鱼肉划块。凉瓜去瓤切块，黄豆浸泡备用。鲍鱼、鲍鱼壳、排骨一起焯水。向锅内加入适量清水煮沸，再把上述材料连同姜片、陈皮放入，再次煮沸后转小火煲 60 分钟，调味。

解析：苦瓜，又名凉瓜，珠江三角洲一带，杜阮苦瓜可谓是家喻户晓，以瓜型肥大，形似木瓜，肉厚色绿，味微苦而甘，爽脆无渣，备受人们的喜爱。《随息居饮食谱》载"涤热，明目清心，先瀹（yuè，煮）去苦味"，具有很好的缓解胸闷心烦、双目不适的作用，煮后常能去其苦味。鲍鱼，《随息居饮食谱》则载"（其）甘咸温，补肝肾，益精明目，开胃养营，止带浊崩淋，愈骨蒸劳极。壳入药，名石决明"，咸温补益的鲍鱼肉搭配质重沉降的鲍鱼壳，佐以肉质增鲜、辟腥和中的生姜、陈皮，熬一碗鲜味浓郁、滋补肝肾的养生料理。此料理适合大众在夏日饮用，症见失眠、口苦、眼涩等虚火上炎者尤为适宜。

六、名家医案节选

案 患者，女，42岁，2014年3月5日初诊。

反复失眠伴皮肤瘙痒10余年。10余年前，患者在产后开始出现皮肤瘙痒，专科诊断为荨麻疹，拟抗组胺药、外用药、清热祛风活血汤剂等中西医药物间断治疗2年，反复发作，迁延不愈。后数年间，患者常因腹痛、腹泻，疲倦易感冒，颈、肩、腰部疼痛，不寐心烦等病症而求诊于内科、推拿科门诊。失眠时，多服用滋阴重镇安神方药；外感时，多服用清热化痰方药。上述瘙痒、腹泻、易感冒、疼痛、不寐五种病症反复发作，此起彼伏。2011年起，患者服用温补脾肾、重镇安神及个性化滋补膏方，腹泻、腹痛与疲倦易感冒较前改善明显，但不寐、瘙痒等症状难以缓解，现患者经他人介绍而就诊于杨志敏医师处。月经及婚育史：周期规律，量可，血块（＋）；已婚已育，G3P1A2（2008年、2013年人工流产）。

辅助检查：过敏检测提示多种食物及动物皮毛等过敏。肠镜检查未见明显异常。

刻诊：眠差，入睡困难、易醒、醒后难以复眠，每周发作≥3次。瘙痒间歇性发作，发作时躯干、四肢可见明显散在的"风团块"，成片且有数十个，夜间尤甚，11pm，4～5am尤为明显，每次持续1～2小时，每周发作≥2次。颈、肩、腰疼痛时有发作，经推拿后能有所缓解。查：面色晦暗无华而多油脂，双侧下眼睑处脂肪粒密集。舌色淡红，体稍胖大而边有齿痕，苔薄白，脉沉细。

中医诊断：不寐；瘾疹。

西医诊断：非器质性睡眠障碍；慢性自发性荨麻疹。

辨证：血虚风动证。

各诊次的方药信息及患者服药后反应详见表8-1。

表8-1 方药信息及患者服药后反应

诊次	就诊日期	方名	药物组成（单位：g）	剂数	服药后反应
1	03-05	当归四逆加吴茱萸生姜汤	当归30，桂枝30，白芍30，细辛10，炙甘草30，通草10，大枣30，吴茱萸10，生姜30，川芎15，阿胶15（烊化）	7	睡眠质量改善，入睡难、易醒及醒后难复睡等症减轻；瘙痒发作程度较前严重，但消退较前迅速
2	03-12	当归四逆加吴茱萸生姜汤	当归30，桂枝30，白芍30，细辛10，炙甘草30，通草10，大枣30，吴茱萸10，炮姜15，炮天雄30，川芎15，牡蛎30，山萸肉30	7	不寐与瘙痒继续好转；出现感冒病症，服用疏风清热药物后，瘙痒、不寐反复及感冒不愈

诊次	就诊日期	方名	药物组成（单位：g）	剂数	服药后反应
3	04-02	桂枝加附子汤	桂枝15，白芍15，生姜30，大枣15，炙甘草15，炮天雄15，陈皮10，茯苓30，法半夏15	6	失眠等症改善明显，可睡6～7小时/夜；瘙痒时有发作但程度较前减轻；咽喉异物感，口咽干燥，头晕、疲乏、大便烂等症
4	04-08	桂枝加附子汤	桂枝15，白芍15，生姜30，大枣15，炙甘草15，炮天雄15，陈皮10，茯苓30，法半夏15	6	睡眠稳定且无反复；瘙痒时有反复，发作部位多以股后侧为主；咽喉异物感消失；有少许疲乏、头晕，大便烂等不适。自觉发热，手足心、胸口为甚，时有汗出
5	04-15	桂枝加附子汤	桂枝15，白芍15，生姜30，大枣15，炙甘草15，炮天雄15，陈皮10，茯苓30，黄芪45，防风10，煅牡蛎30	7	睡眠时有反复，眠差时可诱发风团瘙痒；瘙痒时有反复，以股后侧、上肢外侧及面颊为主；头晕、发热，疲倦乏力已愈；腰痛明显，怕风
6	04-30	当归四逆汤	当归15，桂枝15，白芍15，细辛5，炙甘草15，通草10，大枣15，川芎15，阿胶10（烊化），牡蛎30，艾叶10，生山萸肉30	7	睡眠时有反复；瘙痒时有反复，以股后侧、上肢上侧及面颊为主；腰痛缓解
7	05-07	葛根汤合理中汤合麻黄细辛附子汤	葛根45，麻黄5，桂枝30，白芍30，生姜30，大枣30，炙甘草20，干姜15，白术15，熟党参15，熟附子15，细辛10	7	睡眠时有反复；风团瘙痒以躯体外侧面为主，来去迅速；夜尿多
8	05-14	葛根汤合理中汤合麻黄细辛附子汤	葛根45，麻黄5，桂枝30，白芍30，生姜30，大枣30，炙甘草20，干姜15，白术15，熟党参15，熟附子15，细辛10，山萸肉30，砂仁10	7	睡眠改善且1周未反复；风团瘙痒较前好转，来去迅速。腰痛、夜尿、疲倦感较前好转，眼睑下方密集脂肪粒较前明显好转。水样便，怕风
9	06-10	葛根汤合理中汤合麻黄细辛附子汤	葛根45，麻黄5，桂枝30，白芍30，生姜30，大枣30，炙甘草20，干姜15，白术15，熟党参15，熟附子15，细辛10，山萸肉30，砂仁10，当归15	7	服药期间，风团瘙痒及失眠未见发作；大便较前成形。停药8周，一般情况可，无风团瘙痒及失眠反复

按 分析病情特点：疾病发作具有时间规律，以夜间为主，11pm，4～5am尤甚，若从气血输注十二经的时辰而言，11pm为子时，胆经气血最盛，4～5am为寅时，肺经气血最盛，疾病可能涉及肾、心包、三焦、胆、肝、肺等多条经脉，与胆、肺经脉关系最为密切；若从六经欲解时而言，"太阴病欲解时，从亥至丑（9pm～3am）上""少阴病欲解时，从子至寅上（11pm～5am）""厥阴病，欲解时，从丑至卯（1～7am）上"，疾病可能与三阴经均有关系。

病自产后，迁延难愈而来，夏桂成认为，一则因亡血伤津而产后多虚；再则因恶露瘀滞而产后多瘀血；三则因耗气伤津及阳而产后多寒（"产后一块冰"）；因此百节空虚常易感受风寒邪气的侵袭而疾病缠绵难愈。"小产之伤，十倍于大产"，两次人工流产手术会使患者冲任、胞宫直接受损而耗伤肾之元气精血，从而造成气血不足与肾虚，人工流产或刮宫次数愈多则正气愈伤。

患者体质以虚损为主，其对清热祛风活血方药并不敏感，长期忍受瘙痒、不寐、腹泻、易感冒、疼痛等多种病症的折磨，温补脾肾的方药对所患腹痛、腹泻及疲倦易感冒有效，可知患者更适合于温补，体质应偏于气虚、阳虚。此外，眼睑下为足阳明胃经四白穴所在位置，密集脂肪粒则多可从脾胃虚弱生痰湿加以认识。

分析用药特点：本案以"治风先治血，血行风自灭"为法，体现了"因势利导，祛邪外出"的治病思路。杨医师在充分考虑诸多病史特点，如产后起病，既往治疗史，自发时间规律等的基础上首选以当归四逆加吴萸生姜汤为主方。其后，当患者罹患感冒，屡服辛凉解表药物而乏效时，杨医师以桂枝加附子汤为主方加味而获效。末了，当患者因正气渐盛而驱邪外出，见风团集中于足太阳膀胱经循行所过部位时，杨医师以葛根汤为主方加味而获效，一举扭转了正邪间邪盛正衰的格局，使患者能停药2个月余而不见瘾疹及不寐发作。

本案以桂枝汤为主方加减而获效。当归四逆加吴萸生姜汤、桂枝加附子汤均为桂枝（汤）类方，前者系桂枝汤加入当归、细辛、吴茱萸、通草，具有温经养血、散寒止痛的功效；后者系桂枝汤加入附子，具有温里解表的功效；葛根汤非为桂枝（汤）类方，为在桂枝汤的基础上加入葛根、麻黄而成，具有发汗解表、散寒透疹的功效。综上所述，杨医师是在合理、灵活以桂枝汤为主方加减的基础上取得了令人满意的疗效。

本案中杨医师对于脾胃的调理也值得重视，分别在三、四、五、七、八、九诊用茯苓、半夏、理中汤等药与方，一则因上呼吸道感染需半夏、茯苓化痰浊，二则具托里透疹之意，"欲解表里之邪，全藉中气为敷布"（《医方集解》），以葛根汤解表、理中汤调理脾胃而加强中气，这与托里透脓散、排脓内托散运用白术、人参、当归等药的用意是一致的。

分析服药后反应：患者首诊服用当归四逆加吴萸生姜汤后出现风团瘙痒明显增加的情况，此现象我们应如何考虑，杨医师为何仍然坚持使用本方且认为这是一个好现象呢？杨医师指出，患者因风团瘙痒与失眠而求诊，服药后虽风团瘙痒的程度明显增加，但持续时间却明显缩短，相较于前，此应作疹出顺畅且消退迅速理解；不寐也有一定程度的减轻，也从另外一个侧面说明瘙痒缓解，这是方药到位，驱赶"伏邪"出表的好现象。综观九个诊次服药后反应与遣方用药，也印证了杨医师的判断是正确的。"凡病若发汗、若吐、若下、若亡津液，阴阳自和者，必自愈"，人之生病均与人体正邪强盛进退密切相关，其临床特征虽有寒热虚实之不同，但都是阴阳逆乱、偏盛偏衰的结果，人体借药物之力影响、打破这种平衡，机体做出调整而出现衄血、战汗、下利、昏冒、目眩、发烦、发狂等反应。患者借助药力而使疹出增加且持续时间短则可视作上述"排病反应"的其中一种。杨医师也同时指出，业界不常以温经养血之法治风，多因阳药鼓荡气血，皮损多在服药后会增加，然决不能据此而畏惧或弃用阳药。就荨麻疹而言，若是疹出增加，瘙痒严重而消退缓慢，此为逆；反之若上文所述则为顺。

临床所见远比教材中所描述的复杂。以本案为例，不寐与瘾疹并见，应该是先治疗失眠还是皮肤病，还是两者可以同治？笔者认为，在具体案例中，没有最佳的答案，只有最恰当的选择。杨医师很好地运用整体观念、一元论的思维解决患者的所急所苦。不因皮损与失眠而畏惧使用温热药物，不仅体现了杨医师的胆识与经验，也反映出可从虚寒论治上述疾病。"总之，用姜附亦必究其虚实，相其阴阳，观其神色，当凉则凉，当热则热，何拘以姜、附为咎哉"（《伤寒恒论·太阳少阴总论》），一如郑钦安所言，关键还是在于辨证施治。

七、流派研究前沿

流派代表性传承人杨志敏医师，以四逆汤合桂枝甘草龙骨牡蛎汤为主方，历经十数载的耕耘，形成广东省中医院院内协定膏方——舒心安神膏。多项临床研究共同表明，舒心安神膏对于慢性失眠的主客观睡眠质量有明显的改善，对于日间功能的改善相较于西药治疗尤为突出，对于焦虑、抑郁情绪具有明显的改善作用，疗效与认知行为治疗效果相当。未来，我们将通过更多的临床与实验研究，为此膏剂的科学内涵的阐释与临床推广，寻找更多的证据与支撑。

参 考 文 献

[1] 韩芳，唐向东，张立成. 中国失眠症诊断和治疗指南[J]. 中华医学杂志，2017，97（24）：1844-1856.

[2] 苏亮，陆峥. 2017年中国失眠症诊断和治疗指南解读[J]. 世界临床药物，2018，39（4）：217-222.

[3] 王晓秋，吴文忠，刘成勇，等. 基于中医体质失眠影响因素的 Logistic 回归分析[J]. 中国中西医结合杂志，2020，40（3）：304-308.

[4] 姜雨. 环境与遗传交互作用对新疆不同职业人群睡眠质量影响的研究[D]. 乌鲁木齐：新疆医科大学，2017.

[5] 张存悌，车群，唐学文. 火神派温阳九法[M]. 北京：人民军医出版社，2010.

（管桦桦　徐福平　原嘉民）

第三节　超重与肥胖

肥胖是指体内脂肪堆积过多和（或）分布异常，体重增加，是遗传、环境等多种因素相互作用导致的慢性代谢性疾病。目前[1]，中国已经成为世界上肥胖和超重人数最多的国家，约42%的成人和16%的儿童青少年超重或肥胖，预期今后肥胖和超重患病率还会持续上升，预防与治未病工作刻不容缓。

超重与肥胖，常通过体质指数（body mass index，BMI）和腰围加以诊断与评估。就中国标准而言[1]，超重为 24≤BMI≤27.9，肥胖为 BMI≥28，中心型肥胖前期为，85cm≤成年男性腰围≤90cm，80cm≤成年女性腰围≤85cm；成年男性腰围＞90cm、成年女性腰围＞85cm 为中心型肥胖。肥胖可导致慢性非传染性疾病在整个生命周期内的发病率增加，会影响生产力，能造成巨大的经济损失，除此以外，它更是一种"损美性"疾病，对精神、心理亦有影响。

中医学探讨肥胖的论治已有千年，《灵枢·卫气失常》中对超重与肥胖人群做了"脂人""膏人"和"肉人"的描述与分型；《素问·奇病论》对相关的病因做了探讨与分析，"此肥美之所发也，此人必数食甘美而多肥也，肥者令人内热，甘者令人中满"；后又经历代医家的补充与完善，痰湿水饮、膏脂浊瘀等既是病理产物也是致病因素逐渐为业界所认可与强调。无论是膏、脂、肉人的古代分类还是湿热、痰湿、气虚、阳虚体质的当代分型，均说明中医学很早就将超重与肥胖看作是一种"体病相关"的综合征或病理状态而非单纯的疾病。

笔者认为，看待肥胖与超重应联系表里内外，阳气郁遏、升降失常、出入无序是启动相关病程的始动因素，脏腑功能紊乱、病理产物丛生贯穿体质状态的全程；"阳气郁遏，痰浊停聚"

是其核心病机，正邪、虚实力量间的变化，对相应并发症的出现，起着决定作用。

一、病 因 病 机

既往《中医内科学》教材认为，肥胖多因年老体弱、过食肥甘、缺乏运动、情志所伤、先天禀赋不足等导致湿浊痰瘀内聚，留着不行而形成。笔者在肯定上述观点的基础上，认为以下信息可作补充。

1. 遗传

研究发现[2]，父母的体重情况可以通过遗传因素影响子女超重及肥胖的发生，父母双方都肥胖的儿童发生肥胖的风险高于父母双方都不肥胖的儿童。2016 年，马军等在北京市 749 名 7～15 岁学生中进行的调研发现，父母双方都超重或肥胖、仅父亲超重或肥胖、仅母亲超重或肥胖的儿童，发生超重或肥胖的危险分别是父母双方都为正常体重的儿童的 4 倍、3.1 倍与 2.7 倍。以 *FTO* 基因为例，位点 rs9939609 两个危险等位基因 AA 的纯合突变个体，发生超重及肥胖的风险增加 67 %；即使该位点基因型是杂合突变（TA）的个体，发生超重及肥胖的风险也要增加 32%。现有证据表明[3]，绝大多数的肥胖症流行现象只是发生在最近这几代人身上，约 70%与肥胖相关的生理变化与家族因素相关。年龄越小发生的严重肥胖个体，越有可能携带与肥胖发生相关的基因突变。

2. 年龄

流行病学调查表明[4]，我国成人超重与肥胖率总体均呈现男性＞女性，城市＞农村，而且两者随年龄增长均表现为先升高后降低。超重率最高的年龄段：男性为 40～49 岁，女性为 50～59 岁；肥胖率最高的年龄组：男性为 30～39 岁，女性为 60～69 岁。2002～2012 年，我国 6～17 岁儿童青少年超重与肥胖率在 10 年间增长迅速，男童超重、肥胖的增长速度＞女童；农村儿童青少年超重与肥胖的增速均＞城市儿童青少年；农村男童超重率、肥胖率均已赶超城市男童。10 年间，我国城市男童和女童、农村男童和女童超重肥胖率分别上升 6.5%、4.2%、10.1%和 7.0%。以上数据有力的说明，男性中年多"油腻"，超重与肥胖已不是老年人的"专利"，年老体弱导致肥胖的说法并不全面。

3. 饮食

研究显示[2]，城市儿童饮料的人均日饮用量从 1998 年的 329ml 上升到 2008 年的 528ml，过量饮料的饮用会增加肥胖发生的危险。每天每增加 1 份（330～350ml）含糖饮料的摄入，持续 1 年可使儿童 BMI 增加 0.06，减少含糖饮料摄入可使儿童 BMI 降低 0.17。越来越多的证据表明，含糖的饮料、冰淇淋、蛋糕、饼干、酱料等饮品、零食及调味剂的摄入，是造成体重增加的重要因素。也就是说，"肥甘厚味"不仅是我们餐桌上的"大鱼大肉"，更是我们手机程序中的每一单"甜蜜"的外卖。目前为专家所推荐的饮食方式是减少多余糖的摄入，减少精致谷物的摄入，适度摄入蛋白质，增加天然脂肪、膳食纤维，这些均有助于体重的管理与控制。

4. 运动

劳逸失调被认为是造成肥胖的重要原因，运动减重为人们所强调与熟知。事实上，运动与否对于体重管控的作用，也是存在争议的。一方面[3]，充分与规律的身体活动，少坐多动、改变出行方式、增加家务活动等健康的生活方式有助于提高人群的胰岛素敏感性，加快能量代谢，降低代谢性疾病的患病率；另一方面，由于"补偿机制"的存在，使得运动无法成为彻底的、直接的、高效的减轻体重的方式。一般认为，运动能调节人体激素，并进而缓解与释放压力，改善情绪，控制旺盛的食欲。

5. 睡眠

优质、高效的睡眠质量对于体重管控的重要性易为人们所忽视。人们习惯将睡眠等同于安逸，有人牺牲休息时间用于工作、娱乐，有人在休息时间进行体育锻炼等，这些行为，均是不利于减重的。事实上[3]，睡眠时间不足与体重增加有关，睡眠时间＜7小时，开始出现体重增加现象；如果睡眠＜5～6小时或更短，体重更易增加。该现象主要是因为人体生物钟被打乱，压力激素分泌紊乱，饥饿产生机制激活，一系列的作用下，胰岛素分泌及敏感性均会明显下降。任何有效的体重管控，均应保证充足的睡眠。

笔者认为，阳气运行失常是超重与肥胖的始动因素，不良的饮食、作息习惯常会影响人体阳气的运行。阳气郁遏于中焦，造成胃强脾弱或者脾胃升清降浊、推陈致新的功能失调，逐渐痰饮水湿弥漫、膏脂浊瘀堆砌，造成形体、精神、肌肤、腠理、经络、血络、关节、睡眠等的改变，并逐渐影响人体衣、食、住、行等方方面面。病久浊阴僭越、阳气虚弱，本虚标实，已是痼疾沉疴。

二、辨证要点

笔者在赞同《中医内科学》以"辨虚实""辨标本""辨脏腑"为辨证要点的基础上，认为超重与肥胖，是一种以湿热、痰湿或气虚、阳虚为主，或相互兼夹的体质状态，这种状态在一段时间内是长期存在的，往往就诊时并没有亟须解决的所急所苦。医者可在厘清阴阳虚实的基础上，通过丸、散、膏、丹等缓释剂型，针灸、刮痧、拔罐等易于坚持的外治法，改善患者的体质状态。

早在《黄帝内经》的时代，中医学对超重与肥胖人群已有认识与划分。如《灵枢·卫气失常》中载："黄帝曰：何以度知其肥瘦？伯高曰：人有肥、有膏、有肉。黄帝曰：别此奈何？伯高曰：腘肉坚，皮满者，肥。腘肉不坚，皮缓者，膏。皮肉不相离者，肉。黄帝曰：身之寒温何如？伯高曰：膏者，其肉淖，而粗理者身寒，细理者身热。脂者，其肉坚，细理者热，粗理者寒。黄帝曰：其肥瘦大小奈何？伯高曰：膏者，多气而皮纵缓，故能纵腹垂腴。肉者，身体容大。脂者，其身收小。黄帝曰：三者之气血多少何如？伯高曰：膏者多气，多气者热，热者耐寒。肉者多血，多血则充形，充形则平。脂者其血必清，气滑少，故不能大。此别於众人者也"。仝小林院士及其团队通过临床研究，对膏人、脂人、肉人的特点做了如下的描述与研究[5]：

膏人：以"肉不坚""皮缓""肉淖""皮纵缓""纵腹垂腴""多气，多气者热，热者耐寒"为特点，即脂肪主要集中在腹部，腹部突出较大，四肢、臀部均相对较细小，蜘蛛状体形，多见于老年人。脂膏集中于腹部，其腹部外形远远大于"脂人"，大致与西医学中的"腹型肥胖"相似。临床还可细分为两种亚型：一种，腹壁脂肪型，即腹壁脂肪和肠周围脂肪都较厚；另一种，是腹内脂肪型，即腹壁摸起来较松软，不是很厚，但肠周围的脂肪特别多。

脂人：以"肉坚""身收小""血必清，气滑少"为特点，即全身脂肪均一分布，肩小，四肢匀称，骨骼较小，手小足小，皮肤细腻致密，胡须、腋毛、汗毛等体毛较稀疏及男性第二性征不明显，体形呈上窄下宽的梯形，脑力劳动者多见。脂人介于膏人与肉人之间，且脂人总体肥胖度较膏人为大，体质较好，肥胖而皮肉紧致，脂人与西医学中的"均一性肥胖"相似，属于全身脂肪之肥。

肉人：以"皮肉不相离""身体容大""肉者多血，多血者则形充，形充者则平也"为特点，即肌肉较发达，脂肪较少，肩宽背厚，臀大腿粗，骨骼偏大，手大足大，皮肤较粗糙，胡须、腋毛、汗毛等体毛较为浓密及第二性征明显；女性：臀大腿粗，有部分第二性征偏男性化，为人们常说的"体格壮实"，与西医学中的"均一性肥胖"有相似之处，其体重超标主要是体内肌肉过于发达所致，常见于重体力劳动者和运动员等。

仝小林院士及其团队对北京地区 1267 例汉族超重与肥胖成人的研究显示[5]，膏人的年龄高峰是 45 岁，脂人、肉人的年龄高峰分别是 27 岁和 37 岁；膏人的年龄均值明显大于脂人和肉人，年长 10～20 岁。膏人、脂人的发胖高峰主要集中在 30 岁，肉人的发胖高峰是 25 岁。就分布情况而言，膏人占被调查总数的 45.5%，数量最多，其次为脂人（27.7%）、肉人（26.8%）；就性别而言，男性的这三类人群分布较均匀，而女性则以膏人为主，肉人较少。膏人、脂人、肉人中符合脾肾气虚、气滞痰阻、脾虚痰湿三个证型的人数分别占被调查人群的 92.7%、80.6% 和 77.1%；膏人以脾虚痰湿、脾肾气虚为多，脂人、肉人以脾虚痰湿多见。超重与肥胖早期多表现为脂人和肉人类型，多为邪实或虚实夹杂；后期发展为膏人，则归于正虚，且常为因实致虚，形成虚实夹杂的病机变化。

除以上认识方法外，尚有如下体质学说沟通状态（人）-疾病-方药，具有很强的实用性，兹呈现如下。

麻黄体质[6]：易于出现麻黄证的一种体质类型，对这类人群体质使用麻黄类方则更安全且有效。外观特征：体格壮实，肌肉发达或肥胖，面色黄暗或有浮肿貌，皮肤较粗糙、干燥。腹肌有弹性，腹壁脂肪较厚，脉象有力，唇暗或紫红，舌体偏大，舌质淡红。好发症状：易闭汗或汗出不畅，易受寒，易喘，易鼻塞流清涕，肌肉酸重感，全身困倦，感觉不敏感，反应较迟钝，身体沉重感，有浮肿倾向。外观特征是临床使用麻黄及麻黄剂的重要指征。简单地说，黄胖或黑胖者，多可使用麻黄及麻黄剂。若体形消瘦、肌肉坚紧、面红赤、身热多汗、舌质红，或血压高、心动过速者，麻黄及麻黄剂宜慎用或忌用。

黄芪体质[6]：易出现黄芪证的一种体质类型，也是适宜长期服用黄芪及其类方的体质类型。外观特征：体形偏胖，精神疲惫，面色黄暗或暗红，缺乏光泽；肌肉松弛，皮肤缺乏弹性、湿润；腹部松软，腹肌萎缩而脂肪堆积，按之无抵抗感及痛胀感；面部及下肢多有浮肿；舌质多淡红或淡胖，或紫暗。中老年人较多见。好发症状：易疲乏，易出汗，易头晕、胸闷、气短，运动后尤为明显；能大量进食而不耐饥饿；大便不成形，或先干后溏。易浮肿，特别是下肢浮肿；畏风，易鼻塞、气喘；手足易麻木，骨关节疼痛；溃疡难以愈合。形象地说，肌肉松软、多水多湿的黄芪体质，如盛水的皮囊又如水豆腐。这种体质类型的形成除遗传因素以外，尚与长期缺乏体育锻炼、营养不良、贫血、久病等有关。此类体质的浮肿、易喘息、鼻塞等与"麻黄体质"相似，但无"麻黄体质"的无汗、身体痛。

需要注意的是，临床上也有各种体质类型兼见的情况，除外典型的膏人、脂人、肉人，混合型的肥胖者亦有，处方也可以加减、相合或交替使用。

三、治 疗 原 则

就病情病势而言，急则治其标、缓则治其本，若患者以头目眩晕、肢体疼痛、疮疡疖肿、风团瘙痒、烦躁易怒、腹胀嗳气、二便不利为所急所苦就诊时，应以汤药迅速解决患者的痛苦，再以缓释剂型巩固疗效及瘥后防复。

四、辨证论治

1. 表里同病，湿热壅盛

证候：肥胖，中青年人多见，体格壮实，精力旺盛，性格偏急躁，颜面色红而多油脂，毛发浓密，脐腹饱满充实、按之抵抗感足，手足皮肤粗糙、瘙痒，易有丘疹、风团、疔疖、疮疡；素喜肉食，口黏口臭，小便黄短，大便臭秽，女子月经稀发量少；舌色多红，苔多黄腻而燥。

治法：疏散风热，清热利湿。

常用方药：防风通圣散（《宣明论方》），汗、下、清利等法相合，经典的表里双解方，具有降脂、降压、通便、减肥等作用，适用于以头昏胸闷、身痒红疹、口苦舌干、涕唾稠黏、小便黄短、大便不通为特征的疾病和湿热体质的调理。由生麻黄、生石膏、生大黄、芒硝、荆芥、防风、山栀、黄芩、连翘、薄荷、当归、白芍、川芎、白术、桔梗、滑石（包煎）、甘草、（生或干）姜等药物组成，使用时建议按原方用量比例制成蜜丸或散剂，餐前服用，以大便畅通为度。

2. 表里同病，湿热中阻

证候：肥胖，中老年人多见，体格壮实，胸腹部视之饱满，触之上腹部充实饱满有压痛，情绪易激惹，有烦躁易怒、疲倦乏力、睡眠障碍等不适，多有颈肩疼痛、口咽干苦、嗳气欲呕、食后腹胀、泛酸、胃灼热、大便不利等症，舌色红，苔黄白厚腻而燥，脉沉滑而弦紧。

治法：解表攻里，清热利湿。

常用方药：大柴胡汤，重用柴胡为君药，取"推陈致新"之效用，传统的表里双解方，具有除胀、通便、降逆、清热、止痛的功效，具有增强胃肠动力、降脂、降压、免疫调节等作用，适用于以上腹部视之饱满，按之满痛为特征的疾病的治疗和实热性体质的调理。由柴胡、黄芩、半夏、枳壳或枳实、白芍、大黄、生姜、大枣等药物组成，取效后，调理体质、巩固疗效时，应小剂量或间断使用。

3. 表里同病，痰湿内盛

证候：肥胖，体格多壮实，面色暗黄，皮肤粗糙干燥，四肢困重，汗出不多，关节痛，口干舌燥，饮水可或偏少，大便溏薄，女性多有月经推迟、稀发或色暗、色淡或量少。舌色多淡红或不红，苔多白腻而不燥，脉应指不虚。

治法：解表除湿，运脾化痰。

常用方药：越婢加术汤，为《金匮要略》所载治疗水气病的专方，有消肿、止痛的功效，多用于以多汗、浮肿、疼痛为所急所苦的疾病急性发作。五积散（《太平惠民和剂局方》），以治气、血、痰、饮、食五积而得名，有解表、温中、除湿、祛痰、消痞、调经等作用，重用苍术为君药，既健运脾胃又可除内外湿邪，适用于以恶寒、无汗、身痛、呕吐、腹胀及月经不调为特征的疾病的治疗和寒湿体质的调理。由苍术、桔梗、厚朴、干姜、陈皮、枳壳、麻黄、白芷、川芎、甘草、茯苓、当归、肉桂、白芍或赤芍、半夏等药物组成，使用时建议按原方用量比例制成散剂或袋泡茶饮，沸水泡服或煎服。

4. 表虚里饮，脾虚湿困

证候：肥胖，中老年人多见，形体多浮肿，不为壮实，面色萎黄，皮肤湿润、动辄汗出，肌肉松软，腹膨隆而松软，易浮肿，下肢为甚；口干多不苦，饮水尚可，小便不利，腰膝踝关节疼痛，舌色多淡红或暗红或白，苔多白腻而不燥。

治法：益气固表，健脾利水。

常用方药：防己黄芪汤，方中防己应使用汉防己、粉防己而不用广防己，取其"利大小便、通腠理"的功效，对以下半身浮肿、下肢浮肿、关节疼痛为所急所苦或为主要兼证的肥胖患者有良效。由粉防己、生黄芪、白术、甘草、生姜、大枣等药物组成，取效后，调理体质、巩固疗效时，应小剂量或间断使用。

5. 水湿内停，脾肾阳虚

证候：肥胖，面色萎黄或晦暗浮肿，四肢困重倦怠，畏寒怕冷，头昏沉，甚时昏仆欲倒，口干渴而不欲多饮，或饮后腹胀、小便频数，中上腹胀，肠鸣频繁，进食瓜果生冷及寒凉食物后尤甚，或诱发腹泻，大便多溏薄。舌色淡红、白或暗红，苔白滑腻，质嫩而体胖大，脉沉。

治法：温补脾肾，通阳利水。

常用方药：温氏奔豚汤，由附子、肉桂、红参、沉香、砂仁、山药、茯苓、泽泻、牛膝、甘草等药物组成。本方为山西中医学院温碧泉先生所创，与《金匮要略》奔豚汤名同方异，经李可老先生所著《李可老中医急危重症疑难病经验专辑》为业界所熟知，具有温补脾肾、通阳利水的功效，为"益火之源，以消阴翳"的代表方，适用于眩晕头重、腹痛泄泻等病证急性发作。五苓散为经典的通阳利水剂，有保肝、降脂、利尿等作用，由泽泻、猪苓、苍术或白术、茯苓、桂枝或肉桂等药物组成，使用时建议按原方用量比例制成散剂或袋泡茶饮，用米汤调服或热开水冲服。

五、养生调摄

1. 荷苡茶

材料：荷叶5g，炒薏苡仁10g，炒山楂3g，红糖或冰糖适量。

做法：上述材料洗净；放入茶壶内，加入适量热开水，加盖浸泡10分钟；加适量红糖或冰糖调味，即可饮用。

解析："荷叶服之，令人瘦劣"，荷叶有助于减肥、控制血脂，薏苡仁能清热祛湿，炒制后不至于寒凉；山楂消食健胃、活血祛瘀，炒制后加强消食功效。三者相合再加少许糖调味，成一杯清扬瘦身的茶饮，对湿热、痰湿体质的代谢及心脑血管疾病人群尤为适宜。

注意事项：本茶饮可反复加水泡饮；孕妇不宜；脾胃虚寒、气血虚弱者可加适量生姜、大枣。

2. 鲜爽玉米冬瓜羹

材料：鲜玉米2根，豌豆100g，红萝卜半条，马蹄10个，冬瓜100g，鸡蛋1个。

做法：鲜玉米的须及玉米粒摘下备用；加适量的水把玉米须与玉米棒放在锅里先煮20分钟，去渣；其他材料洗净，红萝卜、冬瓜、马蹄去皮切粒；把所有食材都放入汤水中煮10分钟，关火，把鸡蛋搅匀放入汤中，调味即可。

解析：甜玉米属于低热量、低碳水化合物的食物，是代替主食的好选择之一。配合饱腹感很强的豌豆，健胃消食的红萝卜、马蹄，以及能清热利湿、减肥降脂的冬瓜，整个膳食口感清爽而且热量低，在补充营养的同时也可以减少过多的热量摄入，达到降脂减肥的效果，是湿热或痰湿体质的肥胖人群减重的不二之选。

3. 高汤浸苦瓜

材料：猪骨300g，瑶柱（干贝）50g，苦瓜2个，生姜5片。

做法：苦瓜洗净，纵向切薄片，用盐腌制半小时，再用清水洗以去其苦味，备用；猪骨斩件焯水，把瑶柱、生姜一起放入锅内加清水熬汤 1 小时成高汤；将苦瓜片放入汤内白灼至刚熟，调味即可。食用时苦瓜片可适当蘸芥末等其他配料。

解析：猪骨能补中益气、养血健骨，搭配具有清热消暑、清肝明目作用的苦瓜，特别适合易上火而见口干口苦的湿热体质人群。

注意事项：苦瓜性寒，阳虚体质人群请勿过量食用，或烹饪时增加生姜用量，或在汤中加入胡椒粉。

4. 鹰嘴豆鸡胸沙拉

材料：鸡胸肉 100g，鸡蛋 1 个，鹰嘴豆 100g，荞麦面包 2 片，橙子 1 个，青柠檬数片，油醋汁、橄榄油、食盐各少许。

做法：鹰嘴豆提前一晚泡发，冲洗干净；鸡胸肉洗净切块，用少许食盐、橄榄油腌制半小时；橙子洗净去皮，果肉切粒；荞麦面包用面包机烘脆后切小块备用。锅中加适量清水和少量食盐，大火烧开后，把鸡蛋和鹰嘴豆放入煮 15 分钟左右至豆软绵；捞出鹰嘴豆沥干，鸡蛋剥壳切成 6 等份备用。热油起锅，放入鸡胸肉煎至两面稍金黄，再放入鹰嘴豆同炒，加入少许清水，煮约 1 分钟即可起锅。把所有材料放入大碗中，加适量的油醋汁、橄榄油，挤入青柠檬汁，拌匀即可食用。

解析：所使用的食材，都有比较低的血糖生成指数，而且搭配适宜，能够很好地控制餐后血糖。另外，这款美食的多种食材还含有一种叫肌醇的维生素，这种维生素能够很好地改善血糖的代谢。这款可口的沙拉，不管是作为正餐还是加餐，都是控制血糖、维持健康体重的不错选择。

注意事项：食材用量为 2～3 人/份，菜式没有使用千岛酱或沙拉酱而用含糖量较低的油醋汁。

六、名家医案节选[7, 8]

案一 胡某，女，46 岁，1979 年 10 月 31 日初诊。

突然昏厥邀诊，至则已醒，心有余悸，甚为恐惧。询之，患肾性高血压已 5 年，低压常在 110～120mmHg，曾服镇肝熄风汤、羚角钩藤汤近百剂，不仅无效，反增食少便溏。近 3 年异常发胖，头晕畏寒，呕逆腹胀，足膝冰冷。近 1 个月服羚羊角粉后，常觉有一股冷气从脐下上冲，冲至咽喉部，人即昏厥，三五日发作 1 次。其眩晕如腾云驾雾，足下如踏棉絮，越胖越觉无力。腰困如折，小便余沥，咳则遗尿，时有咸味之痰涎上涌，常起口疮，头面又觉烘烘发热，每日中午面赤如醉。舌淡胖，苔白腻，脉洪不任按，久按反觉微细如丝。

予温氏奔豚汤，附子（量至）30g，加吴茱萸 15g，肾四味（枸杞子、菟丝子、淫羊藿、补骨脂）各 60g，生龙骨、生牡蛎、活磁石、紫石英（煅）、山萸肉各 30g，加冷水 1500ml，文火煮取 600ml，日 3 服，3 剂。

1979 年 11 月 3 日二诊：患者在无人陪侍下坐班车来门诊，诉：服药 3 剂，每天小便很多，全身舒适，头不晕，脚底不飘浮欲倒，腹中觉暖，再无冷气上攻，心中也不觉怕了。每天服药后，腹中阵阵响动，矢气极多。药已中病，嘱守方再服 10 剂。

1979 年 11 月 25 日，其夫特来门诊告知，诸症均愈。低压控制在 80～90mmHg，已正常上班。

案二 曾某，23 岁，太原市某养生堂职工。父母为双职工，常被锁在家里，冰箱里准备了食物、饮料，10 岁那年，孩子渴了就喝可乐、健力宝，一个月喝了 30 箱，体重增加了 8kg，原来一个瘦弱的小女孩，逐渐变成了一个胖墩。今年 8 月找我看病，体重达 98kg，月经不正常，畏风，冷特甚。

遂开了我书中的"温氏奔豚汤"，加五灵脂 30g，车前子（包煎）30g，甘草 30g，生姜 45g，大枣 25 枚。上药因痛经、巅顶痛加入厥阴主药吴茱萸 45g，方中附子逐日叠加，服药 30 剂后休养半个月，至 10 月 22 日，共减重 22kg。灰暗面色转为红润，人也变得轻灵活泼，痛经也好了。

按：名老中医李可先生认为，两案均系体现"十个胖子九个虚"。就案一而言，"清阳不升，浊阴不降，命火衰微，不主温煦，火不生土，中阳失运，复加误用寒剂，更损元阳，阳虚阴盛，寒湿停聚，浊阴僭越，故而见畏寒，腰困如折，足膝冰冷，小便余沥，肥胖，呕逆腹胀等不适，至于口疮、头面烘热、头晕，面赤如醉等症，为阴盛于下，逼浮阳上越，下寒是真，上热是假"。就案二而言，"（应为）三阴（太阴、少阴、厥阴）阳虚，寒湿凝阻，肥胖为寒湿瘀浊堆积三阴"。当遵"益火之源，以消阴翳的治法，试想肾阳一旺，气化周行，清阳上升，浊阴下降，如日照当空，坚冰自然消融。"就临床所见，"多数病人反映，服本方后，随着二便量增加，主证与兼证逐步消失，如精选药物，改良剂型，或可治疗肥胖病及与其相关的多种并发症"。

七、流派研究前沿

2019 年 10 月，省部共建中医湿证国家重点实验室通过中华人民共和国科学技术部、广东省科技厅组织的专家论证，正式立项启动。岭南扶阳与经方流派作为重点实验室"早期干预与预警"方向的实施者，正试图通过"中医干预湿证代谢综合征的前瞻队列/随机对照研究""中医干预湿证血脂异常症的前瞻队列/随机对照研究"等课题研究，构建了中医药辨识与预警湿病（证）的体系，阐释了中医药治疗岭南湿证（病）的科学内涵。

参 考 文 献

[1] 中国营养学会. 中国肥胖预防和控制蓝皮书[M]. 北京：北京大学医学出版社，2019：1-7，80-81.

[2] 马冠生. 中国儿童肥胖报告[M]. 北京：人民卫生出版社，2017：13-19.

[3] 〔加〕冯子新. 肥胖代码：减肥的秘密[M]. 钱晓京，贾文军，译. 北京：人民邮电出版社，2019：14，34-41，71-72，170-185.

[4] 赵文华，王京钟. 中国居民营养与健康状况监测报告，2010—2013 年人群超重肥胖及十年变化[M]. 北京：人民卫生出版社，2020：58，88.

[5] 仝小林. 脾瘅新论 代谢综合征的中医认识及治疗[M]. 北京：中国中医药出版社，2018：43-58，236-242.

[6] 黄煌. 中医十大类方[M]. 第 3 版. 南京：江苏科学技术出版社，2010：46，140-141.

[7] 李可. 李可老中医急危重症疑难病经验专辑[M]. 太原：山西科学技术出版社，2002：383-384.

[8] 田原. 捍卫阳气不生病——纪念一代大医李可（纪念版）[M]. 北京：中国医药科技出版社，2013：69.

（管桦桦 陈欣燕 黄 鹂）

第四节　内科病证（症）的常见体质状态与饮食调理

一、三因制宜

风情，为某地域风土与人情之简称，多指地理环境与民俗习惯等。岭南一域，地处五岭（大庾岭、骑田岭、都庞岭、荫渚岭、越城岭）以南，包括现今广东、香港、澳门、海南及广西部分（三省二区），其中，广东珠江三角洲一带是该区域的政治、经济、文化与医学中心，并由此向东盟各国辐射。岭南，为珠江水系滋养，终由广东省境内 6 个市县的"八大口门"注入南海，"其握大江之下流而吸其菁华也，与北部之燕京，中部之金陵，同一形胜，而支流之纷错过之，其两面环海，海岸线与幅员比较，其长卒为各省之冠"（语出梁启超），北有五岭、百川入海，南濒海洋、遥长的海岸线等，特殊的地理环境使该地域深受亚热带季风气候影响。广东地形呈现"山丘多，平原少"的特点，平原约占全省面积的 10%，丘陵山地则占 75%，省内东、北、西三面环山，粤东有莲花山、罗浮山、九连山；粤北有骑田岭、大庾岭与江西、湖南相接；粤西有云开大山、云雾山等山脉与广西相连。这里位居东、南、西、北、中五大方域之正南，受海洋季风和大陆气候的双重影响，气温高、雨水充沛、空气湿度大，这些鲜明且与中原内地迥异的气候环境特点，对民俗文化、当地人群体质、易感病证，对中医辨证施治、遣方用药，均有着重要影响[1]。

1. 异法方宜在岭南

"黄帝问曰：医之治病也，一病而治各不同，皆愈何也？岐伯对曰：地势使然也"（《素问·异法方宜论》），问：医生治病，就算是同一种病，虽然各人采用的方法并不相同，但是都能治好，这是为什么呢？答：自然风土的不同而使得医生们采取了与之相适宜的方法。由于百姓所居地域的差异，人们受本地域气候地理因素的影响，形成体质上的特殊性和差异性，即使病证的诊断相同，也需"因地制宜"采取不同的方法。

（1）全年暖热[1]：从全年来说，岭南是我国最暖热、能量最多的地域，该域气温偏高的特点主要体现在冬半年，在冬季获太阳辐射能比我国其他地区明显居多。以广府一带为例，即使时值冬季，"太阳高度角"也仍在 45°以上，接受阳光能量辐射较多，全年只有凉季而无冷季，"回南天"多发的 3～4 月，日间温度约在 17℃，明显比中原内地温暖。值得注意的是，相较南昌、武汉、长沙、杭州、福州等"火炉"城市，珠江三角洲区域在夏日极端高温上相较于上述区域是有所逊色的。"人言南中炎暑，然暑非有甚也，但多时耳"，这句话明确点出岭南的炎热是胜在"数量上"而非高温极端天气上，尤以冬季为突出。

明代屈大均言："广州风候，大抵三冬多暖，至春初乃有数日极寒，冬间寒不过二三日复暖。暖者岭南之常，寒乃其变，所以者阳气常舒，南风常盛。火不结于地下而无冰，水不凝于空中而无雪，无冰无雪故暖"（《广东新语》）。其更直截了当地指出，"岭南之地，愆阳所积，暑湿所居"是该地域的特点，愆阳之"愆"义同淫雨的"淫"，为多余、超过之意；愆阳本指冬季气候温和、有违节令，亦可指天气酷热。"夏多而微有冬，春秋不复辨矣"，"愆"与"积"（聚集、笼罩之义）这两字眼，很好地形容出该地域长期温热，一年中几乎没有气象学中严格意义上的冬季存在。

（2）高湿多雨[1]：岭南，受海洋与大陆性气候的深刻影响，夏半年受东南季风的影响，自5月份起开始进入台风活跃季节，常呈"来得早去得迟"趋势，台风积云雨在南海西太平洋形成，为该地域带来充沛的降雨和持久的炎热，每年7～9月的降水量，可占年降水量的40%～50%，岭南因此成为我国的高湿地区，年平均相对湿度普遍在75%以上。虽然这里日照充足，但是云量也多，晴天日数是全国最少的区域，反之阴天日数为我国之最。

宋代李璆言："晨夕雾昏，春夏淫雨，一岁之间，蒸湿过半，三伏之内，反不甚热，盛夏连雨，即复凄寒。饮食、衣服、药食之类，往往生醭（bú，酒液等表面的霉变层，亦泛指东西受潮所生的霉斑）"（《岭南卫生方》）。天气阴晴不定，时而降雨，时而明媚，加之岭南地形以山岚丘陵为主，山岚雾气、地表水气不易消散，形成了以潮热炎热为特征的气候环境。人居期间，最大的身体感受便是有"蒸湿"之感，这是一种闷热、潮湿、汗出不彻、黏腻不爽的身心体验，常伴神疲乏力、皮肤瘙痒、头昏如裹、口干（苦）黏腻、食欲下降、小便黄短、大便不爽、下肢浮肿等不适。"岭南之雾，近山州郡为多，自仲春至于秋季无时无之"（《广东新语》），"寒热之毒，蕴积不散，雾露之气，易以伤人"（《圣济总录》），蒸湿郁积并伴有冷热的变化，常被视作导致人体不适的致病因素。虽斗转星移，然粤人今时就医开口便问"系唔系好湿"，多是因袭而来。

2. 四时不正气难藏

中华文明及中医药学主要形成在位于温带的黄河流域，那里寒来暑往、四季分明，这种恒定有序的自然规律，被中原王朝、古代先贤视作天道中正、圆道循环。气随时间进行循环运动，流畅而不窒碍、有序而不紊乱，此类运动广泛地存在于自然界、技术领域和人类的思维之中，该理念很早就成为国人牢固的思维习惯，渗透到中华民族传统文化的各个层面。无论是四季寒暑更迭、天地之气升降、月相变化还是人气消长、人体经脉流注等这些规律、节律都是该理念、思维的体现。

"夫四时阴阳者，万物之根本也。所以圣人春夏养阳，秋冬养阴，以从其根，故与万物沉浮于生长之门。逆其根，则伐其本，坏其真矣"（《素问·四气调神大论》），春夏养气之升发，秋冬顺气之沉降，大自然从而得以完成生、长、化、收、藏的循环过程，冬季封藏是自然界序列中的重要节点，此时树木凋敝、动物蛰藏、瑞雪降下等我国温带的冬季景致，被视正道、天理。相较之下，岭南一域"冬无霜雪、四时放花"、有春夏而无秋冬，这种"四时不正""冬藏不严"，常被定义为"异类"，视作天地阴阳乖乱，圆道不圆。

"孟冬行春令，则冻闭不密，地气上泄"（《礼记·月令》），"气候恒燠（yù，热），参差不齐；冬寒不严，阳气乱泄"（《元一统志》），"岭南既号炎方，而又濒海，地卑而土薄。炎方土薄，故阳燠之气常泄；濒海地卑，故阴湿之气常盛……阳气泄，故冬无霜雪，四时放花"（《景岳全书》），"广中地土低薄，炎热上蒸，此乃阳气尽泄"（《广志绎》），等等，这些古籍都记载着岭南地域存在冬无严寒、四时不正和地气开泄、阳气难藏的情况。

岭南在相当长一段时间内被中原人视作蛮荒、烟瘴之地，因此，有古代学者在描述岭南风土时常夹杂着或多或少的"嫌弃"之情。"初春百卉荫密，枫槐榆柳，四时常青。草木虽大，易以蠹（音dù，义蛀蚀、损害）腐。五谷涩而不甘，六畜淡而无味，水泉腥而黯惨，蔬茹瘦而苦硬"（《岭南代答》）。南宋地理学家周去非认为，虽然地气开泄能使四季常青，但是缺乏瑞雪的封藏，该地物产的质量却逊于北方，集中体现在树木的材质、农作物的口感及牲畜肉质等上。"人生其间，率皆半羸而不耐苦……皆风气使然也"（《岭外代答》），周氏指出，粤人与域外中原人相较，在体格、精力、耐力等方面处于劣势。

综上所述，在这种"闭藏少而宣泄多"的自然风土和主观意象的作用下，粤人今日祛疾养生仍强调"上火""降火"，应是与此相关的。

3. 天人相应塑体质

"善言天者，必有验于人"（《素问·举痛论》），"人与天地相参也，与日月相应也"（《灵枢·岁露论》），"人以天地之气生，四时之法成"（《素问·宝命全形论》），"天人相应"的理念，是中医认识人体，理解、探讨人与自然关系的特色思维方式。俗谚云"一方水土养一方人"，岭南特有的气候风土对粤人的肤色、体格、精力、性格、禀赋、饮食行为等方面都有着深刻的影响。体质，是人类生命活动的一种重要表现形式，通过人体形态、功能、心理等各方面予以表现，不同个体间是有差异的，这种差异，既有因生存空间上存在自然地域性差异而形成的群体差异，又有在相同的生存空间因禀赋、生活方式、行为习惯的不同而形成的个体差异。

当代岭南医学专家郑洪教授，在"阳浮阴闭，元气不固"的传统体质观基础上，更进一步提出"上焦多浮热""中虚多蕴湿""下元多寒湿"易患病证趋向。分述如下。

（1）上焦多浮热[1]："阳燠既泄，则使人本气不坚，阳不下降，常浮而上，故病者多上脘郁闷，胸中虚烦"（《岭南卫生方》），阳热发散难藏，则容易使人元气不固，阳气疏于潜降则浮越在上，因此人们多有胸闷心烦、上腹胀满等不适。粤地百姓常将头面五官的红肿热痛，诸如口咽干苦、咽喉肿痛、目赤眼眵、头痛头昏、胸闷心烦等不适归咎为"上火"，喜以凉茶调理祛疾；医者虽知有"寒凝阳郁""实热上炎""阴虚火旺"等异同，但亦多言"燥热"。如是观之，粤人今日膳食养生，寻医问药，仍喜言"火"与"燥"，既是环境所致，又是民俗相袭，更是体质相传。

（2）中虚多蕴湿[1]：明代郑全望言："发瘴之地，其地多山，其土卑薄。方其晴明，天气热蒸，地下生水；及其阴雨，地下多湿。人生其间，常履于湿土之上。经曰谷气通于脾，湿伤脾内，故脾胃之虚，多由阳气浮于上，阴湿之气伤于下而然，非若内伤之主于饮食劳倦也。"岭南低洼的地势，炎热与潮湿的气候，人长期处于"蒸湿"环境中，是引起脾胃虚弱的主要环境因素。人居其间，易于出现四肢倦怠、脘腹胀满、疲劳气短、胃纳不佳、小便黄短、大便黏腻等脾（胃）虚湿（热）盛的病理状态，喜以靓汤祛湿（热）养（脾）胃。时过境迁，民众寻医问药时，张口伸舌后，便问"系唔系好湿"，由是观之，既是环境所致，又是民俗相袭，更是体质相传。

（3）下元多寒湿[1]："凡阳气常泄得疾者，虽身热而亦多内寒""阴湿之气常盛……人居其间，类多中湿，肢体重倦，又多脚气之疾，盖阴常偏盛而然……阴湿既盛，则使人下体多冷，阴不上腾，常沉而下，故病者多腰膝重痛，脚足寒厥""南方之地……人居其中，因寒湿之气盛，故下体重湿，生痰又多"（《岭南卫生方》），人体阳气失于封藏，长期处于耗散状态，则容易导致肾气不足、元气不固，适值湿性趋下，则容易造成肢体尤其是下肢的沉重、酸软、痿弱，易有关节酸软、肌肤肿胀、皮肤瘙痒等不适，除外祛湿靓汤外，百姓多适宜饮（药）酒、二至（夏至和冬至）进补以应对寒湿痹痛。可知，既是环境所致，又是民俗相袭，更是体质相传。

在炎热与蒸湿相伴的环境下，在对于自己体质、状态或多或少的了解下，岭南民众主动运用中草药配合时令食材，根据四时环境的变化，以粥水、靓汤、糖水、凉茶、佳肴等为具体载体，承载着人们养胃、祛湿、滋润、降火、清补、叹世界等养生目标和人生境界，用以缓解、调理身心不适。岭南与其他地域迥异的气候环境特征、丰富的食材物产，使粤人在食治调养上具有更多民众性、自觉性和必要性，其经验代代相传，至今岭南家家户户，均能制作药膳饮食，这是中医药在该地域不断普及、熔铸于生活的体现。

二、药食同源

"未有火化，食草木之食，鸟兽之肉，饮其血，茹其毛，未有麻丝，衣其羽皮"（《礼记·礼运》），茹毛饮血的古代先人们，在还不会运用火时，为了生存，常将草木、鸟兽直接生吞活剥而食。不知多少岁月，随着生活实践的不断积累，人们开始掌握、逐渐积累对于食材的运用经验。"尝百草之滋味，水泉之甘苦，令民知所避就，当此之时，一日而遇七十毒"（《淮南子·修务训》），"神农尝百草"的典故、传说便是这一历史进程的反映。人类偶然发现某些物品在果腹的同时，还具有增强体力、缓解病痛的作用，便从饥不择食逐渐过渡到有目的的选择，即摒弃有害食物而选择有益食物。随着先人们对火的运用日益熟练，逐渐将可以经常食用、功擅补养人体的植物与那些偏性较重却能纠正人体不平衡的物品分开，由此分出了食与药，食以果腹，药以疗疾。《神农本草经》书中有关上、中、下三品的设置，想来也是带着这样的初衷的。在部落里，厨子用火烹饪，帮助辛劳的人恢复体力，医生用火煎煮汤药，帮助生病的人迅速康复。可见，料理与汤药，均是水火共治的产物。药与食均来源于大自然，中华民族的用药心得和食养智慧，从某种意义上来说，是合理、有序开发自然，与自然和谐相处的产物。

1. 厨医双歧实一源

厨（技）和医（术）自古就有渊源。相传，被誉为"中华厨祖"的伊尹，便是中医典籍《汤液经法》（已亡佚）的作者，于书中载有"仲景群方之冠"美名的桂枝汤（桂皮、芍药、生姜、大枣、甘草），便是利用厨房中的香辛料与调味料调剂而成，其中的桂、姜、枣、草既是常用食材又是中药材。

"凡味之本，水最为始，五味三材，九沸九变，火为之纪，时疾时徐，灭腥去臊除膻，必以其胜，无失其理；调合之事，必以甘、酸、苦、辛、咸，先后多少，其齐甚微，皆有自起；鼎中之变，精妙微纤，口弗能言，志不能喻。若射御之微，阴阳之化，四时之数。故久而不弊，熟而不烂，甘而不哝，酸而不酷，咸而不减，辛而不烈，淡而不薄，肥而不腻"（《吕氏春秋·本味》），伊尹在解释"鼎中之变"时专门谈到，水是基础也是介质，火是能量，时快时慢，文武（火）交替，合理运用水火，才能灭腥去臊除膻（味）。同时，味道的调和，甘、酸、苦、辛、咸五味的使用需要因人而异。至于镬中到底起了什么变化，因为太过于精妙繁复，所以三言两语说不清楚，结合阴阳的转化、四季的影响，食物只有达到久放而不腐败，煮熟了又不过烂，五味适宜，肥而不腻，才算美味。伊尹之言，一语点透了水火既济、阴阳之道、五行之变，懂得了这些，将其用于厨道，可得美味，用于医道，可以活人，治大国若烹小鲜，治万物皆同一理。靓汤、粥水、糖水和汤药一样皆是水火交融的产物，"氵"为水为阴、"昜"为火为阳，水火共治而成之物则别具滋味。

在漫长的历史长河中，越来越多的国医前辈将仁心仁术融入于膳食中，《食疗本草》《养老奉亲书》《饮膳正要》和《随息居饮食谱》等多部著作相继问世刊行；越来越多的群众，逐渐接受在中医药理论的指导下运用唾手可得的食材调理身心不适。中医治病强调"以偏纠偏"，即以本草之偏性纠正、调理人体寒热虚实状态，于医患眼中，万物既有功效更有偏性。因此，"饮食宜忌"常为中医所强调，为患者、百姓所恪守。岭南、广府病家寻医问药，多于诊疗即将结束时，必问"可有宜忌"，医者必答"某某不宜""何物可也"。足见，厨（技）和医（术）相依，医者知患者寒热盛与衰，必知饮食宜与忌。

2. 中医扎根百姓家

岭南地域的老人、子女、丈夫无疑是更幸福的。医者的食养建议与告诫，常有位家中"掌勺人"予以落实和执行，以保证家庭中每位成员的健康。百姓家的一家之"煮"，多是"妈子"，这位"掌勺人"也是家中的半个医生。春回南时夏暑湿，秋风干燥冬不适，她们总能根据四时气候特点，挑选不同的食材，娴熟地运用各种烹饪技巧，炮制出或汤，或菜，或粥，或糖水，或茶饮等款式各异的料理，守护一家老幼的健康。"妈子靓汤"不如"佛跳墙"鲜美与讲究，"家中黄绿"也不及专家教授的专业和严谨，却是家庭中最自然的润滑剂与最牢固的纽带。

在笔者看来，膳食是富含情感与力量的。这种情感源自家人的关心、爱人的关怀、朋友的帮助，一碗热腾腾的姜汤，祛散在表的风寒，舒缓淋湿时的狼狈；一盅清甜的糖水，沁润在里的虚火，抹去烦躁时的焦虑；一杯香气四溢的好茶，拉近彼此间的距离，唤醒低落时的心情。它的力量，源于草木、万物之性，适时配搭，能改善、治愈身体因各种原因所产生的不适，能补益人体之所需，实现防病养生的目标。或汤，或菜，或粥，或糖水，或茶饮，当今人们所汲取的，既有草木的能量，更有"掌勺人"的温情。

国医大师邓铁涛教授，享寿百岁有余，常言："养生先养心，养心必养德"，极其强调德行在日常养生中的作用和地位。养生不止于对食材功效的汲取，更不是猎奇，绝不可以野生动物堂而皇之地满足个人的好奇心与欲望。情感和力量是一把"双刃剑"，不加以节制，不仅无益于自己和家人，而且有害于生命和自然。日常膳食养生应秉承粗茶淡饭、饮食有节、持之以恒，才能拥有活力与健康。

3. 四气五味纠偏颇

"毒药攻邪，五谷为养，五果为助，五畜为益，五菜为充，气味合而服之，以补精益气。此五者，有辛酸甘苦咸，各有所利，或散，或收，或缓，或急，或坚，或软，四时五脏，病随五味所宜也"（《素问·脏气法时论》）。凡是药物，都是用来攻除邪气的，至于用来调理身体，应以五谷、五果、五畜、五菜等合理搭配，如果能够将这些不同性味的食物搭配得当，再遵从四季五行的规律并依照五脏所需而合理进用，就能实现调理身体的作用。这些不同方面各自包括的五类食物，都有辛、酸、甘、苦、咸不同的五味，又各有养护一脏之气的特性，其作用则有的是发散，有的是收敛，有的是缓和，有的能够使气坚实，有的则能软坚。因此，遵从四季五行的规律、结合人体的五脏之气来治疗疾病的时候，还要依据五味之物适宜的对象情况。谷、果、菜、畜等，都有属于自己的四气五味，可以用于养生保健、治病疗疾。

四气，就是寒、热、温、凉四种不同的药性，又称四性，它反映了药物对人体阴阳盛衰、寒热变化的作用倾向，四性以外还有一类平性药，它是指药性的寒热界限不很明显、药性平和、作用缓和的一类药。

寒性食物：马齿苋、苦瓜、海带、鸭梨、西瓜等。

凉性食物：茄子、白萝卜、丝瓜、苋菜、芹菜等。

温性食物：香菜、茴香、桂皮、核桃、龙眼等。

热性食物：川椒、辣椒、姜、酒、芥子、鳝等。

平性食物：粳米、黄豆、木瓜、莲子、豆豉等。

五味，是指药物有酸、苦、甘、辛、咸不同的药味，因而具有不同的治疗作用。有些还具有淡味或涩味，因而实际上不止五种。但由于酸、苦、甘、辛、咸是最基本的五种药味，常将"淡附于甘"，所以仍然称为五味。

辛味食物："能散能行"，有发散、行气的作用，如生姜、葱白发散风寒，适用于外感表证；陈皮、香橼、佛手行气解郁，适用于肝脾气郁，胃脘疼痛等症。

苦味食物："能泄、能燥、能坚"，能清热、泻火、除湿、泻下。如苦瓜清热解毒，用于火热实证；杏仁润肺降气，化痰止咳，适用于外感咳嗽、气喘等症。

甘味食物："能补能和能缓"，有补益作用。如大枣、山药、黄芪、党参等具有补脾胃、益气血的作用。

酸味食物："能收能涩"，有收敛、固摄等作用。如乌梅安蛔收敛固摄，退虚热；石榴涩肠、止血、止咳，可治疗泄痢、下血、脱肛等。

咸味食物："能下、能软"，能软坚散结，泻下通便。如海藻、海带等，适用于甲状腺肿大；而海参味咸，则也有补益作用。

然而五味亦不可太过，偏嗜会妨碍健康，"是故味过于酸，肝气以津，脾气乃绝；味过于咸，大骨气劳，短肌、心气抑；味过于甘，心气喘满，色黑，肾气不衡；味过于苦，脾气不濡，胃气乃厚；味过于辛，筋脉沮弛，精神乃殃"（《素问·生气通天论》）。可见饮食五味，贵在合理调配，既不可使其匮乏，也不可偏嗜太过。只有"谨和五味"，才能使"骨正筋柔，气血以流，腠理以密""谨道如法，长有天命"（《素问·生气通天论》）。总之，饮食的五味都能充养助益人体，日常只有使饮食五味调和，无偏颇之弊，才能使五脏的精气旺盛、充盈。

三、辨 体 施 膳

国医大师、中国工程院院士王琦教授所构建、提倡的"中医体质学说"是业界主流，该学说认为"体质可分"，有平和质、气虚质、阳虚质、阴虚质、湿热质、痰湿质、血瘀质、气郁质、特禀质九种；"体病相关"，不同个体的体质特征分别具有各自不同的遗传背景，它与许多特定疾病的产生有密切关系。体质状态反映正气强弱，决定发病与否。个体体质的差异性对某些致病因素有着易感性，或对某些疾病有着易罹性、倾向性，形成某些（类）疾病发生的背景或基础；"体质可调"，体质的稳定性是相对的，每一个体在生长壮老的生命过程中，因受环境、精神、营养、锻炼、疾病等内外环境中诸多因素的影响，而使体质发生变化，从而使得体质只具有相对的稳定性，同时具有动态可变性。

近10年以来，区域内多间机构的研究共同表明[2-4]，气虚质占据偏颇体质的首位，阳虚质、痰湿质或湿热质为人群常见偏颇体质；体质间相互兼夹的现象是普遍存在的，而且在体质的分布当中占有相当比例，性别、年龄等因素影响着体质的分布；亚健康状态与中医体质密切相关，偏颇体质是身心亚健康的危险因素，平和质是亚健康的保护因素；与现代生活、工作方式密切相关的一些习惯，诸如生活作息昼夜颠倒、缺乏运动、饮食无规律是造成阳虚质的主要因素。

1. 平和质[5]

（1）常见表现：体形匀称健壮。面色肤色润泽，头发稠密有光泽，目光有神。鼻色明润，嗅觉通利，唇色红润。不容易疲劳，精力充沛。对寒、热均有较好的耐受力，睡眠良好，胃口好。大小便正常。性格特征：随和开朗。发病倾向：平时患病少。适应能力：对自然环境和社会环境的适应能力比较强。

（2）饮食调养：宜全面协调，均衡配膳。食物选择不宜过寒过热，以免损伤正气。

2. 气虚质[5]

（1）常见表现：肌肉不健壮。语音低弱，气短懒言，肢体容易疲乏，精神不振，容易出汗，口淡，唇色少华，毛发不华，头晕，健忘，大便烂。心理特征：性格内向、情绪不稳定，胆小

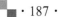

不喜欢冒险。发病倾向：平素体质虚弱，容易感冒；或病后抗病能力弱，易迁延不愈；易患内脏下垂、慢性疲劳等病。适应能力：不耐受寒、风、暑、湿邪。

（2）饮食调养：补气健脾。适宜食物：人参、山药、茯苓、大枣、莲子、扁豆、马铃薯、牛肉、鸡肉、粳米等。

3. 阳虚质[5]

（1）常见表现：多见形体白胖，肌肉不健壮。平时怕冷，手足不温，喜热饮食，精神不振，睡眠偏多；面色柔白，眼圈易黑，毛发易落，易出汗，大便溏薄，小便清长。心理特征：性格多沉静、内向。发病倾向：易患感冒、慢性胃肠道疾病、水肿、哮喘、心律失常、甲状腺功能减退、性功能低下、风湿性关节炎等病。适应能力：不耐寒邪和湿邪，耐夏不耐冬。

（2）饮食调养：温阳益气。适宜食物：羊肉、狗肉、鸡肉、韭菜、胡桃仁、海参、虾、冬虫夏草等。

4. 痰湿质[5]

（1）常见表现：体形肥胖，腹部肥满松软。面部皮肤油脂较多，多汗且黏，胸闷，痰多。面色淡黄而暗，眼胞微浮，容易困倦，口黏腻或甜，身重不爽，喜食肥甘甜黏，大便正常或不实，小便不多或微混。心理特征：性格偏温和、稳重恭谦、和达，多善于忍耐。发病倾向：易患高血压、糖尿病、肥胖症、高脂血症、冠心病、代谢综合征、痛风、脑血管疾病等。适应能力：对梅雨季节及潮湿环境适应能力差。

（2）饮食调养：健运脾胃，利水化痰。适宜食物：萝卜、山楂、陈皮、茯苓、冬瓜、赤小豆、薏苡仁等。

5. 气郁质[5]

（1）常见表现：形体瘦的人较多。对精神刺激的适应能力较差，平时面容忧郁，神情多烦闷不开心。胸胁胀满，或走窜疼痛，多伴善太息，或嗳气呃逆，或咽喉间有异物感，或乳房胀痛，睡眠较差，食欲减退，容易受到惊吓，健忘，痰多，大便多质硬干结。心理特征：性格内向不稳定、忧郁脆弱、敏感多疑。发病倾向：容易患抑郁、脏躁、百合病、不寐、梅核气、惊恐等。适应能力：不喜欢阴雨天气，对精神刺激的适应能力较差。

（2）饮食调理：疏肝解郁，行气活血。适宜食物：玫瑰花、茉莉花、莲藕、陈皮、笋等。

6. 湿热质[5]

（1）常见表现：形体偏胖或者偏瘦。平时面部常有油光，容易生痤疮粉刺，容易口苦口干，身重困倦，心烦懈怠，眼睛红赤，大便燥结或黏滞，小便短赤，男易阴囊潮湿，女易带下增多。心理特征：性格多急躁易怒。发病倾向：易患痤疮、疮疖、脂溢性皮炎、肝炎、痔疮、胆囊炎、胆结石等。适应能力：难适应湿环境或者气温偏高，尤其是夏末秋初的湿热交蒸气候。

（2）饮食调养：清热利湿。适宜食物：芹菜、苦瓜、黄瓜、甘蔗、菊花、绿豆、苋菜、荸荠等。

7. 阴虚质[5]

（1）常见表现：体形瘦长。手足心热，平素易口燥咽干，鼻微干，口渴喜冷饮，大便干燥，面色潮红，有烘热感，目干涩，视物花，唇红微干，皮肤偏干、易生皱纹，眩晕耳鸣，睡眠差，小便短涩。心理特征：性情急躁、外向好动，活泼。发病倾向：复发性口疮、慢性咽炎、三叉神经痛、习惯性便秘、干燥综合征、肺结核、支气管扩张、甲状腺功能亢进症、系统性红斑狼疮等。适应能力：不耐热邪，耐冬不耐夏，不耐受燥邪。

（2）饮食调养：滋补养阴。适宜食物：梨、百合、牛乳、银耳、鸭肉、山药、海参、燕窝等。

8. 瘀血质[5]

（1）常见表现：瘦人居多。平素面色晦暗，皮肤偏暗，有色素沉着，容易出现瘀斑和疼痛。口唇暗淡或者发紫。眼眶暗黑，鼻部暗滞，头发容易脱落，肌肤发干。女性容易痛经、闭经，或者经血中多凝血块，或经色紫黑有块，或有出血倾向，吐血或崩漏。心理特征：心情容易烦躁，急躁健忘。发病倾向：冠心病、脑血管疾病、血管神经性头痛、下肢静脉曲张、慢性疼痛疾病等病。另外，女性易患黄褐斑、闭经等。适应能力：不耐热邪，耐冬不耐夏，不耐燥邪。

（2）饮食调养：行气活血。适宜食物：山楂、莲藕、玫瑰花、蛎黄、木耳、红糖、杨梅、茄子等。

9. 特禀质[5]

（1）常见表现：具有遗传性、家族性、先天性的特征，或因母体影响胎儿生成发育及相关疾疾的特征。疾病不同，表现各异。心理特征：因禀质特异情况而不同。发病倾向：过敏体质者易药物过敏，易患花粉症、哮喘、过敏性鼻炎。遗传疾病如血友病、先天愚型及"五迟""五软""解颅"等；胎传疾病如胎寒、胎热、胎惊、胎肥、胎痫、胎弱等。适应能力：适应能力差，如过敏体质者对气候、异物不能适应，易引发宿疾。

（2）饮食调养：避免致敏食物。饮食宜清淡，忌生冷、辛辣、肥甘油腻及各种"发物"，如鱼、虾、蟹、辣椒、肥肉、浓茶、咖啡等，以免引动伏痰宿疾。

综上所述，我们不难发现，无论是医者还是患者，对于客观实践的认识（即"是什么"），对于客观事实之间的联系（即"为什么"）从未停止过探索、实践与整理、提升。在笔者看来，自人类有文明以来，疾病谱已经发生了多次变化，一些疾病被控制了，另一些新的疾病又发生了，过去没有艾滋病、没有严重急性呼吸综合征（SARS），但现在出现了，可见疾病种类是不断变化的。但是，人们在疾病中的反应方式常常是不变的，发热、咳喘、呕吐、昏迷等，机体在疾病过程中的症状和体征，古人和今人的病理反应状态是近似的，而非"病"的病原体。一如清代医家徐大椿所言，"盖方之治病有定，而病之变迁无定，知其一定之治，随其病之千变万化，而应用不爽，此从流溯源之法，病无遁形矣"（《伤寒论类方·序》）。人们更关注身体在阴阳失和中，疾病状态中的反应，并以此与药物相联系，从而实现诊断与治疗一体化。基于此，我们便不难理解，为何异病可以同治，古方可为今用，口口相传的养生经验能成为岭南地域的民俗。千年以降，人们以此为凭，循着前人的足迹，发出自己的声音，在与先贤的共鸣中，从未放弃过对于健康的追求。

参 考 文 献

[1] 郑洪. 岭南医学与文化[M]. 广州：广东科技出版社，2009：239-302.

[2] 陈洁瑜，韩双双，颜文凯，等. 广东地区亚健康状态与中医体质的相关性研究[J]. 中国中西医结合杂志，2019，39（11）：1340-1344.

[3] 陈润东，杨志敏，林嬿钊，等. 中医体质分型6525例调查分析[J]. 南京中医药大学学报，2009，25（2）：104-106.

[4] 王琦，朱燕波. 中国一般人群中医体质流行病学调查——基于全国9省市21948例流行病学调查数据[J]. 中华中医药杂志，2009，24（1）：7-12.

[5] 中医体质分类与判定（ZYYXH/T157-2009）[J]. 世界中西医结合杂志，2009，4（4）：303-304.

（管桦桦）